VORLESUNGEN ÜBER
ALLGEMEINE KONSTITUTIONS- UND VERERBUNGSLEHRE

FÜR STUDIERENDE UND ÄRZTE

VON

DR. JULIUS BAUER
PRIVATDOZENT FÜR INNERE MEDIZIN
AN DER UNIVERSITÄT WIEN

ZWEITE
VERMEHRTE UND VERBESSERTE AUFLAGE

MIT 56 TEXTABBILDUNGEN

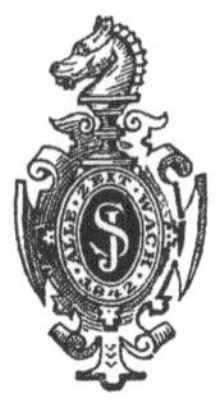

BERLIN
VERLAG VON JULIUS SPRINGER
1923

ISBN-13: 978-3-642-98856-1   e-ISBN-13: 978-3-642-99671-9

DOI: 10.1007/978-3-642-99671-9

Vorwort zur ersten Auflage.

Die individuelle Konstitution als Ausdruck sämtlicher in der Erbmasse eines Individuums enthaltenen Anlagen, ob sie nun im Laufe des Lebens manifest werden oder latent bleiben, ist in den letzten Jahren stark in den Vordergrund des medizinischen Interesses getreten. Sie bei der ätiologisch-pathogenetischen Betrachtung, bei der Diagnose, Prognose und Therapie richtig einzuschätzen, ist heute eine unerläßliche Pflicht des Arztes, auf welchem Spezialgebiet immer er sich betätigt. Um so dringender ist für ihn das Bedürfnis, sich mit dem Wesen der Konstitution und mit den Gesetzen ihres Werdens, ihrer Beeinflußbarkeit und Bedeutung für krankhaftes Geschehen vertraut zu machen. Diese Kenntnis wird durch die allgemeine Konstitutions- und Vererbungslehre vermittelt. Da eine kürzere und doch das Wichtigste umfassende Darstellung der in Betracht kommenden Vorgänge, also eine Art Physiologie und allgemeine Pathologie der Erbmasse, bisher nicht für den Gebrauch des Mediziners vorliegt — Martius' Standardwerk ist für diesen Zweck wohl schon etwas zu umfangreich — so entschloß ich mich einem Wunsche meiner Hörer Folge leistend zur Herausgabe dieser Vorlesungen. Mögen sie zur Verbreitung der Kenntnisse und des Verständnisses der normalen und krankhaften Erbmasse beitragen!

Wien, im April 1921.

J. Bauer.

Vorwort zur zweiten Auflage.

Nach kaum zwei Jahren soll also schon die Neuauflage folgen. Ich habe mich bemüht, vieles leichter verständlich darzustellen, vor allem aber die Vorlesungen über Vererbungsgesetze weitgehend zu ergänzen und dem heutigen Stande unseres Wissens anzupassen. Selbstverständlich sind auch in anderen Abschnitten vielfach Ergänzungen und Erweiterungen auf Grund eigener und fremder Forschungen notwendig geworden. Frau Dr. Berta Aschner danke ich für die Besorgung des Sachverzeichnisses.

Wien, im Juli 1923.

J. Bauer.

Inhaltsverzeichnis.

Wesen und Ziele der Konstitutionspathologie.

M. H.! Als Sie nach entsprechender Vorbildung an das Studium der speziellen Pathologie herantraten, wurden Sie durch klinische Vorlesungen und Lehrbücher mit einer großen Anzahl verschiedener Krankheiten bekannt gemacht. Sie lernten aus einer ungeheuren Menge mannigfacher Symptome, die sich aus der Untersuchung des kranken Menschen und seiner Ausscheidungen ergeben, eine große Reihe typisch wiederkehrender Kombinationen kennen, welche Sie zurAufstellung bestimmter Diagnosen befähigte. Diese typischen Symptomgruppierungen und der typische Verlauf der betreffenden Gesundheitsstörung berechtigen Sie, den Krankheitsfall mit einer bestimmten Etikette zu versehen und ihn in das System von Krankheiten einzuordnen, mit welchem Sie im Laufe Ihres Studiums vertraut gemacht wurden. Es hat also den Anschein, daß es ausreichend ist, sich eine genügende Sicherheit und Fertigkeit im Auffinden der einzelnen Krankheitssymptome anzueignen, d. h. also die klinischen Untersuchungsmethoden zu beherrschen und gut zu beobachten, um eine Diagnose stellen und damit eine zweckentsprechende Behandlung einleiten zu können. In Wirklichkeit steht es aber mit der Ausübung des ärztlichen Berufes nicht ganz so. Daher die so häufige Enttäuschung des jungen Arztes, der, auf seine unzweifelhaften Kenntnisse pochend, den Aufgaben der Praxis mit dem Gefühl der Sicherheit entgegengetreten ist und nun sieht, daß zu diesen Kenntnissen noch etwas anderes gehört, was den guten Arzt ausmacht, und das ist Erfahrung und eine ganz bestimmte Begabung, diese Erfahrungen zweckdienlich zu verwerten. Warum ist das so?

Was der junge Arzt während seiner Studienzeit kennen gelernt hat und gelernt haben kann, sind „Krankheiten" und Krankheiten sind Abstraktionen beobachteter Vorgänge, sind sogenannte Fiktionen, d. h. zweckmäßige Denkgebilde ohne reale Grundlage [1]); womit es aber der Arzt später zu tun bekommt, sind Kranke, sind Menschen, an denen sich die Lebensvorgänge in einer von der Norm abweichenden, für das betreffende Individuum schädlichen oder gefährlichen Weise abspielen. Wenn auch diese krankhaften Vorgänge gewisse Typen erkennen, sich in ein System bringen und einordnen lassen, so ist dieses System doch

---

[1]) Vgl. H. Vaihinger: Die Philosophie des Als Ob. 3. Aufl. Leipzig: F. Meiner 1918; Rich. Koch: Die ärztliche Diagnose. Beitrag zur Kenntnis des ärztlichen Denkens. 2. Aufl. Wiesbaden: J. F. Bergmann 1920.

kein unwandelbares, natürliches und abgeschlossenes, sondern immer ein mehr oder minder unvollkommenes, ergänzungs- und korrekturbedürftiges. So ist es vielfach umstritten, ob gewisse Symptomgruppierungen einfach als „Symptomenkomplexe" oder „Syndrome" angesehen oder ob sie als Entitäten in den fiktiven Begriff der „Krankheiten" aufgenommen werden sollen.

Da sich schon im gesunden Zustande die einzelnen menschlichen Organismen morphologisch und funktionell nicht vollkommen gleichen, so ist von vornherein zu erwarten, daß sich auch krankhafte Betriebsstörungen in den einzelnen Organismen nicht immer vollkommen gleichen werden, mögen sie auch durch dieselben äußeren oder inneren ursächlichen Momente bedingt sein. Vor allem spielt der individuell sehr differente Zustand, die sehr verschiedene Empfindlichkeit und Reaktionsweise der nervösen Zentralorgane eine große Rolle, denn, was einen Kranken zum Arzt führt, sind nur in der Minderzahl der Fälle objektive Krankheitserscheinungen, in der überwiegenden Mehrzahl sind es krankhafte subjektive Empfindungen, die durch eine Betriebsstörung im Organismus hervorgerufen, bei den einzelnen Individuen sehr verschiedene Grade erreichen und sehr verschiedene Reaktionen auslösen können.

Es sind also die häufigen Atypien im Krankheitsbilde und Krankheitsverlauf, wie sie vor allem durch die individuellen Unterschiede im Körperbau und in der feineren Organisation bedingt werden, welche eine entsprechende Erfahrung von seiten des Arztes erfordern, und es ist die an die intuitive Tätigkeit des Künstlers gemahnende psychologische Fähigkeit, allerlei individuelle Besonderheiten, das Wesen der ganzen Persönlichkeit des Kranken rasch zu erfassen und dessen Verhalten gegenüber den Betriebsstörungen in seinem Organismus gewissermaßen vorauszusehen, die die spezielle ärztliche Begabung ausmacht. Was von dem Erfassen individueller Besonderheiten in bezug auf Diagnose und Prognose gilt, das spielt eine noch weit größere Rolle in der Therapie. Die Therapie des guten Arztes darf sich nicht bloß darauf beschränken, aus dem Wissensborn der Pharmakologie zu schöpfen, sie muß in allererster Linie, bei der medikamentösen wie bei der physikalisch-diätetischen und psychischen Behandlung, Besonderheiten der Persönlichkeit berücksichtigen.

Die mannigfachen Differenzen im körperlichen und geistigen Verhalten der einzelnen Individuen aus der Sphäre mehr künstlerischer Intuition, in der sie dem guten Arzte seit jeher ins Bewußtsein kamen, in das Gebiet wissenschaftlicher Erforschung hinüberzuleiten, ist das Ziel der Konstitutionspathologie. Es mag zunächst den Anschein haben, als stünde dieses Ziel der Konstitutionspathologie in einem gewissen Gegensatze zu den sonstigen Prinzipien einer Wissenschaft, denn Wissenschaft heißt nicht nur analysieren, sondern auch ordnen und klassifizieren und die Konstitutionspathologie scheint zunächst bloß die analytische Tätigkeit anzustreben, ja genauer genommen, scheint sie sogar eine Klassifikation auszuschließen, wenn wir uns einer Überlegung Rich. Kochs erinnern. „Nicht erkennbar ist die Individualität, denn dieser Begriff schließt die Erkennbarkeit aus. Erkennbar ist nur, was sich wiederholt. Die Individualität wiederholt sich aber überhaupt nicht." Wir werden indessen im Verlaufe unserer Besprechungen auf diesen Punkt, auf die Klassifikation und Systembildung in der Konstitutionspathologie noch ausführlich zu sprechen kommen. Wir wollen nur noch erwähnen, daß Arzt und Künstler auch darin einen gemeinsamen Berührungspunkt haben, daß sie beide gerade an individuellen Besonderheiten interessiert sind — im diametralen Gegensatz zum Juristen. Die Begriffe Bürokratismus und Amtsschimmel kennzeichnen ja die strengste Befolgung eines fiktiven Systems unter extremer Nichtbeachtung der dem System zuwiderlaufenden individuellen Spezialfälle.

Wollen wir nun unsere bisherigen Auseinandersetzungen nochmals kurz zusammenfassen: Die Kenntnis der vielfachen individuellen Differenzen im Bau, in der Organisation, Funktionsfähigkeit und Reaktionsweise des Körpers ist für den Arzt von größter Wichtigkeit, da diese Differenzen die Symptomatologie krankhafter Betriebsstörungen und deren Verlauf wesentlich beeinflussen, ihnen somit für Diagnose, Prognose und Therapie eine nicht zu unterschätzende Bedeutung zukommt. Diese wissenschaftliche Kenntnis vermittelt die Konstitutionspathologie.

Da jede rationelle ärztliche Tätigkeit von dem Verständnis der Genese eines krankhaften Vorgangs ausgehen muß, so fällt die Bedeutung individueller Differenzen der Körperbeschaffenheit auch vom ätiologischen und pathogenetischen Standpunkt stark ins Gewicht. Es ist ihnen allen gewiß schon aufgefallen, daß für die Entstehung einer Krankheit nur ganz ausnahmsweise ein einziges ätiologisches Moment in Betracht kommt, in der weitaus überwiegenden Mehrzahl der Fälle ist das Zusammenwirken einer ganzen Reihe ätiologischer Faktoren für die Entwicklung einer Krankheit erforderlich. Erleidet jemand eine Verbrennung, vergiftet er sich mit einer gehörigen Dosis Zyankali oder wird er von einem malariainfizierten Anopheles zum erstenmal in seinem Leben gestochen, dann kommt neben dem betreffenden einen exogenen ätiologischen Moment ein zweites kaum in Betracht. Anders ist es schon, wenn sich jemand eine Erfrierung der Zehen, eine chronische Nikotinvergiftung oder eine Tuberkulose zuzieht, wenn er an einem Magengeschwür oder einem Diabetes erkrankt. Hier spielen nur zum Teil bekannte äußere physikalische, chemische und infektiöse Einflüsse eine ätiologische Rolle, zum anderen Teil muß eine Interferenz mehr oder minder zahlreicher, dem Organismus selbst innewohnender Bedingungen, sei es mit diesen äußeren Einflüssen, sei es auch ohne sie erfolgen, damit sich das betreffende Krankheitsbild entwickle.

Die Tatsache der Multiplizität ätiologischer Faktoren entspricht übrigens nur der ganz allgemein für das Geschehen in der Natur gültigen Regel, daß ein Vorgang durch eine Summe bedingender Momente zustande zu kommen pflegt. Deshalb ja auch der Gegensatz in den Auffassungen und Bezeichnungen dieser ätiologischen Momente bei den sogenannten Kausalisten einerseits und den Konditionalisten andererseits. Die extremen Konditionalisten (Verworn) gehen so weit, den Ursachenbegriff überhaupt fallen zu lassen.

Es gebe gar keine Ursache im Sinne eines Ereignisses, an welches ein anderes als Wirkung unabänderlich gebunden wäre, denn ein gesetzmäßiger Vorgang oder Zustand sei nie eindeutig bestimmt durch eine einzige Ursache, sondern immer nur durch eine Reihe von Bedingungen, die sämtlich gleichwertig, weil sie eben sämtlich notwendig seien. Dieser extreme Standpunkt erscheint gemildert und korrigiert durch die Annahme von Haupt- oder notwendigen Bedingungen und Ersatz- oder substituierbaren Bedingungen (v. Hansemann). Auf der anderen Seite bemühen sich die Kausalisten um die Fassung und Definition des doch unentbehrlichen Begriffes der Ursache [1]). Wir wollen den Sachverhalt an Hand eines speziellen Beispieles überdenken, um einen Standpunkt in dieser prinzipiell wichtigen Frage zu gewinnen.

Unter den ätiologischen Faktoren der Pneumonie ist ein jeweils verschiedenartiger mikrobieller Erreger unerläßlich, eine eigenartige, ihrem Wesen nach uns unbekannte individuelle Disposition des Lungengewebes — den gewöhnlichen Modus der Infektion vorausgesetzt — wahrscheinlich gleichfalls absolut erforderlich, eine Erkältung, ein Trauma, Alkoholismus u. dgl. dagegen fakultativ und variabel. Darüber herrscht ja volle Einigkeit. Der Unterschied der einzelnen ätiologischen Faktoren besteht also ausschließlich darin, daß die einen unerläßlich, obligat, die anderen dagegen entbehrlich und substituierbar sind; aber selbst wenn beide obligate Faktoren in Wirksamkeit treten, muß noch keine Pneumonie resultieren, wenn nicht einer oder der andere der substituierbaren Faktoren hinzukommt. Von einem absolut konstanten Kausalzusammenhang kann also keine Rede sein, von einer Ursache der Pneumonie im eigentlichen Sinne des Wortes kann nicht gesprochen werden. Anders in den oben angeführten Fällen von Verbrennung, Zyankalivergiftung oder Malaria. Wird hier der ätiologische Faktor wirksam, dann ist die absolute Konsequenz die Krankheit, hier können wir also von einer Krankheitsursache sprechen. Gesetzt den Fall, es handle sich nun nicht um die Vergiftung mit einer „gehörigen Dosis" Zyankali, sondern um die perorale Einverleibung einer eben noch vom gewöhnlichen Durchschnittsmenschen ohne Krankheitserscheinungen tolerierten Giftdosis, dann werden von einer Anzahl Menschen ceteris paribus nur etwa jene erkranken, welche infolge einer gerade bestehenden Obstipation das Gift länger in ihrem Darmtrakt beherbergen, welche infolge einer Erkrankung ihrer Darmschleimhaut das Gift rascher resorbieren oder es infolge einer Erkrankung ihrer Nieren weniger schnell eliminieren, deren Organismus infolge einer überstandenen Krankheit oder von Haus aus weniger widerstandsfähig ist als der der anderen. Kurz, was bei der supponierten Zyankalivergiftung Ursache war, das ist jetzt Bedingung, obligate Bedingung geworden, die nur unter Hinzutreten anderer, fallweise differenter, also substituierbarer Bedingungen das Krankheitsbild der Vergiftung hervorruft. So führen kontinuierliche Übergänge von der Ursache zur obligaten Bedingung und wir werden dem üblichen

---

[1]) Vgl. D. Barfurth, Entwicklungsmechanik und Kausalitätsbegriff. Zeitschr. f. d. ges. Anat., Abt. 2: Zeitschr. f. Konstitutionslehre. Bd. 6, S. 1. 1920.

Sprachgebrauch folgend wohl noch an mancher Stelle das Wort Ursache verwenden, wo eigentlich die Bezeichnung obligate Bedingung allein zutreffend wäre.

Die bei der Entstehung von Krankheiten wirksamen ätiologischen Momente werden in exogene und endogene unterschieden, je nachdem sie außerhalb oder innerhalb des erkrankten Organismus gelegen sind. Dort, wo beiderlei, exogene und endogene Momente beteiligt sind — und das ist in der überwiegenden Mehrzahl der Erkrankungen der Fall — stehen naturgemäß die einen im umgekehrten Verhältnis zu den anderen. Steigt die Valenz der einen, so sinkt die der anderen. Man hat das in die Formel gekleidet $K = \dfrac{S}{W}$, wobei K die Krankheit, S die ursächliche exogene Schädlichkeit und W den Widerstand bedeutet, den der Organismus dem Entstehen und der Entwicklung des Leidens entgegensetzt. Diesem Widerstand umgekehrt proportional ist nun das, was wir als Krankheitsdisposition (D) bezeichnen. $D = \dfrac{1}{W}$, daher also $K = S \cdot D$.

Die tägliche Erfahrung lehrt nun, daß diese Disposition je nach den in Betracht kommenden Krankheiten und je nach dem betroffenen Individuum in weitesten Grenzen variiert. Es gibt auf der einen Seite Erkrankungsformen, welche sich vollkommen unabhängig von der individuellen Körperbeschaffenheit bloß auf Grund exogener Noxen entwickeln — wir haben oben solche Beispiele angeführt — und es gibt am anderen Ende der Reihe Erkrankungstypen, die sich lediglich auf Grund des Vorhandenseins einer bestimmten individuellen Körperbeschaffenheit entwickeln können, ohne daß irgendwelche exogenen ätiologischen Momente mitzuwirken brauchten. Dazu gehören beispielsweise gewisse, sogenannte heredodegenerative Systemerkrankungen des Nervensystems, die Otosklerose, gewisse Erkrankungen der Drüsen mit innerer Sekretion u. a. Die Krankheitsdisposition kommt also für gewisse Erkrankungen überhaupt nicht in Betracht, bei anderen bildet sie einen ätiologisch mitwirkenden Faktor, eine Bedingung, sei es bloß eine substituierbare oder aber eine obligate Bedingung, bei einer dritten Gruppe schließlich kann sie das alleinige ätiologische Moment, also die Ursache darstellen.

Die individuellen Verschiedenheiten des Widerstandes gegenüber der Entstehung und Entwicklung einer Krankheit, also die individuellen Verschiedenheiten der Disposition zu irgendeiner Erkrankung hängen naturgemäß mit den individuellen Unterschieden im Bau, in der feineren Organisation, in der Funktionsfähigkeit und Reaktionsweise der einzelnen Organe des Körpers zusammen. Es gehört daher mit zu den wichtigsten Aufgaben der Konstitutionspathologie festzustellen, ob und wieweit, auf welche Weise und aus welchem Grunde gewisse individuelle Besonderheiten der Spezies der Entstehung oder dem Fortschreiten einer Erkrankung Vorschub leisten. Dieses Teilgebiet der Konstitutionspathologie fällt zugleich in das Bereich der Dispositionslehre.

Der Weg, den die Dispositionsforschung beschreitet, ist allerdings nicht immer der eben vorgezeichnete, der von gegebenen individuellen

Merkmalen und Eigenschaften ausgeht und sie auf ihren Schutz- bzw.
Dispositionswert prüft. Meist handelt es sich gerade umgekehrt darum,
zu erforschen, ob und welche individuellen Merkmale und Eigenschaften
dafür verantwortlich gemacht werden könnten, daß bestimmte Individuen ohne zureichende exogene Begründung erkranken, d. h. unter
der Einwirkung exogener ätiologischer Faktoren, welche unter sonst
gleichen äußeren Umständen bei der Mehrzahl der Menschen nicht die
betreffende Erkrankung hervorzurufen imstande sind. Ein Großteil
der häufig angeschuldigten exogenen ätiologischen Momente gehört in
diese Kategorie. So beispielsweise leichte Verkühlungen, geringfügige
Diätfehler, relativ harmlose Traumen u. dgl. Es handelt sich also
darum, festzustellen, ob in der Ätiologie einer gegebenen
Erkrankung eine besondere individuelle Disposition eine
Rolle spielt, wenn ja, ob diese zu den substituierbaren oder
obligaten Bedingungen gehört oder gar als echte (alleinige)
Ursache der Erkrankung in Betracht kommen kann, es handelt
sich ferner darum festzustellen, ob die betreffende ätiologische
Rolle der individuellen Disposition für sämtliche oder nur
für gewisse Fälle der betreffenden Krankheitsart Geltung
hat, und es handelt sich schließlich um die Auffindung und
nähere Erforschung derjenigen individuellen Merkmale und
Eigenschaften des Organismus, welche für die betreffende
individuelle Krankheitsdisposition verantwortlich zu machen
sind.

Einige Beispiele mögen die eben dargelegten Beziehungen zwischen
individuellen Besonderheiten und bestimmten Krankheitsdispositionen
veranschaulichen. Gehen wir zunächst von gewissen individuellen
Eigenheiten der Körperorganisation aus.

Wer häufig Obduktionen beigewohnt hat, wird sich erinnern, daß die
Lagerung und Länge der Darmschlingen, insbesonders des Dickdarms
außerordentlichen individuellen Schwankungen unterworfen ist. Auch
Röntgenbilder vom Kolon gesunder oder wenigstens darmgesunder
Menschen zeigen diese große individuelle Variabilität. Gar nicht selten
sieht man z. B. eine auffallende Länge des Colon transversum oder Colon
sigmoideum, wobei dann der lange Querdarm bis unter die Symphyse
herabhängen oder selbst eine Schlinge bilden, das lange Sigmoid mannigfache Verbiegungen und Verschlingungen aufweisen kann. Derartige
individuelle Besonderheiten der inneren Organisation des Körpers können,
wie gesagt, als Zufallsbefunde bei vollkommen gesunden Menschen
erhoben werden. Wir werden es aber ohne weiteres verständlich finden,
wenn bei einer derartigen Körperbeschaffenheit besonders leicht Störungen
der Darmpassage, Knickungen, Volvulusbildung zustande kommen oder
wenn harmlose entzündliche Erkrankungen eines derartig beschaffenen
Darmabschnittes schlechtere Heilungsbedingungen finden als sonst.
Eine besondere Länge des Dickdarms (Dolichokolie) kann somit eine
individuelle Disposition zu gewissen krankhaften Störungen der Darm-
funktion abgeben.

Den Neurologen ist es wohl bekannt, daß das Rückenmark gleich alter und gleich großer Menschen nicht unbeträchtliche Größenunterschiede aufweisen kann oder daß gelegentlich einzelne seiner Bestandteile, einzelne Strangsysteme unterentwickelt sein können. Wir werden uns gar nicht darüber wundern, wenn es gerade solche Individuen mit Hypoplasie des Rückenmarks oder einzelner seiner Teile zu sein pflegen, welche einer Form jener ohne äußeren Anlaß schleichend sich entwickelnden Parenchymatrophie bestimmter Strangsysteme, z. B. der Friedreichschen Krankheit, zum Opfer fallen. Die mangelhafte Anlage gewisser Teile des Zentralnervensystems bringt eine Disposition zu bestimmten Erkrankungen desselben mit sich. Ganz Analoges sehen wir übrigens an der Niere. Es gibt Menschen mit einer angeborenen Unterentwicklung der Nieren samt den die Nieren versorgenden arteriellen Gefäßen. Es ist verständlich, wenn sich unter diesen Umständen eine fortschreitende Atrophie des minderwertigen, schon den Ansprüchen der normalen Funktion nicht gewachsenen und unter den Anforderungen der normalen Funktion schon überbürdeten und überlasteten Nierenparenchyms einstellt. Die Hypoplasie der Nieren und ihrer Gefäße bedeutet zugleich eine individuelle Disposition zur Ausbildung einer bestimmten Form der (juvenilen) Schrumpfniere.

Nicht selten findet man als eine individuelle Besonderheit der Organisation eine Entwicklungshemmung der Tuba Falloppii, welche bei erwachsenen gesunden Frauen die auffallende Länge und starke Schlängelung des kindlichen Organs beibehalten hat. Wir begreifen sehr wohl, daß eine derartige Beschaffenheit der Tuben infolge des mechanischen Hindernisses, infolge der Schwäche der Tubenmuskulatur und Epithelflimmerung eine Disposition zur Sterilität oder aber zur Extrauteringravidität mit sich bringen kann.

Es gibt Menschen, die bei vollkommener Gesundheit gewisse funktionelle Eigentümlichkeiten ihres Nervensystems aufweisen. Sie sind leicht erregbar, sensitiv, impressionabel, durch Sinneseindrücke und Affekte leicht beeinflußbar, ihre Stimmungslage ist starken Schwankungen unterworfen, die in der Intensität gewisser Reflexe zum Ausdruck kommende Erregbarkeit der nervösen Zentralapparate erweist sich als erhöht. Wir bezeichnen solche Menschen als Neuropathen. Es ist unmittelbar einleuchtend, wenn bei dem gleichen äußeren Anlaß, bei dem gleichen psychischen oder physischen Schock, einem Schrecken, einer Trauerbotschaft, einer Explosion u. dgl. derartige Neuropathen besonders leicht eine krankhafte Störung ihres seelischen Gleichgewichtes, eine Neurose oder Psychose davontragen. Diese Menschen besitzen also auf Grund der besonderen funktionellen Beschaffenheit ihres Nervensystems eine spezielle Disposition zu solchen funktionellen Erkrankungen.

Als Beispiel dafür, wie eine notwendigerweise zu supponierende individuelle Disposition zu einer bestimmten Erkrankung analysiert werden, nach welcher Richtung sich eine solche Analyse der anzunehmenden individuellen Disposition bewegen muß, sei hier die Ätiologie und Pathogenese des Ulcus pepticum ventriculi bzw. duodeni herangezogen.

Zur Entstehung eines Ulcus pepticum gehört bekanntlich die Herabsetzung der Vitalität, der normalen Widerstandsfähigkeit gegenüber der Verdauungskraft des Magen- bzw. Duodenalsekretes innerhalb eines umgrenzten Schleimhautbezirkes, das Andauern dieses Zustandes durch eine entsprechende Zeit und eine mangelhafte Heilungstendenz eines bereits entstandenen Substanzverlustes der Schleimhaut. Die Erfüllung der ersten Bedingung, der Herabsetzung der Vitalität und Resistenz gegenüber Andauung wird in ischämischen Ernährungsstörungen der Schleimhaut erblickt, sei es, daß diese durch Thrombose, Embolie, endarteriitisch-atheromatöse Prozesse oder vasospastische Vorgänge zustande kommen. In jener überwiegenden Mehrzahl der Ulcusfälle, welche unabhängig von organischen Gefäßveränderungen, unabhängig von obturativem Gefäßverschluß, unabhängig von Gefäßrupturen, ohne nachweisbare direkte Veranlassung in jugendlichem Alter sich einstellen, ist die Annahme einer besonderen individuellen Disposition zu dieser Erkrankung auf der Hand liegend. Denn alle jene Momente, welche etwa ätiologisch angeschuldigt werden könnten, alle jene mehr minder harmlosen und weit verbreiteten Krankheitsfaktoren, wie Diätfehler, Traumen, vorausgegangene anderweitige Erkrankungen, sind in der überwiegenden Mehrzahl der Fälle nicht vom Ausbruch der Ulcuskrankheit begleitet. Da die Annahme eines uns noch unbekannten äußeren ätiologischen Momentes, d. h. eines bakteriellen Erregers nicht die geringste Wahrscheinlichkeit für sich hat, so müssen die Bedingungen oder zum mindesten ein Großteil der Bedingungen, welche für die Entwicklung eines peptischen Geschwürs erforderlich sind, im Organismus selbst gesucht, es muß eine bestimmte individuelle Disposition für die Erkrankung an Ulcus angenommen werden.

Welche individuellen Besonderheiten, welche morphologischen oder funktionellen Merkmale oder Eigenschaften des Organismus können die Grundlage einer solchen Disposition abgeben? Da vasokonstriktorischen Vorgängen in der Pathogenese des Magengeschwürs eine Bedeutung beigemessen wird, so ist es naheliegend, Individuen mit einer gesteigerten Erregbarkeit ihrer Vasomotoren eine Disposition zum Ulcus zuzuschreiben. Wenngleich auch tatsächlich die meisten, wenn nicht alle jugendlichen Ulcuspatienten eine gesteigerte Vasomotorenerregbarkeit aufweisen, so kann doch andererseits nicht verkannt werden, daß nur ein Bruchteil aller Individuen mit reizbarer Schwäche des Vasomotorenapparates an einem Magengeschwür erkrankt, daß also die vasomotorische Übererregbarkeit bestenfalls als eine substituierbare Bedingung in Betracht kommen kann. Man hat die Superazidität als ätiologisches Moment beschuldigt — ganz zu Unrecht, da man jetzt weiß, daß das Magengeschwür gar nicht so selten, in gewissen Gegenden sogar regelmäßig, mit Subazidität zu verlaufen pflegt. Man hat Spasmen der Magenmuskulatur herangezogen, welche durch Abklemmung der hindurchziehenden Gefäße eine Ischämie der Magenwand von mehr oder minder langer Dauer zur Folge haben können und die unter nervösen Einflüssen zustande kommen. Auch dieser Faktor kann höchstens mitwirken, also im Sinne einer substituierbaren Bedingung eine Rolle spielen, hat man doch auch dem geraden

Gegenstück, der Atonie des Magens, eine disponierende Bedeutung beigemessen, da bei einem einmal entstandenen Substanzverlust die davon betroffene Schleimhautpartie im atonischen Magen mehr oder minder entfaltet bloßliegt und dem Einfluß des Magensaftes und reizender Ingesta ausgesetzt ist. Weder vasomotorische Übererregbarkeit noch sekretorische oder motorische Besonderheiten der Magenfunktion können demnach allein als ätiologische Faktoren für die Ulcusbildung in Betracht kommen, wohl aber gehören sie und die ihnen übergeordnete gesteigerte Erregbarkeit, die reizbare Schwäche des vegetativen Nervensystems zu den Bedingungen, unter welchen sich ein Geschwür zu entwickeln pflegt. Diese letztere wäre ja auch vom Standpunkte derjenigen mit im Spiele, welche das Magengeschwür als „mal perforant" ansehen und auf eine mangelhafte Neurotrophik zurückführen. Es müssen also noch andere Bedingungen in der inneren Organisation eines Individuums gegeben sein, damit sich ein peptisches Geschwür entwickle.

Es ist nun eine unzweifelhafte Tatsache, daß das Ulcus pepticum häufig bei mehreren Mitgliedern einer Familie durch mehrere Generationen hindurch vorkommt und daß in der Aszendenz von Ulcuskranken auffallend häufig Magenkrebs zu verzeichnen ist. Bei den Angehörigen Ulcuskranker findet man rund dreimal so häufig Carcinoma ventriculi wie bei jenen Magengesunder. Jeder achte Ulcuspatient hat Vater oder Mutter an einem Magenkrebs verloren, während bei Magengesunden erst jeder 22. über Karzinom des Magens in seiner Aszendenz zu berichten weiß [1]). Da wir heute wissen, daß das Magenkarzinom durchaus nicht häufig die Folge eines vorangegangenen Ulcus darstellt, so muß man annehmen, daß bei Angehörigen gewisser Familien irgendeine besondere Beschaffenheit des Magens vorkommt, die eine individuelle Disposition für die Entwicklung des Ulcus sowohl wie für die des Krebses schafft und die es allein erklären kann, daß Ulcus und Karzinom in diesen Familien wesentlich häufiger zusammentreffen, als es nach den Gesetzen der statistischen Wahrscheinlichkeit zu erwarten wäre. Worin diese besondere individuelle Beschaffenheit des Magens besteht, ist vorerst vollkommen ungeklärt, nur die Tatsache, daß sie besteht, ist sicher und nur, um mit dem Begriff dieser besonderen individuellen Beschaffenheit besser arbeiten zu können, wollen wir ihn mit einem Namen belegen und von einer „Organminderwertigkeit" sprechen. Wir besitzen übrigens in der Frage der Organminderwertigkeit beim Magengeschwür immerhin gewisse Anhaltspunkte, um auch ihrem Wesen näherzutreten, doch soll davon in einem späteren Kapitel gesprochen werden.

Mit der hier angedeuteten Analyse der Krankheitsdisposition zum Ulcus ist dieselbe keineswegs erschöpft, es handelte sich ja lediglich darum, den Gang einer solchen Analyse an einem Beispiele kurz zu skiz-

---

[1]) Vgl. E. Spiegel: Beitr. z. klin. Konstit.-Pathol. II. Organdisposition bei Ulcus pepticum. Dtsch. Arch. f. klin. Med. Bd. 126, S. 45. 1918. — J. Bauer und Berta Aschner: Konstitution und Vererbung bei Ulcus pepticum ventriculi und duodeni. Klin. Wochenschr. 1922, Nr. 25/26, S. 1250 und 1298. — Berta Aschner: Beitr. z. klin. Konstit.-Pathol. VIII. Über Konstitution und Vererbung beim Ulcus ventriculi und duodeni. Zeitschr. f. d. ges. Anat., Abt. 2: Zeitschr. f. Konstitutionslehre. Bd. 9, S. 6. 1923.

zieren. Und gerade das Magengeschwür ist ein Beispiel, welches die konditionelle Betrachtungsweise in besonderem Maße erfordert. Niemals handelt es sich um eine Ursache der Krankheit, stets um das Zusammenwirken von Bedingungen, und zwar jeweils verschiedener Kombinationen mannigfacher Bedingungen, die zum wesentlichen Teil in der besonderen individuellen Beschaffenheit des Organismus, also in der individuellen Disposition gegeben sind. Die individuelle Disposition als Ganzes ist eine obligate Bedingung, ihre verschiedenen, jeweils wechselnden Komponenten dagegen sind zum Teil substituierbare Bedingungen.

Zweite Vorlesung.

Die individuelle Variabilität, ihre Gesetzmäßigkeit und Meßbarkeit.

M. H.! Die Grundlage der Konstitutionspathologie bildet, wie wir in der ersten Vorlesung gehört haben, die individuelle Variabilität, die Tatsache also, daß auch nicht zwei Menschen unter den vielen Millionen einander vollkommen gleichen. Wir kennen diese individuellen Verschiedenheiten von der äußeren Gestalt, insbesondere von der Form des Gesichtes her. Für die Erfassung der individuellen Unterschiede ist offenbar ein gewisses Training erforderlich. So erkennen wir die individuellen Verschiedenheiten ohne weiteres am Gesicht, viel weniger schon an den Händen, wo sie doch in demselben Ausmaße vorhanden sind — ich erinnere nur an die kriminalistische Bedeutung der Daktyloskopie, der Erkennung eines Individuums aus den feinen Linien und Furchen der Haut an den Fingerballen. Wir sind eben nicht gewohnt, auf individuelle Unterschiede der Hände in dem Maße zu achten wie auf jene des Gesichts. Die mangelnde Übung ist auch schuld, warum wir bei fremdrassigen Menschen, z. B. Negern oder Japanern, individuelle Unterschiede auch der Gesichtsform nicht so leicht erfassen wie bei Menschen der eigenen Rasse. Die geringste Übung im Erkennen individueller Differenzen haben wir bei der Beurteilung der inneren Organisation, obwohl sie auch hier genau so vorhanden sind wie im Exterieur. Denken wir nur an die Verschiedenheiten der Lagerung und Länge der Darmschlingen oder an die ja schon von älteren Hirnforschern genau studierten Verschiedenheiten in der Anordnung und Konfiguration der Hirnwindungen, speziell der kleinen und kleinsten Furchen und Ästchen, die es in ihrer Variabilität mit den äußeren Körperformen wohl aufnehmen können. Es ist ja sogar der Nachweis gelungen, daß genau wie bei der äußeren Körperform auch in die unermeßliche Mannigfaltigkeit der Hirnform Blutsverwandtschaft und familiäre Beziehung Ordnung hinein bringt, daß Mitglieder einer Familie gewisse Ähnlichkeiten des Furchenbildes aufweisen, daß gewisse Merkmale und Besonderheiten desselben durch Heredität übertragen werden können [1]). Auch der

---

[1]) J. P. Karplus: Variabilität und Vererbung am Zentralnervensystem des Menschen und einiger Säugetiere. 2. Aufl. Leipzig u. Wien: F. Deuticke 1921.

feinere komplizierte Aufbau des Zentralnervensystems läßt bekanntlich außerordentliche individuelle Differenzen erkennen und die Durchsicht von Schnittserien verschiedener normaler Nervensysteme zeigt dem erfahrenen Hirnforscher bei Beachtung der Details eine vielleicht ebenso große Mannigfaltigkeit, wie sie den äußeren Körperformen eigen ist.

Wie die Morphologie so ist auch die Funktion der Organe und Organteile in bezug auf Vollkommenheit, Ausdauer und Reservekraft individuell außerordentlich verschieden. Insbesondere ist es das gegenseitige Verhältnis der funktionellen Leistungsfähigkeit einzelner Organsysteme und Organe zueinander, welches bei den einzelnen Individuen weitgehende Differenzen aufweist. Wir werden auf diese Dinge in einer späteren Vorlesung noch zu sprechen kommen.

Nun hat auch diese alle somatischen und psychischen Merkmale und Eigenschaften umfassende individuelle Variabilität ihre Gesetzmäßigkeit, eine Gesetzmäßigkeit, die, wie wir später sehen werden, aus ihren Ursachen notwendigerweise sich ergibt, und bis zu einem hohen Grade exakt wissenschaftlich, d. h. mathematisch-statistisch sich erfassen läßt. Gehen wir von der Betrachtung zahlenmäßig fixierbarer, sogenannter meristischer Merkmale der Körperbeschaffenheit aus.

Der belgische Anthropologe Quetelet führte Messungen der Körpergröße an 25 878 nordamerikanischen Freiwilligen aus und ordnete die erhaltenen Zahlen in eine Reihe, die beginnt mit 1,549 m = 60 englischen Zoll, dem Maß der kleinsten Individuen und endet mit 2,007 m = 76 englischen Zoll, dem Maß der größten Männer. Rechnete er seine Ergebnisse der Einfachheit wegen auf 1000 Individuen um, so erhielt er die folgende „Variationsreihe" bezüglich der Körpergröße.

Größe in Zoll	60	61	62	63	64	65	66	67	68	69	70	71	72	73	74	75	76
Zahl der Soldaten pro 1000	2	2	20	48	75	117	134	157	140	121	80	57	26	13	5	2	1

Auf den ersten Blick zeigt es sich, daß in dieser Variationsreihe — es handelt sich um sogenannte fluktuierende Variabilität, d. h. zwischen zwei Extremen, ohne scharfe Klassengrenzen, unter kontinuierlichen Übergängen sich bewegende Variantenverteilung — eine auffallende Regelmäßigkeit in der Anordnung der einzelnen Individuen herrscht. Die größte Zahl der Individuen, nämlich 157 von 1000, findet sich in der Mitte der Reihe bei einer Körpergröße von 67 Zoll, von da nimmt die Individuenzahl nach beiden Seiten der Reihe fast gleichmäßig und symmetrisch ab, an den Enden der Reihe ist beiderseits die kleinste Anzahl der Varianten zu finden. Quetelet hat nun das große Verdienst erkannt zu haben, daß diese symmetrische Verteilung der Variantenzahlen derjenigen Zahlenreihe außerordentlich nahekommt, die man erhält, wenn man die Koëffizienten des Binoms $(a + b)^n$ ausrechnet.

$(a + b)^1 = a + b$
$(a + b)^2 = a^2 + 2ab + b^2$
$(a + b)^3 = a^3 + 3a^2b + 3ab^2 + b^3$

$$(a + b)^4 = a^4 + 4a^3b + 6a^2b^2 + 4ab^3 + b^4$$

$$\cdots\cdots\cdots\cdots\cdots\cdots\cdots\cdots$$

$$(a + b)^n = a^n + \binom{n}{1} a^{n-1}b + \binom{n}{2} a^{n-2}b^2 + \binom{n}{3} a^{n-3}b^3 + \binom{n}{4} a^{n-4}b^4 + \cdots \cdots [1].$$

Setzt man in der Gleichung $(a + b)^n$ $a = 1$ und $b = 1$, so erhält man die sogenannten Binomialkoëffizienten in besserer Übersicht. Ihre allgemeine Berechnung geschieht, wie wir eben sahen, nach der Formel:

$$\binom{n}{o} + \binom{n}{1} + \binom{n}{2} + \binom{n}{3} + \binom{n}{4} + \cdots\cdots + \binom{n}{n-1} + \binom{n}{n}$$

Bekanntlich lassen sich die Binomialkoëffizienten in einfacher Weise auch nach dem Blaise Pascalschen arithmetischen Dreieck bestimmen, wobei jede Zahl in dem Dreieck durch Addition der beiden über ihr stehenden Zahlen erhalten wird:

```
          1
         1  1 . . . . . . . . . . . für n = 1
        1  2  1 . . . . . . . . . . für n = 2
       1  3  3  1 . . . . . . . . . für n = 3
      1  4  6  4  1 . . . . . . . . für n = 4
     1  5  10  10  5  1 . . . . . . für n = 5
    1  6  15  20  15  6  1 . . . . . für n = 6 usw.
```

Will man die von Quetelet beobachtete, oben angeführte Variantenreihe mit einer idealen Binomialreihe vergleichen, so berechnet man, wie eine solche Binomialreihe für die Gesamtsumme von 1000 aussehen würde, wenn gewisse Bedingungen (Zahl der Glieder) die gleichen sind wie im gegebenen Falle. Die folgende Tabelle zeigt nun, wie frappant die Übereinstimmung der wirklich beobachteten mit der nach dem Binomialsatz berechneten Zahlenreihe ist.

Größe in Zoll	60	61	62	63	64	65	66	67	68	69	70	71	72	73	74	75	76
Zahl der Soldaten pro 1000	2	2	20	48	75	117	134	157	140	121	80	57	26	13	5	2	1
Ideale Zahlen pro 1000	5	9	21	42	72	107	137	153	146	121	86	53	28	13	5	2	0

Sie wäre offenbar noch vollkommener, wenn die Messungen nicht bloß an der ohnehin schon enormen Zahl von 25 878 Individuen, sondern an einer noch weit höheren Anzahl angestellt worden wären. Diese, seither für eine große Anzahl individuell variabler Merkmale in der belebten Natur festgestellte Gesetzmäßigkeit der Variantenverteilung, ihre mehr oder minder weitgehende

---

[1]) $\binom{n}{1} = \dfrac{n}{1}$

$\binom{n}{2} = \dfrac{n(n-1)}{1 \cdot 2}$ $\binom{n}{o} = 1$

$\binom{n}{3} = \dfrac{n(n-1)(n-2)}{1 \cdot 2 \cdot 3}$ usw. $\binom{n}{n} = 1$

Übereinstimmung mit der Zahlenreihe der Binomialkoëffizienten oder, wie man dies kurz ausdrückt, ihre binomiale Verteilung, wird als das „Queteletsche Gesetz" bezeichnet.

Man kann die Verteilung einer Variantenreihe graphisch in der Weise darstellen, daß man in ein Koordinatensystem auf die Abszisse die betreffenden Klassengrößen, in unserem Beispiel also die betreffenden Maße für die Körpergröße aufträgt, während man auf der Ordinate die Anzahl der die betreffende Klassengröße repräsentierenden Individuen anzeichnet. So erhält man ein sogenanntes Variationspolygon oder eine Treppenkurve, welche sich um so mehr einer wirklichen Kurve nähert, je kleiner die Klassendifferenzen gewählt werden. Abb. 1 zeigt beispielsweise eine solche Treppenkurve für die Verteilung pro 10 000 von 1516 Soldaten nach ihrem Brustumfang. Die wirklich beobachtete Treppenkurve stimmt, wie Sie sehen, sehr gut mit der Binomialkurve überein. Es ist selbstverständlich, daß die Übereinstimmung einer

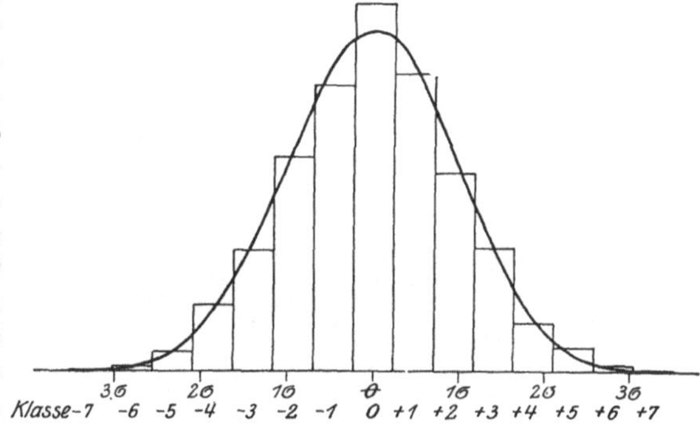

Abb. 1. Treppenkurve (Variationspolygon) der Verteilung pro 10 000 von 1516 Soldaten nach ihrem Brustumfang. Daneben die Binomialkurve. (Nach v. Gruber und Rüdin.)

Variationsreihe mit der Binomialkurve um so unvollkommener sein muß, je geringer die Anzahl der untersuchten Individuen ist. So zeigt die folgende Tabelle und die Abb. 2 die Variationsreihe des Hirngewichtes bei 416 schwedischen Männern. Auf der Abszisse stehen die Gewichtszahlen in Grammen, die punktierte Linie stellt die ideale Binomialkurve dar.

Hirngewicht in Grammen	1075	1125	1175	1225	1275	1325	1375	1425	1475	1525	1575	1625	1675	1725	1775
Zahl der Individuen	0	1	10	21	44	53	86	72	60	28	25	12	3	1	0

Die Identität der zahlenmäßigen Verteilung einer Variationsreihe mit der Zahlenreihe der Binomialkoëffizienten läßt von vornherein vermuten, daß irgendein allgemeines Elementargesetz diese auffällige Anordnung beherrschen dürfte. Tatsächlich entspricht nun auch das Queteletsche Gesetz vollkommen dem sogenannten Gaußschen Fehler- oder Zufallsgesetz. Das Fehlergesetz besagt, daß in einer Beobachtungsreihe bei gleicher Beobachtungsweise ein Fehler um so seltener vorkommt, je größer er ist; d. h. also, die Häufigkeit eines Fehlers ist eine mathematische Funktion seiner Größe. Die Fehlerkurve ist genau wie die Variantenkurve eine Binomialkurve.

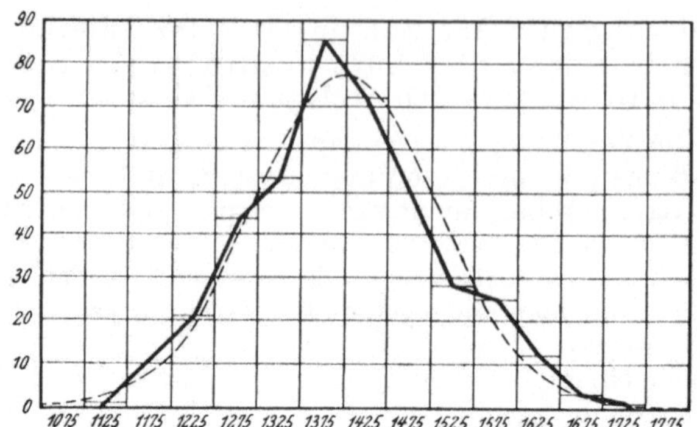

Abb. 2. Variationspolygon des Hirngewichtes schwedischer Männer, verglichen
mit der idealen Kurve. Nach Pearl.

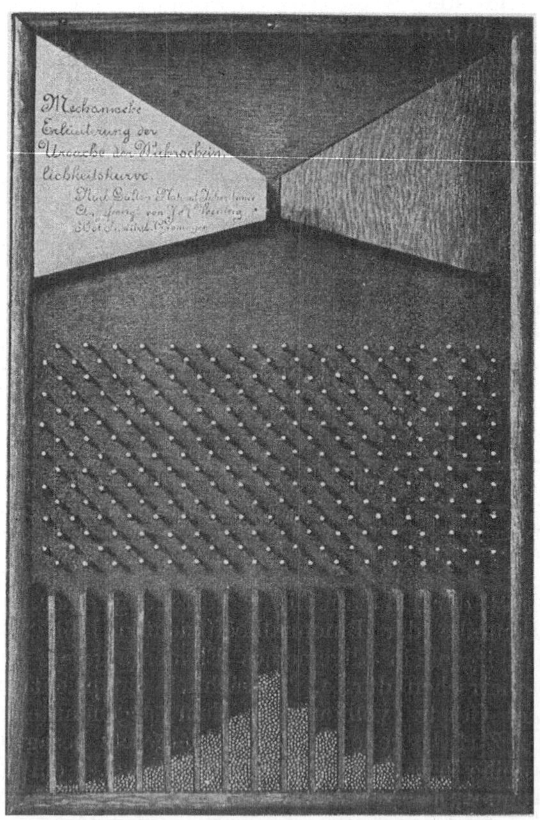

Abb. 3. Der Galtonsche Zufallsapparat. (Nach R. Goldschmidt.)

Sehr lehrreich kommt ihre Bedeutung in einem Versuch zum Ausdruck, den Galton angestellt hat, um die Gesetzmäßigkeit des Zufalls zu demonstrieren. Er konstruierte folgende Vorrichtung, die als Galtonscher Zufallsapparat (Abb. 3) bekannt ist. Am Boden einer Holzkiste ist durch kleine Brettchen eine Anzahl von Fächern abgegrenzt. Oberhalb dieser Fächer sind mehrere Querreihen von Nadeln angebracht, die innerhalb der Reihen alternieren. Schließlich folgt über diesen Nadelreihen eine trichterförmige Öffnung, durch welche Schrotkügelchen auf den Boden der Holzkiste fallen gelassen werden. Die Schrotkügelchen sammeln sich nun am Boden der Kiste in den einzelnen Fächern in einer bestimmten Anordnung, wie sie aus der Abbildung ersichtlich ist und offenkundig den Treppenkurven entspricht, wie wir sie oben für die Variantenverteilung kennen gelernt haben. Diese Anordnung der Schrotkügelchen wird bestimmt durch den Zufall. Jeder Kugel, die das Bestreben hat, geradenwegs in das Mittelfach hineinzurollen, stellen sich in den Nadeln Hindernisse entgegen, die sie von ihrem Wege ablenken. Da die Hindernisse nach rechts und links gleichmäßig wirken, so heben sie sich zum größten Teil gegenseitig auf, so daß die Mehrzahl der Kugeln doch in das Mittelfach hinabfällt. Bei einer großen Zahl von Kugeln kommt aber doch eine Ablenkung zustande, die natürlich für beide Seiten gleich viel Wahrscheinlichkeit für sich hat. Die geringste Wahrscheinlichkeit besteht für die Kugeln, in die seitlichsten Fächer zu fallen, denn es ist klar, daß ein immer größerer und daher seltenerer Zufall notwendig ist, damit eine Kugel auf ihrem Wege durch die Nadelreihen stets nur auf solche Hindernisse treffe, die sie nach der gleichen Seite von ihrer Bahn ablenken.

Wir können also aus der Übereinstimmung des Queteletschen mit dem Gaußschen Gesetz den Schluß ziehen, daß die Verteilung der individuellen Varianten einer Variantenreihe durch den Zufall, d. h. durch Bedingungen bestimmt wird, die eine Abweichung der einzelnen Individuen vom Mittelwert nach beiden Seiten hin gleichmäßig herbeizuführen geeignet sind.

Wie die Binomialreihe die Gesetze des Zufalles und der Wahrscheinlichkeit beherrscht, möge noch an dem Beispiel des Würfelspiels erläutert werden. Wir verfolgen die Möglichkeiten und Wahrscheinlichkeiten der Ergebnisse mehrerer Würfe, wobei wir die Alternative gerade — ungerade, Kopf — Adler, bzw. kurz + oder — ins Auge fassen.

Bei 1 Wurf bestehen
   2 Möglichkeiten: +
   $(= 2^1)$ —

Bei 2 Würfen bestehen
   4 Möglichkeiten: + +   Unter den 4 möglichen Resultaten erhält man
   $(= 2^2)$ + —   das Resultat
                           — + $2 + 0 -$ | $1 + 1 -$ | $0 + 2 -$
                           — —   1 mal | 2 mal | 1 mal

Bei 3 Würfen bestehen
8 Möglichkeiten:
$(= 2^3)$

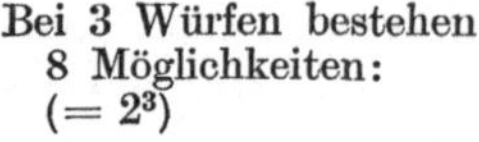

```
+ + +
+ + —
+ — +
+ — —
— + +
— + —
— — +
— — —
```

Unter den 8 möglichen Resultaten erhält man das Resultat

$3 + 0 —$	$2 + 1 —$	$1 + 2 —$	$0 + 3 —$
1 mal	3 mal	3 mal	1 mal

Bei 4 Würfen bestehen
16 Möglichkeiten:
$(= 2^4)$

```
+ + + +
+ + + —
+ + — +
+ + — —
+ — + +
+ — + —
+ — — +
+ — — —
— + + +
— + + —
— + — +
— + — —
— — + +
— — + —
— — — +
— — — —
```

Unter den 16 möglichen Resultaten erhält man das Resultat

$4 + 0 —$	$3 + 1 —$	$2 + 2 —$	$1 + 3 —$	$0 + 4 —$
1 mal	4 mal	6 mal	4 mal	1 mal

usw.

Wenn wir diese Gesetzmäßigkeit mathematisch zu formulieren suchen, so müssen wir uns bezüglich der Zahl der möglichen Resultate bei n Würfen vor Augen halten, daß es sich um Variationen aus 2 Elementen ($+$ und $—$) mit Wiederholung der n-ten Klasse handelt, für welche die Formel gilt $V_2^{w,n} = 2^n$.

Die Wahrscheinlichkeit $\left(= \dfrac{\text{Zahl der wirklichen Fälle}}{\text{Zahl der möglichen Fälle}} \right)$, daß z. B. bei 4 Würfen alle viermal $+$ gewürfelt wird, beträgt somit $\dfrac{1}{16}$, daß bei 4 Würfen dreimal $+$, einmal $—$ gewürfelt wird, beträgt $\dfrac{4}{16} = \dfrac{1}{4}$, daß man bei 4 Würfen $2 +$ und $2 —$ erhält, beträgt $\dfrac{6}{16} = \dfrac{3}{8}$. Der Zufall des Würfelspieles ordnet also auch die Zahl der erhaltenen Ergebnisse, also die Wahrscheinlichkeit der Resultate nach der Binomialreihe, wobei die Wahrscheinlichkeit eines Resultates um so mehr abnimmt, einer je ungleichmäßigeren Kombination der Möglichkeiten es entspricht. Wir werden später nochmals auf dieses wichtige Gesetz der binomialen Verteilung von Wahrscheinlichkeiten zurückkommen.

Dem Quetelet-Gaußschen Binomialgesetz folgt offenbar eine ganze Reihe verschiedenster Merkmale und Eigenschaften in mehr oder minder großer Annäherung. Ohne weiteres verständlich ist die Anwendbarkeit des Gesetzes für alle meristischen (zahlenmäßig fixierbaren) Charaktere, also für alle anthropologischen Körpermaße und die aus ihnen berechneten verschiedenen relativen Größen, die sogenannten Indizes. Dazu kommen Maße, die durch Röntgenuntersuchung z. B. des Herzens, der Aorta, des Dickdarms usw. gewonnen werden können, oder Werte, die beispielsweise das Verhältnis der Lymphozyten zu den Polynukleären im weißen Blutbild, den relativen Hämoglobingehalt des Blutes, den habituellen Salzsäuregehalt im Mageninhalt oder die gewisse charakteristische Stoffwechselzahlen (Grundumsatz, Purinkörper-, Kalkausscheidung u. dgl.) angeben.

Für eine große Anzahl anderer Merkmale und Eigenschaften ist aber eine derartige zahlenmäßige Fassung nicht unmittelbar möglich. Dort, wo es sich um Farbe, Form, Lagerung der Organe, Intensität der Pigmentierung oder Behaarung, um verschiedene funktionelle Eigenschaften, wie Leistungsfähigkeit des Zirkulationsapparates oder anderer Organe, um den Grad der Intelligenz und verschiedener spezieller psychischer Fähigkeiten handelt, dort muß, um die für meristische Merkmale ohne weiteres anwendbare Betrachtungsweise verwerten zu können, eine Einteilung in Klassen vorgenommen werden, deren Abgrenzung der Willkür anheim gestellt ist. Dieses Verfahren ist in der allgemeinen Biologie üblich und zeigt dann gleichfalls die Annäherung der Variabilität solcher Merkmale an die Binomialkurve. Alle bisher in Betracht gezogenen Charaktere entsprechen sogenannten Grad- oder Klassenvarianten und fallen in das Bereich der fluktuierenden, kontinuierlichen Variabilität.

In allen diesen Fällen erfolgt die Variation nach beiden Seiten um einen Mittelwert, der zugleich den Typus repräsentiert. Die arithmetische Summe der Abweichungen vom Mittelwert beträgt bei binomialer Verteilung 0. Es gibt aber auch Merkmale und Eigenschaften, die nicht beiderseits um einen Mittelwert schwanken, sondern vom Typus nur nach einer Richtung hin abweichen. Wir wollen von einer unipolaren Variabilität zum Unterschiede von der bisher erörterten bipolaren Variabilität sprechen. In das Gebiet der unipolaren Variabilität gehören Fälle, die gleichfalls unter den Begriff der kontinuierlichen fluktuierenden Variabilität fallen, wo es sich also um einseitige, quantitativ verschiedene Abweichungen vom Typus handelt, z. B. bei mangelhaftem Descensus testiculorum, bei Dystopie der Niere, Kolobombildung am Auge, Heterochromie (ungleiche Färbung) der Regenbogenhäute, Spaltbildung am weichen und harten Gaumen, schwimmhautähnlichen Hautfalten zwischen den Fingern und Zehen, akzessorischen Brustwarzen u. v. a. Zur unipolaren Variabilität gehören aber auch Fälle, wo Übergänge zwischen der betreffenden Variante und dem Typus nicht in Betracht kommen, wo also keine fluktuierende kontinuierliche sondern eine sogenannte alternative Variabilität vorliegt. Als Beispiele einer solchen alternativen unipolaren Variabilität seien angeführt ein Situs viscerum inversus, die Aplasie einzelner Organe, ein offengebliebener Ductus Botalli u. a. Bei diesen Merkmalen gibt es keine quantitativen Abstufungen, entweder es liegt die betreffende Variante oder es liegt der Typus bzw. eine qualitativ ganz andere Variante vor. Übergänge vom

Typus zu der betreffenden Variante gibt es nicht; daher der Name alternative Variabilität.

Nachdem wir erfahren haben, daß die fluktuierende individuelle Variabilität von einem so fundamentalen mathematischen Elementargesetz beherrscht wird, wie es die binomiale Verteilung darstellt, so liegt es nahe, exakte Maßmethoden zu suchen, die es gestatten, einerseits den Variabilitätsgrad einer Eigenschaft oder eines Merkmals genau zu beurteilen, andererseits den Standpunkt einer beliebigen Variante auf der Variationskurve, also den Abstand der Variante vom Mittelwert unter Berücksichtigung der gesamten Kurvenausdehnung und Kurvenform zu bestimmen und drittens die gegenseitigen Beziehungen in der Variation zweier verschiedener Merkmale oder Eigenschaften, also deren Korrelation zu ermitteln. Wenn wir in einem gegebenen Spezialfalle diese oder jene Merkmals- oder Eigenschaftsvariante an einem Individuum festgestellt haben, so können wir ja aus dieser Feststellung nur dann gewisse weitere Schlußfolgerungen auf ihre biologische und klinische Bedeutung ziehen, wenn wir nicht nur über den Grad der Variante, also ihren Abstand vom Mittelwert informiert sind, sondern wenn wir auch über Häufigkeit und Verteilung der betreffenden Variante in der gegebenen Population Bescheid wissen. Gesetzt den Fall, wir hätten es mit einer besonderen Kleinheit eines Individuums als Individualvariante zu tun, so würde die Beurteilung nicht nur davon abhängen, welches die mittlere, durchschnittliche Körpergröße der betreffenden Population ist und wie weit die Körpergröße des Probanden von diesem Mittelwert abweicht,

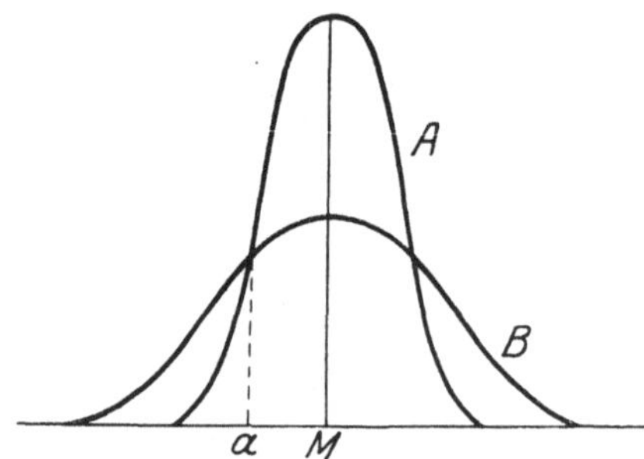

Abb. 4. Die verschiedene Wertigkeit einer Variante bei verschiedener Variationsgröße.

sondern sie würde auch davon abhängen, ob es sich um eine bezüglich ihrer Körpergröße sehr wenig variierende Bevölkerung handelt, bei der also die weitaus überwiegende Mehrzahl den Mittelwert repräsentiert und nur vereinzelte Individuen ausgesprochene Plus- oder Minusvarianten darstellen, oder ob die Bevölkerung in bezug auf ihre Körpergröße eine starke Variabilität aufweist, ob also die Zahl der Plus- und Minusvarianten gegenüber der Zahl der Repräsentanten des Mittelwertes eine verhältnismäßig große ist. Wir dürfen ja nicht vergessen, daß verschiedene Variationskurven aus später zu erörternden Gründen von der Binomialkurve mehr oder minder stark abweichen können. Beifolgende Kurven (Abb. 4) mögen das Gesagte illustrieren. Kurve A repräsentiert den ersteren, Kurve B den letzteren Fall. Es ist klar, daß der Variante a z. B. in einer Population, der die Kurve A entspricht, eine viel höhere biologische und klinische Wertigkeit zukommt als in der Population vom Typus der

Kurve B. Dabei ist der Mittelwert M und der Grad der Variante, d. h. ihr Abstand von M in beiden Fällen der gleiche. Die biologische Bedeutung der Rothaarigkeit, um noch ein Beispiel anzuführen, ist z. B. bei den Juden oder Iren eine ganz andere, ungleich geringere als etwa bei den Italienern. Dort ein verhältnismäßig häufiges Vorkommnis, ist sie hier nur ganz selten anzutreffen.

Für die Konstitutionspathologie ist somit die Feststellung des Mittelwertes, sowie der Art der Variantenverteilung, d. i. also des Variabilitätsgrades von Bedeutung. Die hierzu zur Verfügung stehenden Methoden der biologischen Variabilitätsstatistik oder Biometrik [1]) sind in der Rassenkonstitutionslehre, in der Anthropologie seit langem in Verwendung, während sich ihrer die Individualkonstitutionslehre als eine noch sehr junge Wissenschaft bisher nicht in ausreichendem Maße bedient hat. Die im folgenden gegebene kurze Darstellung der wichtigsten Begriffe der Variabilitätsstatistik geht zunächst von den Verhältnissen bei der bipolaren fluktuierenden Variabilität aus.

Unter Mittelwert M versteht man, wie das ja auch schon aus unseren bisherigen Erörterungen hervorgeht, den Durchschnittswert, das arithmetische Mittel aller Varianten. Die Summe aller Abweichungen von M nach der positiven und negativen Seite hin muß dementsprechend unter Berücksichtigung der Vorzeichen = 0 sein. Es gehört ferner zum Wesen des Mittelwertes, daß die Summe der Quadrate aller Abweichungen von ihm stets kleiner ist als die Summe der Quadrate aller Abweichungen wäre, wenn diese auf irgendeinen anderen als den Mittelwert bezogen würden. Berechnen wir z. B. M von den Werten 21, 22, 25 und 28, so erhalten wir als das arithmetische Mittel M = 96 : 4 = 24. Die einzelnen Abweichungen von M betragen demnach $- 3, - 2, + 1, + 4$, die Quadrate der Abweichungen 9, 4, 1, 16. Die Summe der Quadrate der einzelnen Abweichungen $\Sigma = 30$. Auf jeden anderen Wert als den Mittelwert M = 24 bezogen wäre diese Summe größer. Die Summe (Σ) der Quadrate der einzelnen Abweichungen oder Deviationen (D^2) stellt somit auf den Mittelwert (M) bezogen das Minimum dar.

Das exakteste, weil von jeder einzelnen Variante mit abhängige Maß der Variabilität stellt die sogenannte Streuung oder mittlere Abweichung (standard deviation) dar, die gewöhnlich mit σ bezeichnet wird. Ihr mathematischer Ausdruck ist $\sigma = \pm \sqrt{\dfrac{\Sigma p D^2}{n}}$, wobei D die Abweichung (Deviation) vom Mittelwert, p die Zahl der Individuen, die die betreffende Abweichung zeigen, Σ die Summe aller quadratischen Abweichungen und n die Gesamtzahl aller Individuen bedeutet. σ ist stets eine benannte Zahl, sie gibt also cm, g oder sonst eine bestimmte Größe

---

[1]) Vgl. W. Johannsen: Elemente der exakten Erblichkeitslehre mit Grundzügen der biologischen Variationsstatistik. 2. Aufl. Jena: G. Fischer 1913. — Arnold Lang: Die experimentelle Vererbungslehre in der Zoologie seit 1900. Jena: G. Fischer 1914. — P. Riebesell: Die mathematischen Grundlagen der Variations- und Vererbungslehre. Mathemat. Bibliothek Bd. 24. Leipzig und Berlin: B. G. Teubner 1916. — W. A. Collier: Einführung in die Variationsstatistik. Berlin: Julius Springer 1921.

an, welche als Maß eines Merkmals oder einer Eigenschaft verwendet wurde. So hat z. B. Pearson an 1000 erwachsenen Engländern unter 65 Jahren für die Körpergröße gefunden:

$$M = 172,81 \text{ cm für Männer,} \quad \sigma = 7,04 \text{ cm für Männer,}$$
$$M = 159,90 \quad \text{,, \quad ,, Frauen,} \quad \sigma = 6,44 \quad \text{,, \quad ,, Frauen.}$$

Es ist also die mittlere Abweichung der Körpergröße bei den Frauen kleiner als bei den Männern. Das entspricht aber hier nur dem geringeren Mittelwert und besagt zunächst nicht, daß etwa die Variabilität der Körpergröße bei den Frauen eine geringere ist als bei den Männern. Um den Variabilitätsgrad absolut beurteilen zu können, bedient man sich daher des sogenannten Variationskoëffizienten v, der das prozentuelle Verhältnis von σ zu M angibt und dementsprechend eine unbenannte, absolute Zahl darstellt. $\sigma : M = v : 100, \; v = \dfrac{100\,\sigma}{M}$. In dem oben angeführten Beispiel ergibt sich für die Körpergröße der Engländer:

$$v = 4,07 \text{ für Männer}$$
$$v = 4,03 \text{ für Frauen.}$$

Es geht daraus hervor, daß die Variabilität der Körpergröße bei beiden Geschlechtern unter den Engländern etwa gleich ist.

Für eine Reihe anderer Merkmale und Eigenschaften hat Pearson folgende Werte des Variationskoëffizienten bei den zwei Geschlechtern gefunden.

	v ♂	v ♀
Körpergewicht	10,37	13,37
Hirngewicht	9,20	9,72
Schädelumfang	2,89	2,73
Kraft des Händedruckes. . . .	14,10	18,60
Gesichtsschärfe	33,25	33,84

Es ergibt sich daraus, daß im allgemeinen die Variabilität bei den Frauen doch etwas größer zu sein pflegt als bei den Männern. Für die Variabilität der psychischen Leistungen und Begabungen konnte allerdings mit exakten experimentalpsychologischen Methoden ein Überwiegen beim männlichen Geschlecht festgestellt werden. Über- und unterdurchschnittliche Begabung findet sich demnach häufiger bei Männern als bei Frauen[1]).

σ hat auch eine besondere mathematische Bedeutung. Es bezeichnet einen Wendepunkt der Binomialkurve, also einen Punkt, an welchem die Krümmung der Kurve ihre Richtung ändert. Im übrigen kann man sich an frei gewählten Beispielen leicht überzeugen, daß für eine reine Binomial-

---

[1]) Vgl. O. Lipmann: Psychische Geschlechtsunterschiede. Ergebnisse der differentiellen Psychologie, statistisch verarbeitet. Beihefte z. Zeitschr. f. angew. Psychol. 14a und b. Leipzig: J. A. Barth 1917.

kurve σ immer den Wert hat $\sigma = \pm \sqrt{\dfrac{n}{4}}$, wenn n die Potenz des Binoms

angibt. So ist für die Potenz 2 des Binoms $\sigma = \pm \sqrt{\dfrac{2}{4}}$, für die Potenz 4

ist $\sigma = \pm \sqrt{\dfrac{4}{4}} = \pm 1$.

Ein heute weniger gebräuchliches, weil weniger exaktes Maß der Variabilität stellt das sogenannte Quartil (Galton) dar. Wird die Variantenzahl von Klasse zu Klasse summiert in der Weise, daß zur Anzahl jeder Klasse die Gesamtanzahl aller Individuen der vorhergehenden

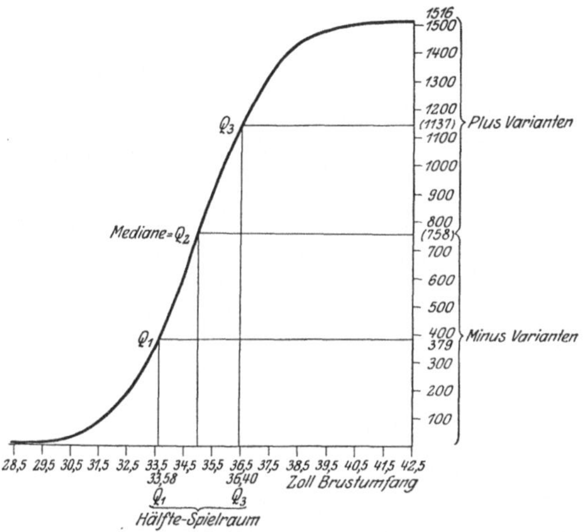

Abb. 5. Galtonsche Spitzbogenkurve (Ogive) der Variationsreihe des Brustumfanges von 1516 Soldaten nach Quetelet. (Nach v. Gruber und Rüdin.)

Klassen addiert wird, so erhält man die Aufzählungsreihe. Diese Aufzählungsreihe ermöglicht leicht die Feststellung, welcher Wert als Klassengrenze von $\frac{1}{4}$, $\frac{1}{2}$, $\frac{3}{4}$ sämtlicher Individuen nicht überschritten wird. Auf diese Weise erhält man den Wert der ersten Viertelgrenze Q_1, der zweiten Viertelgrenze oder Mediane Q_2 und der dritten Viertelgrenze Q_3. Die Mediane bezeichnet also den Wert, der von der Hälfte sämtlicher Individuen nicht überschritten wird. Dieser Wert muß natürlich, wofern es sich nicht um eine streng binomiale Verteilung handelt, durchaus nicht mit dem Mittelwert zusammenfallen. Der Abstand $Q_1 - Q_3$, innerhalb welches somit die Hälfte sämtlicher Individuen sich befinden muß, wird als Hälftespielraum und der halbe Hälftespielraum als Quartil Q bezeichnet. Abb. 5 zeigt die graphische Darstellung der Aufzählungsreihe und der daraus sich ergebenden Werte der Viertelgrenzen und des Quartils für die gleiche Variationsreihe (Brustumfang von 1516 Soldaten nach Quetelet), wie sie in Abb. 1

als Treppenkurve zur Darstellung gelangte. Man nennt diese Form der graphischen Registrierung einer Variationsreihe auch die Galtonsche Ogive oder Spitzbogenkurve. Das Quartil ist jedenfalls ein weit besseres Maß der Variabilität als die bloße Feststellung der Variationsbreite. Es bezeichnet denjenigen Spielraum innerhalb der gesamten Variationsbreite, innerhalb dessen sich die beiden zentralen Viertel der Gesamtzahl der Individuen befinden müssen. Es ist klar, daß sich im Abstand $\pm$ Q vom Mittelwert M die Hälfte aller Individuen befinden muß. Man bezeichnet daher auch M $\pm$ Q als wahrscheinliche Abweichung, weil es für jedes Individuum gleich wahrscheinlich ist, daß es innerhalb oder daß es außerhalb dieser Grenzen fällt.

Wie die Streuung so ist auch das Quartil eine benannte Zahl, sie gibt dasjenige Maß an, welches als Klasseneinteilungsprinzip der Variationsreihe gewählt wurde. Man kann, um aus dem Quartil einen besseren Eindruck vom Variabilitätsgrad zu gewinnen, so wie bei der Streuung das prozentuelle Verhältnis zum Mittelwert berechnen und erhält so eine absolute, unbenannte Zahl, den sogenannten Quartilkoëffizienten. Das Quartil ist deshalb ein weniger zutreffendes Maß für die Variabilität als die Streuung, weil es nicht von der Abweichung jeder einzelnen Variante mitbestimmt wird. Es ist z. B. gänzlich unabhängig von der Verteilung der Varianten bis Q_1 oder jenseits Q_3.

Eine nicht geringe Bedeutung kommt jenem Verfahren zu, welches gestattet, eine supponierte Korrelation zwischen zwei variierenden Merkmalen oder Eigenschaften auf exakte Weise zu prüfen und quantitativ zu beurteilen. Hierzu dient die Bravaissche Formel für den sogenannten Korrelationskoëffizienten $r = \dfrac{\Sigma\, D_x \cdot D_y}{n \cdot \sigma_x \cdot \sigma_y}$, wobei D_x und D_y jede einzelne Abweichung vom Mittelwert für das Merkmal oder die

Schema einer vollständigen Korrelation bei Gradvarianten
(nach Johannsen).

	-5	-4	-3	-2	-1	M_y	$+1$	$+2$	$+3$	$+4$	$+5$	Summe
-5	1											1
-4		9										9
-3			29									29
-2				60								60
-1					95							95
M_x						112						112
$+1$							95					95
$+2$								60				60
$+3$									29			29
$+4$										9		9
$+5$											1	1
Summe	1	9	29	60	95	112	95	60	29	9	1	500

Korrelation $r = + 1$.

Schema einer völlig fehlenden Korrelation bei Gradvarianten (nach Johannsen).

	-5	-4	-3	-2	-1	M_y	$+1$	$+2$	$+3$	$+4$	$+5$	Summe
-5						1						1
-4				1	2	3	2	1				9
-3			1	3	6	9	6	3	1			29
-2		1	3	6	13	14	13	6	3	1		60
-1		2	6	13	17	19	17	13	6	2		95
M_x	1	3	9	14	19	20	19	14	9	3	1	112
$+1$		2	6	13	17	19	17	13	6	2		95
$+2$		1	3	6	13	14	13	6	3	1		60
$+3$			1	3	6	9	6	3	1			29
$+4$				1	2	3	2	1				9
$+5$						1						1
Summe	1	9	29	60	95	112	95	60	29	9	1	500

Korrelation r = 0.

Korrelation der Körperlänge von Eltern und Kindern (nach Galton.)
Körperlänge der Kinder (Y-Klasse).

Körperlänge der Eltern (X-Klasse)	60,7 (-4)	62,7 (-3)	64,7 (-2)	66,7 (-1)	68,7 (0)	70,7 ($+1$)	72,7 ($+2$)	74,7 ($+3$)	Summe
64 (-2)	2	7	10	14	4				37
66 (-1)	1	15	19	56	41	11	1		144
68 (0)	1	15	56	130	148	69	11		430
70 ($+1$)	1	2	21	48	83	66	22	8	251
72 ($+2$)			1	7	11	17	20	6	62
74 ($+3$)								4	4
Summe	5	39	107	255	287	163	58	14	928

Korrelation $r = +\,0{,}449 \pm 0{,}026$.

Eigenschaft x bzw. y und σ_x bzw. σ_y die Streuung für das betreffende Merkmal oder die Eigenschaft bezeichnen. Die Formel sagt aus, daß jede Abweichung vom Mittel der einen supponierten Eigenschaft mit der dasselbe Individuum betreffenden Abweichung vom Mittel der zweiten relativen Eigenschaft multipliziert und alle diese Abweichungsprodukte $D_x \cdot D_y$ summiert werden sollen. Diese Summe ist zu dividieren durch das Produkt aus der Gesamtzahl der Individuen n mit den beiden Streuungen σ_x und σ_y. Für r erhält man immer einen Wert zwischen -1 und $+1$. Die numerische Größe von r gibt ein Maß der Vollkommenheit der Korrelation. $+1$ oder -1 zeigt vollkommene Korrelation an, wie sie in der Natur kaum vorkommen dürfte, d. h. in der Korrelation selbst gäbe es dann keine Variabilität. Je mehr sich der Wert von r dem Nullwert nähert, desto unvollkommener ist die Korrelation, d. h. desto unabhängiger voneinander variieren die beiden Merkmale. Hat r ein positives Vorzeichen, so variieren beide Charaktere gleichsinnig, hat es ein negatives Vorzeichen, so variieren sie in entgegengesetzter Richtung. Die graphische Darstellung der Korrelation ist aus vorstehenden Tabellen zu ersehen, deren erste und zweite nur Schemen einer vollständigen bzw. einer vollkommen fehlenden Korrelation repräsentieren, während die dritte einen tatsächlich beobachteten Fall, die Korrelation zwischen der Körperlänge der Kinder und Eltern, also zwischen zwei fluktuierenden bipolaren Variationsreihen veranschaulicht. Zwischen den Körperlängen der Eltern und Kinder besteht somit eine verhältnismäßig hohe Korrelation von fast $+ 0,5$.

Nächst dem Korrelationskoëffizienten kommt mitunter der Berechnung der sogenannten „Regression der relativen zur supponierten Eigenschaft" Bedeutung zu. Während der Korrelationskoëffizient r das numerische Maß für die wechselseitige Abhängigkeit zweier variierender Merkmale oder Eigenschaften angibt, zeigt die Regression $R_{\frac{y}{x}}$ an, in welchem Verhältnis sich ceteris paribus das relative Merkmal y ändert, wenn das supponierte Merkmal x in bestimmter Weise abgeändert wird. Die Formel zur Berechnung der Regression des Merkmals y zum

Merkmal x lautet: $R_{\frac{y}{x}} = r \frac{\sigma_y}{\sigma_x}$.

Ist die Bedeutung der hier besprochenen Begriffe der Variabilitätsstatistik für die bipolare fluktuierende Variabilität ohne weiteres verständlich und einleuchtend, so bedarf ihre Anwendung auf Fälle von unipolarer fluktuierender oder alternativer Variabilität einer besonderen Erläuterung, da ihre Bedeutung hier eine andere ist. Wir wollen die unipolare Variabilität der Einfachheit wegen hier allgemein als alternative betrachten und von der gradweisen Fluktuation in vielen Fällen unipolarer Variabilität absehen. Die Begriffe und Regeln für die Reihenvariation scheinen sich zunächst gar nicht auf Fälle von alternativer Variabilität anwenden zu lassen. Es gelingt dies aber ohne weiteres, wenn man zu der Fiktion greift, als ob die alternative Variabilität einfach eine fluktuierende Variabilität mit nur zwei Variantenklassen wäre. Die eine Klasse (Klasse 1) umfaßt alle Varianten, die das zur biometrischen Untersuchung bestimmte alternative Merkmal besitzen, die andere Klasse (Klasse 0) alle jene Varianten, die es nicht besitzen. Berechnet man nun auf Grund dieser Voraussetzung die verschiedenen Formeln,

so erhält man zunächst $M = \frac{p_1}{n}$, wobei p_1 die Zahl der Vertreter der Klasse 1, n die Gesamtzahl der Individuen bedeutet;

$$\sigma = \pm \sqrt{\frac{p_0 \cdot p_1}{n}},$$

wobei p_0 und p_1 die Zahl der Vertreter der Klassen 0 und 1 bedeuten. Die Ableitung dieser Formeln aus den für die fluktuierende Variabilität gültigen würde uns hier zu weit führen und mag in den Spezialwerken über Variabilitätsstatistik (Biometrik) nachgesehen werden.

Es ist ohne weiteres ersichtlich, daß der mit 100 multiplizierte Mittelwert bei alternativer Variabilität die in Prozenten von n ausgedrückte Klassenfrequenz der Klasse 1 angibt. Es ist ferner klar, daß der Mittelwert in Fällen von unipolarer Variabilität nicht wie bei der bipolaren Variabilität dem „Typus" entspricht.

Betrachten wir die Formel für die Streuung bei alternativer Variabilität genauer, so sehen wir konform der oben dargelegten Begriffsbestimmung, daß σ, also das Maß der Variabilität, am kleinsten, also 0 sein wird, wenn p_0 oder $p_1 = 0$ wird, d. h. also, wenn überhaupt nur eine Variantenklasse vorhanden ist. Andererseits wird σ am größten ausfallen, wenn sich die Individuen auf die beiden Klassen gleichmäßig verteilen, wenn also unter 100 Individuen ($= n$) 50 der Klasse 0 ($= p_0$) und 50 der Klasse 1 ($= p_1$) angehören. In diesem Falle wird $\sigma = 5$ oder, wenn man auch σ, wie dies bei alternativer Variabilität gewöhnlich geschieht, in Prozenten ausdrückt, $\sigma = 50\%$. Die Streuung verliert bei alternativer Variabilität an Bedeutung als Maß der Variabilität, denn es genügt dazu wohl die Angabe der Frequenz jedes alternativen Merkmals in Prozenten der gesamten Individuenzahl. Die Streuung stellt bei der alternativen Variabilität auch nicht wie bei der fluktuierenden eine absolute Größe dar, sondern ist ein relativer Wert. Daher entfällt für die alternative Variabilität die Berechnung des Variationskoëffizienten und selbstverständlich auch die des Quartils.

Sind mehrere Alternativen in einer Variationsreihe gegeben — z. B. Haarfarbe blond, dunkel, rot — so geschieht die Bestimmung von σ für je eine Alternative gegenüber der Summe der übrigen.

Wichtiger für uns ist die Berechnung des Korrelationskoëffizienten zweier alternativ variierender Merkmale oder Eigenschaften. Wir wollen dies an einem von Retzius und Fürst untersuchten Falle an Hand der folgenden Tabelle durchführen. Es handelt sich um die Feststellung des Grades der Korrelation zwischen Haar- und Augenfarbe bei 45 000 schwedischen Rekruten. Der Einfachheit halber wurde das Schema einer alternativen Variabilität, also nur je 2 Klassen angenommen.

Haarfarbe (Merkmal x)	Augenfarbe (Merkmal y)		
	nicht hell (Klasse 0_y)	hell (Klasse 1_y)	
nicht blond (Klasse 0_x)	5 259 ($= p_1$)	4 759 ($= p_2$)	10 018 ($= p_{0x}$)
blond (Klasse 1_x)	9 679 ($= p_3$)	25 238 ($= p_4$)	34 917 ($= p_{1x}$)
Summen	14 938 ($= p_{0y}$)	29 997 ($= p_{1y}$)	44 935 ($= n$)

Die Formel für den Korrelationskoëffizienten bei alternativer Variabili-

tät, wie sie sich aus der oben angegebenen Bravaisschen Formel für
die bipolare fluktuierende Variabilität ableiten läßt, lautet:

$$r = \pm \frac{p_1 p_4 - p_2 p_3}{\sqrt{p_{0x} \cdot p_{1x} \cdot p_{0y} \cdot p_{1y}}}$$

Nach dieser Formel ergibt sich für das angeführte Beispiel ein Korrelationskoëffizient von $r = + 0,2189$.

Bei alternativer Variabilität läßt sich übrigens der Korrelationsgrad noch einfacher auf folgende Weise beurteilen. Sind unter n Individuen p_{1x} Träger des Merkmals x und p_{1y}-Individuen Träger des Merkmals y, so ist, mathematisch ausgedrückt, die Wahrscheinlichkeit, daß eines von den n-Individuen Träger der betreffenden Merkmale x oder y ist,
$w_x = \dfrac{p_{1x}}{n}$ und $w_y = \dfrac{p_{1y}}{n}$, da ja die mathematische Wahrscheinlichkeit die
Zahl der sog. günstigen Fälle dividiert durch die Zahl der möglichen Fälle angibt. Die Wahrscheinlichkeit, daß ein Individuum beide Merkmale x und y besitzt, die sog. zusammengesetzte Wahrscheinlichkeit
$w_{xy} = w_x \cdot w_y = \dfrac{p_{1x} \cdot p_{1y}}{n_2}$ vorausgesetzt, daß zwischen den beiden Merkmalen kein innerer Zusammenhang, also keinerlei Korrelation besteht, daß also ihre Verteilung ausschließlich vom Zufall bestimmt wird. Besteht aber eine Korrelation zwischen x und y, dann muß die beobachtete Zahl der Träger beider Merkmale entsprechend größer oder, wenn eine negative Korrelation vorliegt, d. h. wenn die Merkmale gegensinnig variieren, kleiner sein als der errechnete Wert w_{xy}. Werden also unter sämtlichen n-Personen beispielsweise m-Individuen als Träger beider Merkmale beobachtet, so läßt sich daraus die beobachtete Wahrscheinlichkeit mit $w^1_{xy} = \dfrac{m}{n}$ angeben. Der Quotient aus der beobachteten
und berechneten Wahrscheinlichkeit des Zusammentreffens beider Merkmale x und y bei einem Individuum, also $\dfrac{w^1_{xy}}{w_{xy}} = \dfrac{m}{n} \cdot \dfrac{n^2}{p_{1x} \cdot p_{1y}} = \dfrac{m \cdot n}{p_{1x} \cdot p_{1y}}$,
gibt also, je nach dem, ob er > 1, $= 1$ oder < 1 ist, das Vorhandensein oder Fehlen einer positiven oder negativen Korrelation quantitativ an.

Selbstverständlich läßt sich auch die Regression bei Fällen von alternativer Variabilität berechnen.

Zu all diesen nur ganz flüchtig erläuterten Formeln kommt schließlich für jede einzelne die Berechnung des dabei zu erwartenden mittleren Fehlers. Doch sei diesbezüglich sowie betreffs der praktischen Ausführung der einzelnen Berechnungen und der dabei anwendbaren Abkürzungsverfahren auf die oben angeführten ausführlichen Werke verwiesen. Unsere Absicht war es, Sie bloß mit den wichtigsten Begriffen der Variabilitätsstatistik (Biometrik) vertraut zu machen, so weit wir denselben in unseren späteren Darlegungen wieder begegnen werden[1]).

---

[1]) Wir wollen hier nur noch die für statistische Untersuchungen allgemein anwendbare und erforderliche Formel für die Berechnung der Fehlergrenzen einer

Dritte Vorlesung.

Die Ursachen der individuellen Variabilität.

M. H.! Nachdem wir über die Gesetze und Meßverfahren der individuellen Variabilität gesprochen haben, taucht nun von selbst die Frage nach den Ursachen dieser Gesetzmäßigkeit, ja nach den Ursachen der individuellen Variabilität überhaupt auf. Die praktische Anwendung der Lehre von der individuellen Variabilität, wie sie sich für die Medizin ergibt, hat naturgemäß ein Interesse an der Feststellung, welche Faktoren gewisse Varianten hervorrufen, um durch eventuelle Beeinflussung dieser Faktoren, durch Elimination, Abänderung oder Kompensation derselben, die betreffenden Varianten bzw. deren Entstehung beeinflussen zu können. Es ist also nicht bloß theoretisches sondern ein eminent praktisches Interesse, welches die Frage nach den Ursachen und nach der Genese der individuellen Variabilität aufwerfen läßt.

Es ist eine den Biologen geläufige Tatsache, daß die individuelle Variabilität innerhalb einer Spezies von äußeren Lebensbedingungen in hohem Maße abhängig ist. Änderungen in der Ernährung, im Klima, in der Lebensweise verschieben nicht nur die Mittelwerte gewisser Merkmale und Eigenschaften, sondern verändern auch die ganze Kurve der Variabilität, sie verändern den Variabilitätsgrad, also die Streuung, bzw. den Variationskoëffizienten. So hat man die interessante Beobachtung gemacht, daß sich aus einer einzigen Spezies der Schnecke Helix nemoralis, als sie nach Amerika eingeführt worden war, nach einigen Jahren nicht weniger als 67 neue, in Europa unbekannte Varietäten nach Färbung und Zeichnung der Schale entwickelt hatten. Man weiß, daß viele Säugetiere warmer Klimaten, wenn sie in Menagerien gebracht werden, anfangen Winterpelze zu bekommen. Sonnenstrahlung und Feuchtigkeit wird dafür verantwortlich gemacht, daß gewisse Säugetiere und Vögel Amerikas in verschiedenen Gegenden ganz differente Pigmentierungen aufweisen. Die nach Zuwanderung der Eltern in Indien selbst geborenen Mädchen europäischer Abkunft menstruieren ebenso früh wie die in Indien lebenden Mischlinge und Eingeborenen. Der bedeutende Einfluß der Fütterung auf die Variabilität einer Spezies ist den Züchtern wohl bekannt. Wir erinnern z. B. an die relative Kurzbeinigkeit durch frühzeitigen Abschluß des Längenwachstums bei Mastrassen, an die Beeinflussung der Färbung des Federkleides bei Kanarienvögeln oder Papageien durch die Ernährung. Quantitativ unzureichende Ernährung von Raupen führt zu Pigmentarmut (Albinismus), sehr aus-

---

Beobachtungsreihe anführen: $V = \pm \sqrt{\dfrac{8\,p\,(n - p)}{n^3}}$, wobei V die Fehlergröße, p die Anzahl der Merkmalsträger und n die Gesamtzahl der untersuchten Fälle einer Beobachtungsreihe bedeutet. Diese Formel sichert das Beobachtungsergebnis mit der Wahrscheinlichkeit = 0,9953, also mit einer der Gewißheit (= 1) sehr nahe kommenden hohen Wahrscheinlichkeit. (Vgl. J. Hirschberg: Die mathematischen Grundlagen der medizinischen Statistik. Leipzig: Veit u. Co. 1874.)

giebige Ernährung zu besonderem Pigmentreichtum (Melanismus). Eines der bekanntesten hierhergehörigen Beispiele ist das Experiment von Marie v. Chauvin. Das Axolotl ist die Wasserlarve des Landmolches Amblystoma mexicanum, welche in der Gefangenschaft auf der ursprünglich bloß vorübergehenden Entwicklungsstufe der Larve persistiert und als solche geschlechtsreif wird und sich fortpflanzt. Man nennt diese Erscheinung „Neotenie". Es gelang nun Chauvin, durch künstliche Änderung der äußeren Lebensbedingungen bei dem Axolotl die Metamorphose wieder zu erzwingen. Aus der Kiemenatmung wurde Lungenatmung, der flache Ruderschwanz wurde zum runden Landschwanz, die Haut paßte sich dem Landleben an. Hierher gehören schließlich die verschiedenen bekannten Versuche, die Vererbbarkeit erworbener Eigenschaften zu beweisen. Wenn sie auch nicht dieses ihr Ziel erreicht haben, so zeigen sie doch, ein wie großer Einfluß auf die Variabilität einer Rasse den äußeren Umweltfaktoren, der sog. Peristase, zukommt.

Immer sieht man, daß möglichste Gleichartigkeit und Konstanz der äußeren Lebensbedingungen den Variabilitätsgrad herabsetzt, während starke Änderungen und Schwankungen derselben das Maß der Variabilität erhöhen. So hat man bei Zugvögeln an verschiedenen meßbaren Charakteren eine größere Variabilität konstatieren können als bei seßhaften Arten; je weiter die Wanderungen, desto größer die Variabilität. Man hat z. B. nach diesem Prinzip den Variationskoëffizienten von Paramäzien, einem Infusorium, bezüglich der Körperlänge von 6,8 auf 13,3, bezüglich der Breite von 8,9 auf 28,9 erhöhen können. Klebs konnte, um noch ein letztes Beispiel anzuführen, die bei Sedum spectabile normalerweise zwischen 5 und 10 variierende Staubblätterzahl durch verschiedene Feuchtigkeit, verschiedene chemische Dungmittel, durch Licht verschiedener Farbe usw. zur Variation zwischen 3 und 16 bringen. σ konnte er somit von 0,75 auf 2,3 künstlich erhöhen. Andererseits gelang es ihm auch, durch Konstanthalten der äußeren Lebensbedingungen die Frequenz der normalerweise $80\,^0/_0$ betragenden Hauptvariante auf $98,8\,^0/_0$ zu steigern. Dem entsprach eine Abnahme der Streuung auf $\sigma = 0,11$, was beinahe einer Aufhebung der Variabilität nahekommt.

Es ist kein Zweifel, daß die gleichen Regeln über die Beeinflussung der individuellen Variabilität durch äußere Lebensbedingungen im Prinzip auch für den Menschen Geltung haben. Ein einschlägiges Beispiel fand ja oben Erwähnung. Nur ist es andererseits verständlich, daß die künstliche Kompensation geänderter Außenfaktoren eine so weitgehende Änderung der Variationskurve beim Menschen nicht zustande kommen läßt. Immerhin sieht man auch am Menschen, wie bei einer Population, die unter ganz ungewohnte äußere Lebensbedingungen versetzt wurde, eine Reihe von Merkmalen und Eigenschaften in ungewohnter Weise variieren und die ganze Variationskurve verschieben. Ein trauriges Beispiel dieser Art hat der Krieg und der ihm folgende Hungerfriede gebracht. Die bisher bereits vorliegenden Untersuchungen an der aufwachsenden Generation zeigen für eine Reihe von Merkmalen eine Variantenverteilung, die von der früheren abweicht, sie zeigen eine Verschiebung des Mittelwertes nach der Richtung der

Minusvarianten und eine Häufung mehr oder minder extremer Minusvarianten, wie sie früher nicht vorgekommen ist. Die Häufung von Kümmerformen aller Art entspricht dieser Verschiebung der Variationskurve durch äußere Einflüsse.

Man hat die zahllosen, in entgegengesetzter Richtung wirkenden, kleinen Einflüsse der Umwelt auf den sich entwickelnden Organismus mit den Nägeln des Galton schen Zufallsapparates verglichen und auf diese de norma nach beiden Seiten vom Mittelwert gewissermaßen gleichmäßig ablenkenden äußeren Faktoren die binomiale Verteilung einer Variantenreihe bezogen. So lange diese Faktoren wirklich gleichmäßig nach beiden Seiten vom Mittelwert ablenken, so lange also die Richtung und der Grad der Ablenkung wirklich dem Zufall überlassen ist, so lange muß die Binomialkurve erhalten bleiben; wenn aber Einflüsse geltend werden, welche die Ablenkung nach der einen Seite vom Mittelwert begünstigen, dann muß die Binomialkurve in eine schiefe Kurve übergehen. Eine schiefe Kurve zeigt also an, daß die ablenkenden Einflüsse, auf den Mittelwert der Population bezogen, eine bestimmte Orientierung haben, daß sich also die nach der einen Richtung hin wirksamen Faktoren stärker erweisen als die entgegengesetzten.

Äußere Faktoren beeinflussen also zweifellos die individuelle Variabilität, sie schaffen sie aber nicht allein. Sie können die Variabilität nur ändern nach Maßgabe der dem Organismus selbst innewohnenden Reaktionsbedingungen, auf die wir im folgenden noch zurückkommen werden. Die individuellen Unterschiede wären bei Arten mit geschlechtlicher Fortpflanzung da, selbst wenn der imaginäre Fall realisiert werden könnte, daß sämtliche äußeren Lebensbedingungen, alle auf eine Reihe von Individuen wirksamen äußeren Einflüsse die gleichen wären. Die Ursache der individuellen Differenzen, also der Variabilität, liegt hauptsächlich in der geschlechtlichen Fortpflanzung, in der Amphimixis, in den Vorgängen bei der Vereinigung der beiden elterlichen Keimzellen, in der eigenartigen Einrichtung der Reduktionsteilung der Chromosomen mit der den Gesetzen des Zufalles gehorchenden Verteilung der beiderseitigen Erbmassen. Hier begegnen wir schon der Binomialkurve, wenn wir die Häufigkeitsverteilung der väterlich-mütterlichen Chromosomenkombinationen nach den Gesetzen des Zufalles, also der Wahrscheinlichkeit betrachten. Am größten ist die Wahrscheinlichkeit, daß väterliche und mütterliche Erbmasse sich zu gleichen Teilen in den reifen Geschlechtszellen mischen, je ungleichmäßiger diese Mischung, desto unwahrscheinlicher ist sie, und die Binomialkurve bildet die graphische Darstellung der Häufigkeit dieses Mischungsverhältnisses, so wie sie die ideale Variationskurve von Eigenschaften und Merkmalen einer einheitlichen Rasse darstellt. Diese ganz auffallende Übereinstimmung der mathematischen Gesetzmäßigkeit der Variantenverteilung mit der Verteilung der anzestralen Erbmassen weist schon darauf hin, wo die eigentliche Grundlage des Queteletschen Gesetzes zu suchen ist. Wir wollen uns nun den so außerordentlich bedeutsamen zytologischen

Forschungsergebnissen zuwenden, um für das eben Gesagte das notwendige Verständnis zu gewinnen.

Zunächst, m. H., möchte ich Ihnen die Details eines Vorganges ins Gedächtnis zurückrufen, von dem sie ja alle schon wiederholt gehört

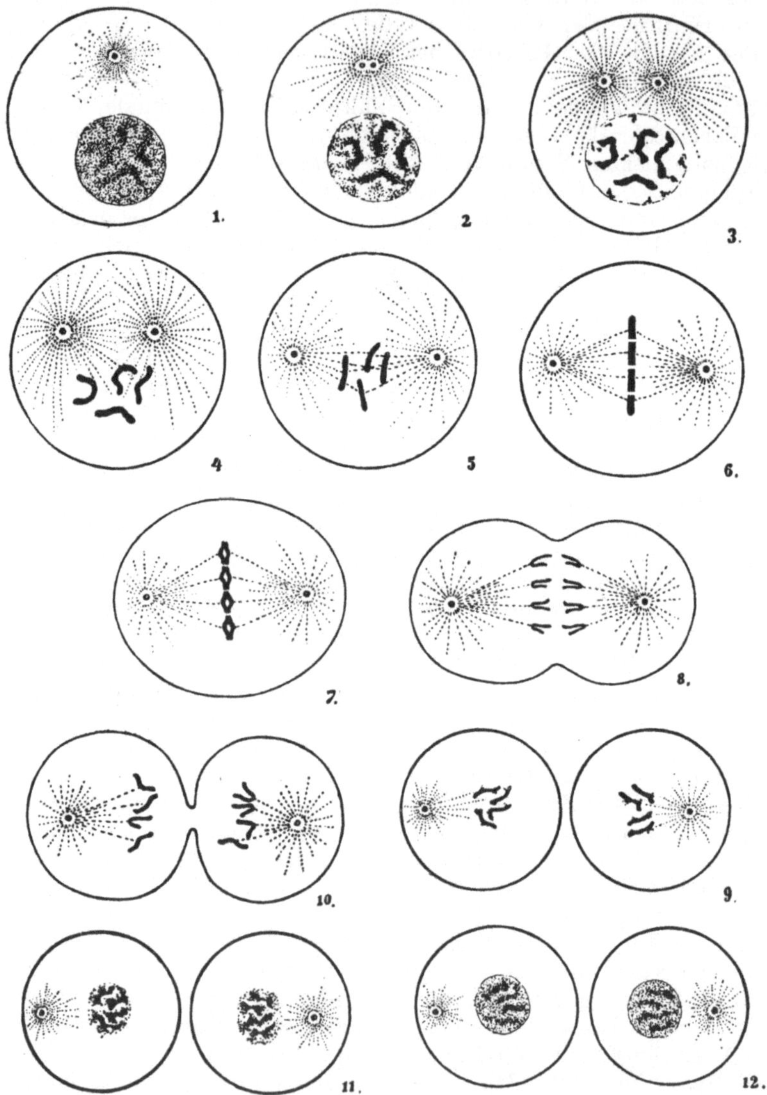

Abb. 6. Schema der mitotischen Zellteilung. 1—3 Bildung der Chromosomen im Kern, 4 Auflösung des Kerns, 5, 6 Bildung der Äquatorialplatte, 7, 8, 10 Auseinanderweichen der Tochterplatten, 9, 11, 12 Rekonstruktion der Tochterkerne. (Nach R. Goldschmidt.)

haben und der auf jeden denkenden Naturbeobachter einen geradezu
überwältigenden Eindruck machen muß, das ist die **mitotische Zellteilung.** In Abb. 6 sehen sie, wie die Zellteilung dadurch eingeleitet
wird, daß sich um das dem Zellkern benachbarte Körnchen, das sog.
Zentrosom, eine Strahlenfigur bildet, die sich durch die Teilung des
Zentrosoms bald verdoppelt. Die beiden Zentrosomen rücken an zwei
gegenüberliegende Pole der Zelle auseinander und dirigieren von da gewissermaßen die Verteilung der Kernmasse. In dieser haben sich in-
zwischen tiefgreifende Veränderungen abgespielt. Das im Kern diffus
verstreute Chromatin hat sich zu einzelnen Klümpchen gesammelt und
bildet schließlich eine bestimmte Anzahl — im vorliegenden Beispiel
vier — dunkelgefärbte, festere Schleifen, die sog. **Chromosomen.** Die
übrige Kernmasse löst sich auf, die vier Chromosomenschleifen lagern
sich zu der sog. Äquatorialplatte mitten zwischen den zwei Strahlen-
figuren aneinander, teilen sich jedes der Länge nach in zwei Hälften,
welche nun auseinander weichen und längs der Strahlenfigur gegen die
beiden Zentrosomen zu wandern beginnen. Hier vollzieht sich der analoge
Prozeß rückläufig, die Chromosomen verlieren ihre individuelle Abgrenzung, es bildet sich um sie eine neue Kernmasse, in welcher sie wieder
das diffus verstreute Chromatin darstellen. Aus einer Zelle sind zwei
ganz gleichartige neue Zellen geworden.

Überlegen wir einmal, was dieser komplizierte Vorgang für eine
Bedeutung haben kann. Sein Zweck ist offenkundig eine möglichst
exakte und gleichmäßige Verteilung des vorhandenen Chromatins auf
die beiden Zellen. R. Goldschmidt[1]) stellte folgenden treffenden
Vergleich an. Wenn wir einen Sack Bohnen in zwei möglichst gleiche
Hälften teilen sollen, so werden wir uns nicht damit begnügen, den Sack
einfach in der Mitte durchzuschnüren, ja wir werden nicht einmal durch
Abzählen der Bohnen eine wirklich exakte Verteilung herbeiführen,
sondern wir müßten jede einzelne Bohne der Länge nach halbieren und
die beiden Hälften verteilen. Die Erkenntnis, daß die gleichmäßige Verteilung des Chromatins der Mutterzelle auf die Tochterzellen in so pein-
lich genauer Weise vor sich geht, läßt schließen, daß das Chromatin
bzw. die Chromosomen die Hauptträger der vererbbaren Eigenschaften
darstellen. Wenn man auch auf Grund verschiedener Beobachtungen
annehmen muß, daß es nicht die Chromosomen **allein** sind, welche
elterliche Eigenschaften auf die Kinder übertragen, so spielen sie doch
unbestreitbar bei dieser Übertragung die Hauptrolle. Gibt es doch viele
Fälle, wo nur der ausschließlich aus Kernmasse bestehende Spermatiden-
kopf in die Eizelle eindringt, während der Spermatidenschwanz, der das
Zellplasma repräsentiert, abgeworfen wird. Was also die Tochterzellen
von ihrer Mutterzelle, was Kinder von beiden Eltern gleichmäßig erhalten, sind die Chromosomen.

Es ist nun ein besonderes Verdienst Boveris erkannt zu haben, daß
jede Organismenart stets die gleiche, also konstante Zahl von Chromo-

---

[1]) R. Goldschmidt: Einführung in die Vererbungswissenschaft. Leipzig:
W. Engelmann 1911. 3. Aufl. 1920.

somen bei der Zellteilung bildet. So führen z. B. der Pferdespulwurm 4, der Mensch wahrscheinlich 24, der Feuersalamander, die Lilie, die Tomate gleichfalls 24, ein Nachtschatten 72 Chromosomen in allen ihren Körperzellen. Da sich bei der Befruchtung die beiden elterlichen Zellkerne vereinigen, so müßten, wenn die Zellkerne der Geschlechtszellen die gleiche Zahl Chromosomen besäßen wie alle übrigen Körperzellen, die befruchtete Eizelle und alle aus ihr im Laufe der weiteren Entwicklung hervorgehenden Zellen die doppelte Chromosomenzahl aufweisen. Dieser progredienten Vermehrung der Chromosomenzahl ist nun vorgebeugt durch das für die Vererbungsprobleme so überaus wichtige Prinzip der sog. Reduktionsteilung. Bei der Entwicklung der beiderseitigen Geschlechtszellen aus ihren Stammzellen bleibt im Verlaufe einer Zellteilung die übliche Chromosomenspaltung in zwei Hälften aus, die vorhandenen Chromosomen verteilen sich ohne vorangegangene Spaltung gleichmäßig auf die beiden Tochterzellen, deren jede dann nur die halbe („haploide") der für die Spezies charakteristischen („diploiden") Chromosomenzahl besitzt. Nun vollzieht sich auch diese Reduktionsteilung nach einer ganz bestimmten Gesetzmäßigkeit, die man am besten an gewissen niederen Organismen verfolgen kann, deren einzelne Chromosomen sich durch Größe und Form voneinander unterscheiden lassen. Es ist nämlich auffallend, daß sich unter den verschiedenen Chromosomen solcher Organismen doch immer zwei vollkommen gleichen und daß bei der Reduktionsteilung auf jede der beiden neuen Zellen je eines von den morphologisch sich gleichenden Chromosomen entfällt. Die Geschlechtszellen enthalten also von den paarweise verschiedenen Chromosomen je eines. Das Sortiment von verschiedenen Chromosomen bleibt auch bei der Reduktionsteilung erhalten, nur führen die Geschlechtszellen dieses Sortiment einfach, während es die Somazellen doppelt besitzen.

Zytologisch vollzieht sich dieser Prozeß in folgender Weise: Schon bei der ersten Teilung der Urgeschlechtszellen, der Spermato- und Ovogonien, legen sich die paarweise zusammengehörigen Chromosomenschleifen eng aneinander (sogenannte Synapse) und aus zwei sog. „univalenten" ist ein „bivalentes" Chromosom (Doppelchromosom) geworden. Durch Spaltung eines solchen Doppelchromosoms bei der typischen Äquationsteilung entstehen dann die sog. Tetraden, die sich auf die beiden Tochterzellen, die Spermatozyten und Oozyten I. Ordnung gleichmäßig verteilen. Aus diesen Zellen entstehen abermals durch Äquationsteilung die Spermatozyten II. Ordnung bzw. der Oozyt II. Ordnung und die erste Polzelle, die sämtliche noch die diploide Chromosomenzahl aufweisen. Bei der nächsten Zellteilung, aus der die Spermatiden einerseits, das Ovulum und die zweite Polzelle andererseits hervorgehen, bleibt nun die Tetradenbildung durch Spaltung der bivalenten Chromosomen aus, die beiden Hälften des bivalenten Chromosoms weichen auseinander und auf die reifen Keimzellen entfällt dann infolge dieser Reduktionsteilung nur mehr die haploide Zahl von Kernschleifen. Die Abb. 7 zeigt schematisch diesen Vorgang bei der Annahme von nur zwei diploiden Chromosomen.

Die strenge Wahrung und Erhaltung des vollständigen Chromosomensatzes legt den Gedanken nahe, daß den erkennbaren Form- und Größenunterschieden auch Qualitätsunterschiede der Chromosomen entsprechen, daß in jedem Chromosom andere Erbeigenschaften oder Gruppen von solchen niedergelegt sein dürften. Tatsächlich gelang Boveri durch eine geistvolle Versuchsanordnung der Nachweis der Richtigkeit dieser Annahme. Durch Anwendung bestimmter Verfahren läßt sich nämlich

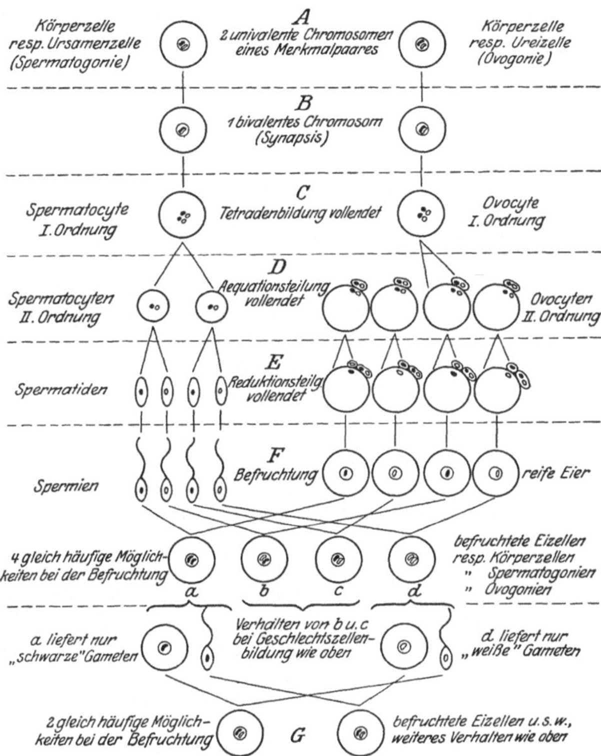

Abb. 7. Schema der Geschlechtszellenreifung. Äquations- und Reduktionsteilung. Kombinationsmöglichkeiten der Chromosomen. (Nach Stempell und Koch: Elemente der Tierphysiologie. Jena: G. Fischer.)

bei Seeigeln der Eintritt zweier Samenzellen in die reife Eizelle herbeiführen. Man spricht dann von einer dispermen Befruchtung. Da die diploide Chromosomenzahl des Seeigels 36 beträgt, so sind in der disperm befruchteten Eizelle nunmehr dreimal 18, das sind 54 Chromosomen enthalten. Nun erfolgt die Teilung der derartig doppelt befruchteten Eizelle in der Weise, daß sich statt zweier Teilungspole gleich vier Teilungspole bilden und somit gleich bei der ersten Teilung vier Tochterzellen entstehen. Dabei verteilen sich die 54 Chromosomen auf die vier Teilungsspindeln in einer Weise, wie sie einfach der Zufall ergibt, also

z. B. so, wie es in Abb. 8 dargestellt ist, oder in irgendeiner anderen
zahlenmäßigen Anordnung. Die zwischen je zwei Teilungsspindeln
liegenden Chromosomen spalten sich wie bei jeder gewöhnlichen mitotischen Zellteilung der Länge nach und rücken nun nach den betreffenden Teilungspolen, wie dies ja aus der Abbildung ersichtlich ist. Die vier
entstehenden Zellen enthalten dann ganz verschiedene, vom Zufall
bestimmte Chromosomenzahlen, im vorliegenden Beispiel also 32, 18,
36 und 22. Es muß demnach bei der dispermen Befruchtung vorkommen
können, daß eine oder mehrere der Tochterzellen zu kurz kommen und
nicht eine ganze Garnitur von 18 verschiedenen Chromosomen erhalten,
während andere wieder einzelne Chromosomen der Garnitur doppelt
oder dreifach bekommen. Wenn nun wirklich die 18 Chromosomen der
Gameten eine einheitliche Garnitur darstellen und sämtliche artmäßigen

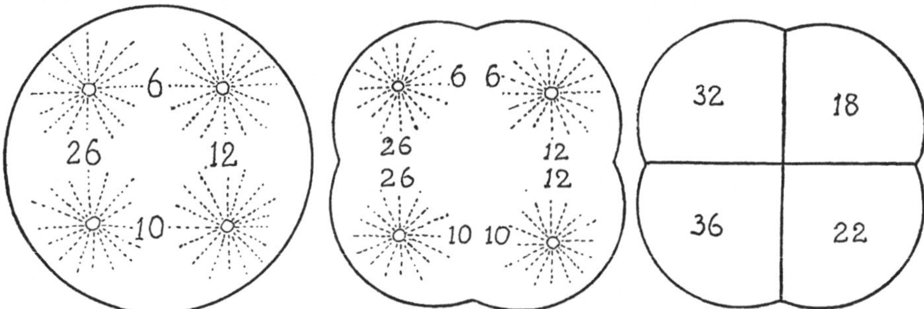

Abb. 8. Schema der Chromosomenverteilung auf die Kerne der ersten Blastomeren
des disperm befruchteten Echinuseies. Nach Boveri.

Merkmale und Eigenschaften repräsentieren, so müssen in diesem Falle
die eine oder mehrere der Tochterzellen gewisse artmäßige Merkmale
vermissen lassen. Da sich ferner die Entwicklung des Seeigels derart
vollzieht, daß schließlich aus jeder der vier ersten Furchungszellen ein
Viertel des Körpers der Larve entsteht, so wäre zu erwarten, daß in diesem
Falle aus der dispermen Befruchtung Larven resultieren werden, die in
einem oder mehreren Körpervierteln defekt, mißbildet sind. Dies trifft
nun tatsächlich zu. Abb. 9 zeigt diese Verhältnisse schematisch und
vereinfacht. Statt 18 Chromosomen sind hier bloß vier qualitativ verschiedene, eine artmäßige Garnitur formierende Chromosomen angenommen, die mit den Buchstaben a—d bezeichnet sind. In der obersten
Reihe sehen wir die Verteilung der dreimal vier Chromosomen so vor sich
gehen, daß jede der vier Furchungszellen eine vollständige Garnitur
erhält. In der zweiten Reihe kommt die eine Furchungszelle um das
Chromosom d zu kurz, in der dritten fehlt zwei Furchungszellen je eine
Chromosomgattung usw. Es wäre also anzunehmen, daß eine nach dem
Schema der zweiten Reihe sich entwickelnde Larve in einem Viertel,
daß eine nach dem Schema der dritten Reihe sich entwickelnde Larve
in zwei Vierteln ihres Körpers defekt ist usw.

Boveri konnte nun zeigen, daß tatsächlich von Zuchten aus solchen

disperm befruchteten Seeigeleiern neben gesunden Larven auch solche
entstehen, die in einem, zwei, drei Vierteln oder auch ganz defekt sind.
Ja, er konnte sogar zeigen, daß das Zahlenverhältnis der verschieden
defekten Larven genau demjenigen entspricht, wie es nach den Gesetzen

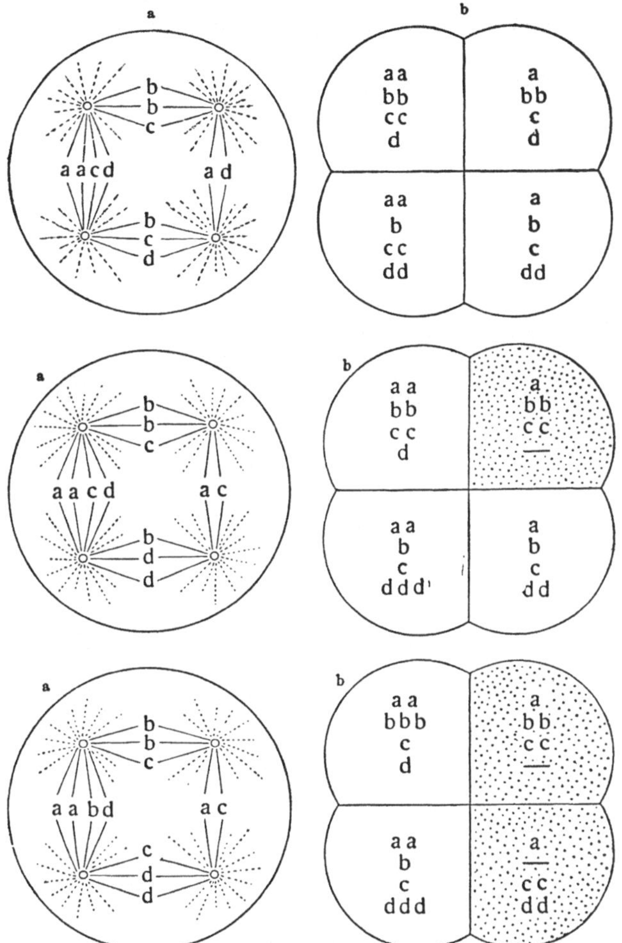

Abb. 9. Die 5 Möglichkeiten der Teilung des disperm befruchteten Seeigeleies.
Die Furchungszellen, welche nicht alle Chromosomenarten enthalten, punktiert,
Nach Boveri.

des Zufalls für die Chromosomenverteilung zu erwarten ist. Er nahm
entsprechend den nach der Längsspaltung der dreimal 18 Chromosomen
in der disperm befruchteten Eizelle vorhandenen 108 Chromosomen
108 Kugeln, die er mit je sechsmal den Zahlen 1—18 versah. Diese
Kugeln warf er auf eine Platte bunt durcheinander und teilte sie mit

einem darüber gelegten Holzkreuz ganz nach Zufall in vier Portionen.
Nun sah er nach, in welchem Viertel Kugeln mit sämtlichen Zahlen von
1—18 vorhanden waren und in welchem sie fehlten. Zahlreiche derartige
Zählungen ergaben nun eine vollkommene, zahlenmäßige Übereinstimmung der Häufigkeit, mit welcher bei dem Kugelversuche 1, 2, 3 oder
alle 4 Viertel eine oder mehrere Zahlen von 1—18 vermissen ließen,
mit der Häufigkeit, in welcher bei den Seeigelversuchen $^1/_4$, $^1/_2$, $^3/_4$ oder
ganz defekte Larven sich entwickelten. Damit war einer der wichtigsten

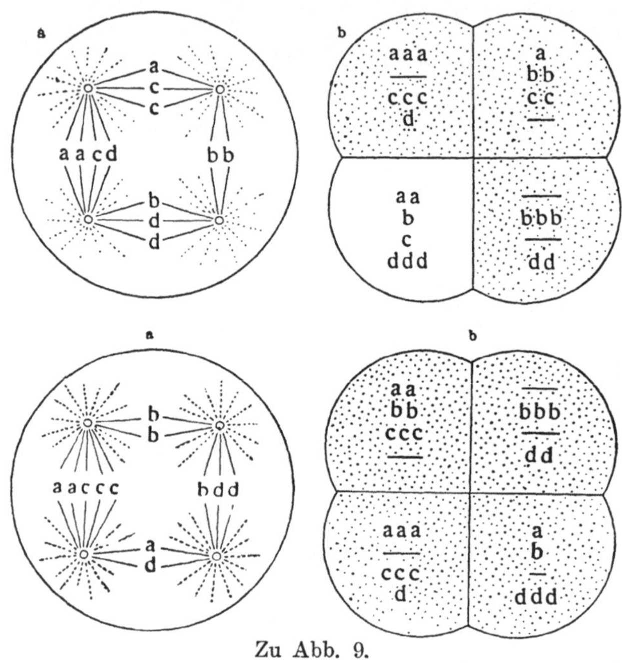

Zu Abb. 9.

Beweise für die qualitative Verschiedenheit der einzelnen Chromosomen
und der durch sie repräsentierten Erbanlagen geliefert.

Überblicken wir, m. H., nochmals die Ergebnisse, zu denen
wir durch Betrachtung der zytologischen Vorgänge bei der
Geschlechtszellen- oder Gametenreifung gelangt sind. Wir
haben erfahren, daß 1. die Chromosomen als die hauptsächlichsten Vererbungsträger angesehen werden müssen, daß
2. die einzelnen Chromosomen qualitative Unterschiede aufweisen, denen offenbar Verschiedenheiten der durch sie vertretenen Erbanlagen entsprechen, und daß 3. bei der Reduktionsteilung paarweise zusammengehörige Chromosomen
kopulieren und das bivalente Doppelchromosom bilden,
dessen beide Hälften auf die reifen Geschlechtszellen verteilt
werden.

Diese Ergebnisse und namentlich die an dritter Stelle angeführte Tatsache und ihre Konsequenz, die Wahrung des vollständigen Bestandes des für die Spezies charakteristischen Chromosomensatzes führt unmittelbar zu folgender Anschauung. Da der arttypische Chromosomensatz nur in den Gameten einfach, in allen aus der Vereinigung zweier Gameten hervorgegangenen Körperzellen aber zweifach vorkommt, so ist anzunehmen, daß die beiden Sätze je von den beiden elterlichen Geschlechtszellen herstammen. Die kopulierenden gleichartigen Chromosomen entsprechen also den gleichen Erbanlagen des Vaters und der Mutter. Die bei der Reduktionsteilung stattfindende Auslese unter den beiden Anteilen der bivalenten Doppelchromosomen entspricht der Auslese unter den elterlichen Erbanlagen. Nach welchen Gesetzen erfolgt nun diese Auslese?

Abb. 10 ist das Schema einer Reduktionsteilung bei der diploiden Chromosomenzahl 6. Es sind alle verschiedenen Modi angegeben, die alle gleich gut möglich sind und bei denen immer jede Tochterzelle einen kompletten aus je einem Chromosom I., einem II. und einem III. bestehenden Satz enthält, der aber aus jeweils verschiedenen, teils väterlichen, teils mütterlichen Chromosomen besteht. Unter den acht verschiedenen Möglichkeiten finden wir den Fall, in welchem das ganze Sortiment nur aus väterlichen oder nur aus mütterlichen Kernschleifen besteht nur je einmal, den Fall, wo das Sortiment aus einem väterlichen und zwei mütterlichen oder aber aus zwei väterlichen und einem mütterlichen Chromosom zusammengesetzt ist, je dreimal vertreten. Erinnern wir uns nun der Überlegungen, die wir in der vorigen Vorlesung über die Wahrscheinlichkeiten beim Würfelspiel angestellt haben, und wir werden die volle Übereinstimmung der mathematischen Gesetzmäßigkeit bei der Chromosomenauslese mit der des Würfelspiels ohne weiteres erkennen. Haben wir eine Spezies mit nur zwei diploiden (= 1 haploiden) Chromosomen vor uns (vgl. Abb. 7), so ist das Resultat der Chromosomenauslese analog dem Resultat bei einem Wurf, haben wir es, wie im vorliegenden, in Abb. 10 dargestellten Fall mit einer Spezies mit sechs diploiden (= 3 haploiden) Chromosomen zu tun, so entspricht dies drei Würfen usw. Das bedeutet also, daß jedes einzelne haploide Chromosom einem Wurf beim Würfelspiel gleichzusetzen ist. Für dieses haben wir früher festgestellt, daß 1. die Zahl der Möglichkeiten bei n-Würfen $= 2^n$ beträgt, und daß 2. die Wahrscheinlichkeit der Resultate bei den Würfen dem Zufallsgesetz, also der binomialen Verteilung entspricht. Wir können also die Wahrscheinlichkeit der Resultate bei n-Würfen der Zahlenreihe entnehmen, welche sich bei der Berechnung des Binoms $(a + b)^n$ ergibt.

Betrachten wir nun diese Verhältnisse beim Menschen, dessen diploider Chromosomenbestand unseren heutigen Kenntnissen zufolge wahrscheinlich 24 beträgt. Der verschiedenen Möglichkeiten bei der Chromosomenauslese im Verlaufe der Gametenreifung gibt es demnach $2^{12} = 4096$. Die Wahrscheinlichkeiten aller dieser 4096 Möglichkeiten sind aber außerordentlich verschieden und lassen sich, soweit sie lediglich das absolute Mischungsverhältnis der väterlichen und mütterlichen Chromosomen

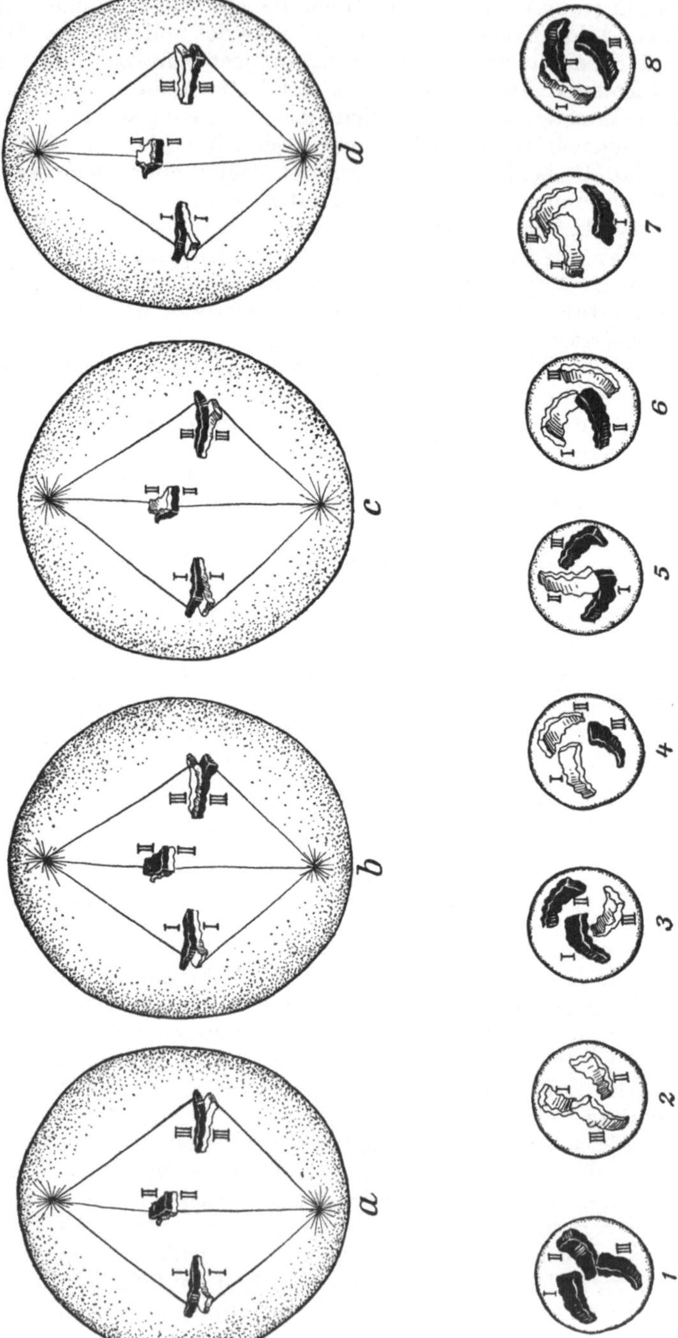

Abb. 10. Schema der Reduktionsteilung und Chromosomenauslese. (Nach E. Baur.)

betreffen, ohne weiteres aus der Reihe der Koëffizienten des Binoms $(a + b)^{12}$ entnehmen. Berechnen wir zunächst diese Koëffizientenreihe an Hand des Pascalschen Dreieckes:

$$
\begin{array}{ccccccccccccccccccccccccc}
&&&&&&&&&&&& 1 \\
&&&&&&&&&&& 1 && 1 \\
&&&&&&&&&& 1 && 2 && 1 \\
&&&&&&&&& 1 && 3 && 3 && 1 \\
&&&&&&&& 1 && 4 && 6 && 4 && 1 \\
&&&&&&& 1 && 5 && 10 && 10 && 5 && 1 \\
&&&&&& 1 && 6 && 15 && 20 && 15 && 6 && 1 \\
&&&&& 1 && 7 && 21 && 35 && 35 && 21 && 7 && 1 \\
&&&& 1 && 8 && 28 && 56 && 70 && 56 && 28 && 8 && 1 \\
&&& 1 && 9 && 36 && 84 && 126 && 126 && 84 && 36 && 9 && 1 \\
&& 1 && 10 && 45 && 120 && 210 && 252 && 210 && 120 && 45 && 10 && 1 \\
& 1 && 11 && 55 && 165 && 330 && 462 && 462 && 330 && 165 && 55 && 11 && 1 \\
1 && 12 && 66 && 220 && 495 && 792 && 924 && 792 && 495 && 220 && 66 && 12 && 1
\end{array}
$$
$\dots (a + b)^{12}$

Diese letzte Zahlenreihe gibt uns also an, wie groß die Wahrscheinlichkeit der verschiedenen Mischungsverhältnisse väterlicher und mütterlicher Chromosomen ist.

Die Wahrscheinlichkeit, daß bei der Chromosomenauslese sämtliche 12 Chromosomen des reifen Gameten bloß der väterlichen oder bloß der mütterlichen Erbmasse entstammen, beträgt demnach $\dfrac{1}{4096}$ oder in Prozenten ausgedrückt (nach der Gleichung $1 : 4096 = x : 100$) 0,02.

Die Wahrscheinlichkeit, daß bei der Chromosomenauslese 11 Chromosomen väterlicher oder mütterlicher und nur 1 Chromosom mütterlicher bzw. väterlicher Herkunft sind, beträgt $\dfrac{12}{4096}$ oder in Prozenten ausgedrückt 0,29.

Die Tabelle auf Seite 40 zeigt diese prozentuelle Häufigkeit des Mischungsverhältnisses der elterlichen Chromosomen.

Die Wahrscheinlichkeit, daß einmal bei der Chromosomenauslese die väterlichen oder die mütterlichen Chromosomen vollkommen ausgeschaltet werden, ist demnach außerordentlich gering, sie beträgt nur $0,02\,^0/_0$. Dieser Fall wird sich im Durchschnitt unter 4096 Fällen nur ein einziges Mal ereignen, während eine ganz gleichmäßige Verteilung des elterlichen Chromosomenbestandes am häufigsten, d. i. in 22,55 von 100 Fällen, vorkommen wird. Gesetzt den Fall, wir hätten es mit 10 Gameten eines Individuums zu tun, in welchen durchwegs das wahrscheinlichste Mischungsverhältnis der elterlichen Erbmasse, also 6 : 6, verwirklicht ist. Damit ist nun durchaus noch nicht gesagt, daß diese 10 Gameten einander etwa tatsächlich gleichen. Im Gegenteil, auch dann noch wäre eine volle Übereinstimmung in bezug auf die Erbpotenzen im allerhöchsten Maße unwahrscheinlich. Denn auch jetzt wären noch $22,55\,^0/_0$ von 4096 Möglichkeiten, das sind, wie aus der Zahlenreihe des Pascalschen Dreieckes zu entnehmen ist, 924 Möglichkeiten.

In den Gameten können enthalten sein:

Väterliche Chromosomen	Mütterliche Chromosomen	%-Häufigkeit des Mischungsverhältnisses
0	12	0,02
1	11	0,29
2	10	1,61
3	9	5,37
4	8	12,08
5	7	19,33
6	6	22,55
7	5	19,33
8	4	12,08
9	3	5,37
10	2	1,61
11	1	0,29
12	0	0,02

Summe 100

vorhanden, es wäre also erst bei mehr als 924 Gameten mit gleicher zahlenmäßiger Verteilung der elterlichen Erbmasse eine volle Übereinstimmung zweier Gameten zu erwarten.

Es ergibt sich also schon für die einzelnen Gameten eines Individuums eine außerordentlich große Mannigfaltigkeit, in welche das binomiale Zufallsgesetz eine bestimmte Orientierung in bezug auf die verschiedene Wahrscheinlichkeit der einzelnen möglichen Fälle hineinbringt. Am wahrscheinlichsten sind immer jene Fälle, in welchen eine möglichst gleichmäßige Verteilung der beiderseitigen Erbmassen vorliegt, am unwahrscheinlichsten jene, in welchen die Erbmasse ganz einseitig verteilt ist. Da sich bei der Befruchtung die beiderseitigen Gameten miteinander verbinden, so wächst die Zahl der Möglichkeiten für das neue Individuum auf $4096^2 =$ 16 777 216. Es ist also die Wahrscheinlichkeit, daß unter den Kindern eines Elternpaares zwei in ihrer Erbmasse ganz gleiche Individuen gezeugt werden könnten, so minimal (1 zu rund 16,8 Millionen), daß dieser Fall wohl noch niemals eingetroffen ist. Die Abb. 11 veranschaulicht in klarer Weise durch schematische Darstellung der Chromosomenauslese bei der Reduktionsteilung und der Chromosomenmischung bei der Befruchtung die schier unbegrenzten Möglichkeiten, welche sich für die Beschaffenheit des Chromosomenbestandes beim Kinde ergeben. Dabei ist natürlich statt der in der Abbildung verzeichneten 6 diploiden Chromosomen beim Menschen mit 24 Chromosomen zu rechnen. Die Gesetze des Zufalls beherrschen das Häufigkeitsverhältnis dieser nahezu unendlich zahlreichen Möglichkeiten, sie sind maßgebend für die verschiedene Wahrscheinlichkeit, mit welcher die einzelnen Möglichkeiten realisiert werden, maßgebend für die Erhaltung eines Typus, eines durchschnittlichen Ausgleiches, maßgebend für die Anordnung der individuellen Varianten nach dem Queteletschen Gesetz.

Wir haben schon oben erwähnt, daß es nicht die Chromosomen allein sind, welche als materielles Substrat des Vererbungsvorganges

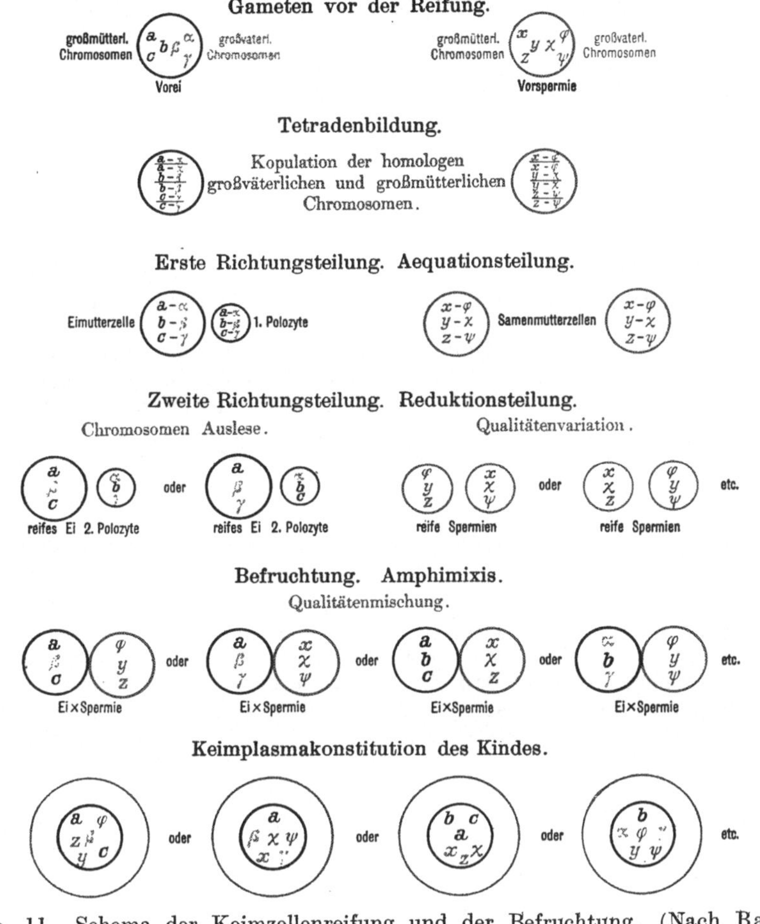

Abb. 11. Schema der Keimzellenreifung und der Befruchtung. (Nach Bayer und Martius.)

in Betracht kommen, und daß offenbar auch der protoplasmatische Zellanteil eine gewisse Rolle bei der Übertragung elterlicher Eigenschaften auf die Nachkommen spielt. Trotz aller Argumente, die gegen eine Überschätzung der Chromosomen als Vererbungsträger angeführt worden sind [1]),

[1]) Vgl. V. Haecker: Allgemeine Vererbungslehre. 3. Aufl. Braunschweig: Fr. Vieweg 1921. — H. Stieve: Neuzeitliche Ansichten über die Bedeutung der Chromosomen, unter besonderer Berücksichtigung der Drosophilaversuche. Ergebn. d. Anat. u. Entwicklungsgesch. Bd. 24, S. 491. 1922.

bleibt es jedoch unbestritten, daß ihnen der Hauptanteil bei der
Vererbung zukommt, ja, wie wir es bei der Besprechung der Mendelschen Erbregeln sehen werden, der ganze komplizierte Mechanismus
per Chromosomen mit ihrem artmäßig bestimmten doppelten Sortiment
in den Körperzellen und der Reduktionsteilung bei der Gametenreifung
müßte geradezu als Hypothese erfunden werden, um die tatsächlichen
Vererbungsvorgänge unserem Verständnis näher zu bringen, wäre er
nicht — bei gewissen Lebewesen wenigstens — deutlich mit dem Mikroskop als Realität wahrnehmbar.

<h2 style="text-align:center">Vierte Vorlesung.</h2>

Die Ähnlichkeit der Individuen. — Zwillinge. — Verwandtschaft. — Körperverfassung, Konstitution, Kondition. Genotypus und Phänotypus.

M. H.! Bekanntlich finden wir trotz der großen Variabilität aller
individuellen Merkmale und Eigenschaften immer Gruppen von Individuen, die sich in bezug auf eine mehr oder minder große Reihe von
Merkmalen und Eigenschaften ähneln. Diese Ähnlichkeit braucht sich
nicht bloß auf die äußere Körperform, sie kann sich auch auf die innere
Organisation, auf gewisse funktionelle Eigentümlichkeiten, auf Besonderheiten der Reaktionsweise des Körpers und der Psyche beziehen.
Wie die Variabilität, so kann auch die Ähnlichkeit äußere und innere
Ursachen haben. Erinnern wir uns, um mit den äußeren Ursachen zu
beginnen, daran, daß z. B. die nach Amerika ausgewanderten Europäer
alle nach einiger Zeit eine gewisse Ähnlichkeit in bezug auf ihr Exterieur,
ihr Temperament, ihre psychische Reaktionsweise bekommen, daß sie
„amerikanisiert" werden, daß sie aber diese erworbenen Veränderungen
ihres Wesens wieder verlieren, wenn sie aus dem amerikanischen Milieu
heraustreten, erinnern wir uns daran, daß die Vertreter bestimmter
Berufe (Kutscher, Schneider, Bauern, Priester, Künstler usw.) gewisse
Ähnlichkeiten untereinander besitzen, die offenbar durch die ihnen
gemeinsame spezielle Lebensweise bedingt sind. Es ist klar, daß gleiche
äußere Einflüsse auch bestimmte Krankheitsdispositionen mit sich
bringen können. Einerseits gehört hierher die vielfach gleichartige
Disposition der Bewohner gleicher Gegenden und der Vertreter gleicher
Berufe, andererseits die im Gefolge bestimmter Erkrankungen auftretende Disposition zu bestimmten anderen Krankheiten, so die Disposition zur Tuberkulose nach Masern oder Keuchhusten, die Disposition zur Tuberkulose des gonorrhoisch erkrankt gewesenen Hodens,
die Disposition zu bakteriellen oder neoplastischen Erkrankungen
traumatisch geschädigter Organe usw.

Die innere Ursache der Ähnlichkeit zweier Individuen ist eine relativ
weitgehende Übereinstimmung ihrer Erbmasse. Eine solche Übereinstimmung kann wiederum bedingt sein dadurch, daß sich gewisse Erbfaktoren, wie wir sie uns in den Chromosomen vertreten denken, bei

einzelnen Individuengruppen zufällig mehr oder minder ähneln, oder aber dadurch, daß gewisse Individuen mehr oder minder zahlreiche identische Erbfaktoren besitzen, daß sie also miteinander blutsverwandt sind. Je enger diese Verwandtschaft, desto größer die Wahrscheinlichkeit, daß zwei Individuen in ihrem Chromosomenbestand identische Chromosomen aufweisen, oder besser, um so zahlreichere Chromosomen werden bei ihnen beiden identisch erwartet werden dürfen. Es sei bei dieser Gelegenheit nochmals auf die Abb. 10 verwiesen.

Es gibt nur eine Möglichkeit, daß zwei Individuen in ihrem gesamten Chromosomenbestand vollkommen übereinstimmen. Das ist der Fall bei eineiigen Zwillingen, wo, wie man heute allgemein annimmt, eine befruchtete Eizelle auf Grund einer besonderen, a priori gegebenen Entwicklungstendenz zwei Embryonalanlagen entstehen läßt. Diese Tendenz zur Bildung einer doppelten Gastrula ist offenbar schon in der Erbmasse der betreffenden Eizelle oder Samenzelle bestimmt, da wir Zwillingsschwangerschaften immer wieder in bestimmten Familien gehäuft begegnen. Während für sogenannte zweieiige Zwillinge eine besondere Ähnlichkeit aus inneren Gründen nicht mit mehr Wahrscheinlichkeit erwartet werden kann, als sonst bei zwei Geschwistern — entstehen sie doch aus je zwei verschiedenen Gameten —, so müssen sich eineiige Zwillinge, wofern nicht eine pathologische Teilung der Keimanlage stattgefunden hat, so weit gleichen, als überhaupt die Körperbeschaffenheit von den im Keime schlummernden Erbanlagen abhängig ist. Die Unterschiede zwischen zwei eineiigen Zwillingen müssen also, wenn sich tatsächlich eine normale, d. h. gleichmäßige Teilung der Keimanlage vollzogen hat, ausschließlich durch Einflüsse der Umwelt auf den sich entwickelnden Fötus bzw. das sich entwickelnde oder schon voll entwickelte Individuum bedingt sein.

In der Tat sind ja bekanntlich eineiige Zwillinge nicht nur stets gleichgeschlechtlich, sondern gleichen einander in ihrem Äußeren wie in der inneren Organisation, in der Funktionsweise und Reaktionsart ganz außerordentlich. So hat man z. B. feststellen können, daß die daktyloskopisch aufgenommenen Linienzeichnungen der Fingerballen bzw. der Handflächen und Fußsohlen, die bekanntlich das am stärksten individuell abändernde Kennzeichen des Menschen, den feinsten bekannten menschlichen Individualcharakter darstellen, bei eineiigen Zwillingen sich ähnlicher sehen, als es sonst jemals zu beobachten ist [1]. Poll konnte es wahrscheinlich machen, daß die Schwankungsbreite der Papillarleistenmuster bei eineiigen Zwillingen in dieselbe Größenordnung gehört, ja vielleicht sogar geringer ist wie die der entsprechenden Finger eines Individuums, welche sich ja auch nicht vollkommen gleichen.

---

[1] H. H. Wilder: Duplicate twins and double monsters. The Amer. Journ. of Anat. Vol. 3, p. 387. 1904. — Zur körperlichen Identität bei Zwillingen. Anat. Anz. Bd. 32, S. 193. 1908. — H. Poll: Über Zwillingsforschung als Hilfsmittel menschlicher Erbkunde. Zeitschr. f. Ethn. Bd. 46, S. 87. 1914. — Kristine Bonnevie: Zur Analyse der Vererbungsfaktoren der Papillarmuster. Hereditas Bd. 4, S. 221. 1923.

Das ist verständlich, denn bei eineiigen Zwillingen gehen aus dem gleichen Erbgut statt 10 eben 20 Linienfiguren hervor. Auch ich kann die überraschende Ähnlichkeit der Daktylogramme eineiiger Zwillinge durchaus bestätigen.

Ganz besonderes Interesse aber verdient das Studium eineiiger Zwillinge vom Standpunkte der durch das Keimplasma übertragenen individuellen Disposition zu gewissen Erkrankungen. Es ist ja nach dem Gesagten selbstverständlich, daß die Übereinstimmung in der Erbmasse zugleich eine Annäherung in der Morbidität eineiiger Zwillinge bedingen muß. Jene Krankheiten, für welche ätiologisch ausschließlich eine bestimmte innere Veranlagung in Betracht kommt, müssen sich unter der Voraussetzung einer genügend langen Lebensdauer stets bei beiden Zwillingen entwickeln, jene, für welche eine bestimmte endogene, durch das Keimplasma übertragene Bereitschaft als obligate Bedingung in Betracht kommt, werden wir mit weit größerer Wahrscheinlichkeit bei beiden Zwillingen erwarten dürfen als sonst bei zwei Individuen, ja selbst zwei Geschwistern und auch die Krankheiten, in deren Ätiologie die endogene Disposition lediglich als substituierbare Bedingung in Betracht kommt, werden, da wenigstens diese eine Bedingung bei beiden Zwillingen sicher übereinstimmt, häufiger bei beiden auftreten, als es sonst der allgemeinen statistischen Häufigkeit nach zu erwarten wäre. Finden wir also bei eineiigen Zwillingen die gleiche Morbidität und können wir als Erklärung derselben die Gleichheit äußerer ätiologischer Momente oder aber den Zufall ausschließen, so beweist sie mit aller nur wünschenswerten Klarheit und Sicherheit die Bedeutung der in der Erbmasse schlummernden individuellen Krankheitsbereitschaft. Systematische Untersuchungen nach dieser Richtung liegen bisher nicht vor, sie sind aus naheliegenden Gründen auch nicht leicht durchführbar [1]. Indessen lassen sich immerhin einige einschlägige Beobachtungen in der Literatur auffinden, die ich durch persönliche Erfahrungen ergänzen kann.

Ganz besonders anschaulich ist eine Beobachtung, über welche R. Michaelis [2] berichtet: „Ein Bruderzwillingspaar, welches sich in jeder Beziehung sehr ähnlich war, wie zwei Menschen sich nur ähnlich sein können, in Gestalt, Gebärde, Handschrift und in der Art und Weise, die Dinge im Leben zu nehmen, hatte ohne nennenswerte Störung der Gesundheit etwa das 60. Lebensjahr erreicht. Die Lebensstellung der beiden war die denkbar verschiedenste; der eine stand an der Spitze einer großen Verwaltung, ohne Frau und ohne Kinder, der andere hatte, abgeschlossen von der großen Welt und in einer mit Kindern gesegneten Ehe sein Gut verwaltet. Beide wurden fast zu gleicher Zeit von den-

---

[1] Ich bin seit längerer Zeit bemüht, diese Lücke auszufüllen, welche übrigens auch von J. Paulsen (Arch. f. Rassen- u. Gesellschaftsbiol. 1918—1919, S. 10) empfunden wird.

[2] R. Michaelis: Die erbliche Beanlagung bei der menschlichen Tuberkulose nach eigenen Beobachtungen. Arch. f. Rassen- u. Gesellschaftsbiol. Bd. 1, S. 198. 1904.

selben Beschwerden befallen, welche in Parästhesien in beiden unteren
Extremitäten und in großer psychischer Erregbarkeit bei den sonst
so vornehm und ruhig gearteten Naturen sich offenbarten; beide erkrankten zu derselben Zeit an einem perforierenden Geschwür der
einen großen Zehe, bei beiden wurde zu derselben Zeit Diabetes mit
den entsprechenden Begleiterscheinungen festgestellt und beide wurden
durch dieselbe Sehstörung infolge von Retinitis albuminurica belästigt.
Die Ähnlichkeit beider ging so weit, daß sie ohne gegenseitige Ver-
ständigung und ohne sachverständige Beratung das Übel durch starke
Konvexgläser auszugleichen bestrebt waren. Beide gingen dann mit
einem Zeitunterschied von wenigen Wochen an Urämie zugrunde.“
Diese Beobachtung zeigt nicht nur, welche Bedeutung der in der Keimanlage bereits latent gegebenen Krankheitsbereitschaft zum Diabetes
bzw. zur chronischen Nephropathie zukommt, sie zeigt auch, wie sehr
die Symptomatologie, die kleinen Eigentümlichkeiten des Krankheitsbildes und Krankheitsverlaufes durch die innere Veranlagung des Organismus bestimmt werden.

Ähnliches ersehen wir aus den folgenden Mitteilungen. So berichtet
Grassl[1] von offenkundig eineiigen Zwillingsbrüdern, die schon als
Knaben als Sonderlinge galten und im Felde an verschiedenen Orten
angeblich am gleichen Tage an denselben Wahnideen erkrankten. Beide
machten in ihren Briefen an die Eltern die gleichen Angaben, hielten
sich für syphilitisch infiziert, hörten Stimmen und hatten Beeinträch-
tigungsideen. Bei beiden Brüdern führte die Schizophrenie zu Ver-
blödung, bei dem einen Bruder schneller und stürmischer als bei dem
anderen. Ersterer hatte ein schweres Trauma durch Sturz vom Pferde
auf den Kopf überstanden, wodurch er längere Zeit bewußtlos gewesen
war und dann viele Wochen in Spitalspflege zugebracht hatte. Vielleicht
hat dieses konditionelle Moment den Verlauf des Leidens beschleunigt.
Diese Beobachtung illustriert besonders schön die weit überragende
Bedeutung der Konstitution in der Ätiologie des Leidens.

Herrmann[2] berichtet über ein sich außerordentlich ähnelndes
epileptisches Zwillingspaar, bei dem die einzelnen epileptischen Anfälle vollkommen gleichartig auftraten und verliefen. Kooy[3] untersuchte Zwillingsschwestern im Alter von 20 Jahren mit spastischer
Parese, Nystagmus, Tremor und Demenz. Stiefler[4] demonstrierte
ein 8jähriges Zwillingspaar mit angeborener spastischer Paraparese der
Beine, also offenbar infolge einer schon durch die Keimanlage determinierten Entwicklungsanomalie. Budde[5] beschreibt ein Zwillings-

---

[1] Grassl: Dementia praecox bei Zwillingen. Arch. f. Rassen- u. Gesellschaftsbiol. Bd. 14, S. 177. 1922.

[2] G. Herrmann: Epileptische Anfälle mit typischer, vollständig gleichartiger Symptomatologie bei Zwillingen. Med. Klin. 1919, Nr. 42, S. 1028.

[3] F. H. Kooy: Über einen Fall von Heredodegeneratio (Typus Strümpell)
bei Zwillingen. Deutsche Zeitschr. f. Nervenheilk. Bd. 57, S. 266. 1917.

[4] G. Stiefler: Wien. klin. Wochenschr. 1920, Nr. 3, S. 73.

[5] M. Budde: Beitrag zur Kenntnis der angeborenen Lumbosakralskoliose.
Deutsche Zeitschr. f. Chir. Bd. 151, S. 417. 1919.

schwesternpaar, bei dem sich im Alter von 14 Jahren ein Hochstand
der einen Schulter und eine Rückgratsverkrümmung zu entwickeln
begann. Die Deformität der einen Schwester bildete das Spiegelbild
der Deformität der anderen Schwester. Die Untersuchung ergab bei
beiden Spina bifida occulta und einseitige Sakralisierung des V. Lenden-
wirbels, d. h. Assimilation des einen Querfortsatzes des V. Lenden-
wirbels. Trousseau und Siegel[1]) beobachteten je ein Zwillings-
brüderpaar mit Asthma bronchiale. In beiden Beobachtungen wurden
stets beide Brüder gleichzeitig von ihren Anfällen befallen. So erzählt
Siegel von seinen Patienten folgende Begebenheit, die sich gelegentlich
eines Aufenthaltes im Riesengebirge ereignete. In der ersten Nacht
erleidet der eine Bruder einen Anfall und, während er im Bette auf-
sitzt, hört er bereits das Pfeifen in der Brust seines noch schlafenden
Bruders, der bald darauf mit einem Anfall erwacht. v. Domarus[2])
sah in ihrem Äußeren und ihrer körperlichen Beschaffenheit zum Verwechseln ähnliche Zwillingsbrüder, die zu gleicher Zeit an denselben
Harnbeschwerden erkrankten und deren genaue Untersuchung eine
episodisch auftretende Kalkariurie mit gleichzeitig vermehrter Phosphor-
ausscheidung bei verminderter Kalkausscheidung durch den Darm auf-
deckte. Die Ähnlichkeit der beiden Zwillinge ging, wie aus der Krank-
heitsbeschreibung hervorgeht, so weit, daß sie beide als Maschinen-
arbeiter ihrem Berufe nicht gewachsen waren und später Krankenhaus-
wärter wurden. Sogar die Säurewerte des Mageninhaltes stimmten in
verblüffender Weise überein. Die freie HCl betrug bei dem einen 37,
bei dem anderen 35, die Gesamtazidität bei dem einen 49, bei dem
anderen gleichfalls 49. Burkard[3]) sah bei 21jährigen, außerordentlich
ähnlichen Zwillingsschwestern ein Fibroadenom an der gleichen Stelle
der linken Brust zur Entwicklung kommen. v. Szontagh[4]) erwähnt
ein Zwillingspaar, das zur selben Zeit und unter ganz identischen Symptomen an einem Kehlkopfpapillom erkrankte. Derselbe Autor erzählt
auch von einem anderen Zwillingspaar, das an kruppöser Pneumonie
sozusagen in einer und derselben Stunde erkrankte. Hier kommt die
endogene Veranlagung natürlich nicht als Krankheitsursache sondern
als obligate Bedingung in Betracht. Dasselbe gilt für die 14jährigen
Zwillingsschwestern, welche Kretschmer[5]) an Nierentuberkulose erkranken sah.

Ich selbst habe an einer Reihe eineiiger Zwillinge folgende abnorme
bzw. krankhafte Zustände jedesmal bei beiden Zwillingen angetroffen:
Hochgradigen Zwergwuchs, ein markstückgroßes Angiom in der Gegend

---

[1]) W. Siegel: Das Asthma. Jena: G. Fischer 1912.

[2]) A. v. Domarus: Familiäre Kalkariurie. Deutsch. Arch. f. klin. Med.
Bd. 122, S. 117. 1917.

[3]) H. Burkard: Gleichzeitige und gleichartige Geschwulstbildung in der
linken Brustdrüse bei Zwillingsschwestern. Dtsch. Zeitschr. f. Chirurg. Bd. 169,
S. 166. 1922.

[4]) F. v. Szontagh: Über Disposition. Berlin: S. Karger 1918. Vgl. ferner
F. Rohr: Über eineiige Zwillinge. Zeitschr. f. Kinderheilk. Bd. 26, S. 304. 1920.

[5]) H. P. Kretschmer: Renal tuberculosis in twins. Ann. of surg. Vol. 73,
p. 65. 1921 (Kongreßzentralbl. Bd. 17, S. 457).

des linken Schulterblattes, eine Deformation der rechten Ohrmuschel durch starke Abplattung bzw. Abbiegung der oberen Hälfte, Cholelithiasis, Ulcus pepticum, Bursitiden, Otitis media u. a. Sehr sonderbar waren 11 jährige Zwillingsbrüder mit einer die gleichen Zähne betreffenden, vom Zentrum der labialen Zahnfläche ausgehenden Karies und einer, wie der otologische Kollege R. Leidler mir schrieb, ,,beiderseitigen, fast photographieähnlichen chronischen Otitis mit Defekt des Trommelfells". Nicht weniger merkwürdig sind 6 jährige, sicher eineiige Zwillingsschwestern, die im Alter von 4 Jahren im Anschluß an eine Durchnässung in ein und derselben Nacht zu Bettnässern wurden, nachdem sie sich seit Jahren nicht mehr naß gemacht hatten.

Von der gleichen Bedeutung sind natürlich auch alle Beobachtungen über Anomalien und Erkrankungen, die etwa nur den einen der beiden eineiigen Zwillinge betreffen.

Wenn eineiige Zwillinge in ihrem Erbanlagenbestand identisch sind, so können andererseits auch richtige Geschwister jede Gemeinsamkeit ihrer Erbmasse vermissen lassen, müssen somit im biologischen Sinne miteinander gar nicht blutsverwandt sein. Erinnern wir uns an den oben (S. 39) erörterten möglichen aber wenig wahrscheinlichen Fall, daß ein Spermatozoon bei der Reduktionsteilung zufällig sämtliche Chromosomen vom Vater, ein anderes sämtliche Chromosomen von der Mutter erhält — für jeden dieser Fälle besteht ja die Wahrscheinlichkeit $1 : 4096$ — und stellen uns vor, daß diese beiden Spermatozoen zufällig gerade zwei Eizellen befruchten, die ihrerseits wieder an Erbmasse nichts miteinander gemein haben, obwohl sie von derselben Frau stammen, dann ist der Fall gegeben, wo zwei Kinder eines Elternpaares nicht miteinander blutsverwandt sind. Die mathematische Wahrscheinlichkeit eines solchen Vorkommnisses ist aber außerordentlich gering, sie beträgt nach dem Gesagten nur $1 : 4096^4$, das ist $1 : 28\,148 \times 10^{10}$, ein solches Ereignis ist also praktisch wohl ausgeschlossen.

Jedenfalls ist schon aus diesem Beispiel ersichtlich, daß dem gleichen Verwandtschaftsverhältnis durchaus verschiedene biologische Verwandtschaftsgrade entsprechen können. Nur beim Verwandtschaftsverhältnis zwischen Eltern und Kindern ist auch der biologische Verwandtschaftsgrad, d. h. also der Anteil gemeinsamer Erbmasse immer derselbe, und zwar stets $50\,^0/_0$ [1]).

M. H.! Wir haben nun in die Bedingungen der individuellen Verschiedenheiten und Ähnlichkeiten genügenden Einblick und für den prinzipiellen Unterschied zwischen den äußeren und inneren Bedingungen genügendes Verständnis gewonnen.

Es ist klar, daß die biologische Bedeutung einer bestimmten Variante eine ganz andere sein muß, wenn sie durch exogene Faktoren entstanden ist, als wenn sie ihren Ursprung einer bestimmten Verteilung der Erbmasse verdankt, also schon im Zeitpunkt der Befruchtung potentiell gegeben ist. Die Variante kann in beiden Fällen die gleiche sein, wie z. B. besondere Kleinheit des Körpers, mangelhafte Entwicklung

---

[1]) Vgl. W. Scheidt: Einführung in die naturwissenschaftliche Familienkunde. München: J. F. Lehmann 1923.

gewisser sekundärer Geschlechtscharaktere, mangelhafte oder einseitige
Entwicklung gewisser psychischer Fähigkeiten u. v. a. Sie kann das
eine Mal durch unzureichende Ernährung, mangelhafte Hygiene, vorangegangene schwere Krankheit, fehlende oder unrichtige Erziehung usw.
bedingt, das andere Mal dagegen trotz normaler äußerer Lebensbedingungen dadurch entstanden sein, daß durch eine bestimmte Verteilung
der Erbmasse die im Keimplasma eines oder beider Eltern schlummernden Erbanlagen der bestimmten Art auf das junge Individuum
übertragen wurden. Die biologische Bedeutung der beiden Ursprungs-
arten der Varianten ist deshalb eine so verschiedene, weil sich im ersteren
Falle durch Ausschaltung oder Abänderung der betreffenden exogenen
Faktoren die Entstehung der Variante verhüten läßt, oder wenn sie
schon vorhanden ist, sie eventuell zum Rückgang gebracht werden
kann, während sich dies im zweiten Falle mit unvergleichlich geringeren
Aussichten auf Erfolg bewerkstelligen ließe; weil ferner im ersteren
Falle die Erbmasse des betreffenden Individuums (zunächst) nicht im
Spiele ist — auf die Frage der Vererbung erworbener Eigenschaften
soll vorläufig nicht eingegangen werden — das Individuum somit
eugenisch, d. h. vom Standpunkt der Fortpflanzung und Rassenhygiene
in bezug auf das betreffende Merkmal nicht die Rolle spielt, wie sie
ihm zweifellos im zweiten Falle zukommt.

Es ist also notwendig, dieser prinzipiellen Differenz zwischen äußeren
und inneren Faktoren, zwischen den durch exogene Einflüsse auf den
in Entwicklung begriffenen oder schon voll entwickelten Organismus
bedingten Varianten und den durch die verschiedene Beschaffenheit
des Keimplasmas allein verursachten durch eine entsprechende Nomen-
klatur Rechnung zu tragen. Und damit kommen wir endlich zu der
bislang von Ihnen wohl schon vermißten Definition einiger Grund-
begriffe der Konstitutionspathologie.

Wir nennen die Gesamtheit der Merkmale und Eigenschaften, die ein Individuum besitzt und durch die es charakterisiert wird, also die Gesamterscheinung des Individuums, die Körperverfassung (Bauer) oder den Phänotypus
(Johannsen). Diese setzt sich zusammen aus zwei Anteilen,
deren einer alle durch das Keimplasma übertragenen, also
schon im Momente der Befruchtung anlagemäßig gegebenen
Merkmale und Eigenschaften repräsentiert und der als
Konstitution, Genotypus (Johannsen), Idiotypus (Lenz,
Siemens) bezeichnet wird, deren anderer alle aus den
mannigfachen intra- und extrauterinen Akquisitionen, Be-
einflussungen und Anpassungen des Organismus sich ergebenden Merkmale und Eigenschaften umfaßt und mit dem
Namen Kondition (Tandler), Paratypus (Lenz, Siemens),
Somavariation (Plate, Toenniessen) belegt wird. Er ist der
Rest, der vom Phänotypus nach Abzug des Genotypus ver-
bleibt. Während die Ausdrücke Phänotypus und Genotypus mehr
für die Zwecke der reinen Erblichkeitsforschung in Verwendung stehen,
bedienen wir uns in der Konstitutionspathologie der Termini Konsti-

tution und Kondition bzw. konstitutionelle, konditionelle Körperverfassung und sprechen von konstitutioneller (= auf Blastovariation beruhender), konditioneller (= auf Somavariation beruhender) und gemischter Krankheitsdisposition.

Selbstverständlich ist eine strenge Trennung konstitutioneller und konditioneller Merkmale gelegentlich undurchführbar, da ja in Wirklichkeit die Konstitution den Erbanlagenkomplex, somit etwas Potentielles, Fiktives kennzeichnet, dessen Realisierung sich unter individuell wechselnden äußeren Verhältnissen vollzieht, also konditionell beeinflußt sein kann. Konstitution und Kondition bilden also keine einfache Summe, sondern vielfach eine Amalgamierung, wie Rößle sich treffend ausdrückt. Trotz dieser Schwierigkeit werden wir aber an der Scheidung von Konstitution und Kondition prinzipiell festzuhalten und uns vor einer Überwertung jener Umweltfaktoren zu hüten haben, welche die Manifestation konstitutioneller Anlagen zu beeinflussen vermögen [1]).

Es gibt also, wie wir ja schon oben besprochen haben, konditionellparatypisch bedingte phänotypische Ähnlichkeiten bei konstitutionellgenotypischer hochgradiger Verschiedenheit und es gibt konstitutionellgenotypische Ähnlichkeit bei konditionell-phänotypischer hochgradiger Verschiedenheit. Konstitutionell-genotypische Gleichheit existiert unter Menschen nur bei eineiigen Zwillingen. Wir werden später noch (6. Vorlesung) hören, daß in bezug auf gewisse Merkmale und Eigenschaften auch phänotypische Gleichheit bei genotypischer Verschiedenheit vorkommt, ohne daß konditionelle (paratypische) Faktoren im Spiele wären. Ursprünglich bedeutet „Phänotypus" eigentlich einen auf statistischem Wege durch Abstraktion gewonnenen Scheintypus, der keine biologische Einheit darstellen muß, da sich hinter ihm ein Gemenge verschiedener Genotypen verbergen kann. Es steht also in der Variations- und Erbbiologie der Phänotypus als bloß statistische Einheit der biologischen Einheit des Genotypus, der Erbmasse gegenüber.

Es ist klar, daß sich diese ganze Terminologie auf sämtliche Merkmale und Eigenschaften des Organismus erstreckt, daß sie morphologische wie rein funktionelle in gleicher Weise umfaßt, repräsentieren doch auch die morphologischen Vererbungsträger, die Chromosomen, die Erbanlagen für anatomische und funktionelle Merkmale und Eigenschaften in gleicher Weise. Die im Momente der Befruchtung potentiell bestimmten Eigenschaften des Organismus brauchen naturgemäß nicht schon bei der Geburt vorhanden zu sein, bedeutet doch die Geburt nur eine Etappe in dem kontinuierlich fortschreitenden Entwicklungsprozeß des Organismus. Jedes Merkmal und jede Eigenschaft hat vielmehr eine bestimmte Manifestationszeit [2]), d. h. sie wird erst in einem bestimmten Lebensalter manifest. Wird dieses Lebensalter von dem Individuum gar nicht erreicht, so sind die betreffenden konstitutionellen Merkmale und Eigenschaften niemals manifest geworden,

---

[1]) Vgl. J. Bauer: Die konstitutionelle Disposition zu inneren Krankheiten. 3. Aufl. Berlin: J. Springer 1923; ferner W. Scheidt: l. c. S. 44, Anm. 26.
[2]) Vgl. J. Tandler: Zeitschr. f. angew. Anat. u. Konstitutionslehre. Bd. 1, S. 11. 1913.

sie sind latent geblieben, konnten aber dennoch auf die Nachkommen dieses Individuums übertragen werden, da sie ja in der Keimanlage gegeben waren. Konstitutionelle Eigenschaften müssen also nicht auch kongenital sein und umgekehrt müssen kongenitale Eigenschaften durchaus nicht konstitutionell sein, sondern können auf intrauteriner Akquisition beruhen. Durch Anomalien des Amnion, durch fötale Traumen, Infektionen, Intoxikationen oder sonstige Schädlichkeiten können kongenitale Merkmale und Eigenschaften zustande kommen, die sich prinzipiell von den konstitutionellen unterscheiden, da sie eben nicht schon im Moment der Befruchtung gegeben waren und nicht primär die Erbmasse betreffen, die dagegen prinzipiell mit allen extrauterin erworbenen, also konditionellen Besonderheiten des Organismus übereinstimmen.

Zu den durch das Keimplasma übertragenen Eigenschaften des neuen Individuums gehört auch die ihm immanente Tendenz zum progressiven und später regressiven Ablauf des Lebensprozesses, die Fähigkeit zum Wachstum und zum Erreichen des für die Spezies und Rasse charakteristischen Entwicklungshöhepunktes, sowie die Eigentümlichkeit der funktionellen Abnützung der Organe innerhalb einer gewissen Frist und des fortschreitenden senilen Verfalls des Organismus bis zum imaginären Eintritt des physiologischen Todes. Im Momente der Befruchtung („syngam") ist es meist schon bestimmt, ob das Individuum mit 30 oder erst mit 70 Jahren ergrauen, ob es schon mit 40 oder erst mit 80 Jahren einen Arcus corneae senilis oder eine Katarakt bekommen soll.

Welche Methoden stehen uns nun zur Verfügung, um konditionelle und konstitutionelle Eigenschaften auseinander zu halten? Auf das biologische Experiment des Züchtungsversuches, dessen sich die Vererbungs- und Variationsforscher auf botanischem und zoologischem Gebiete zur Feststellung genotypischer Reinheit oder sogenannter reiner Linien bedienen, müssen wir in der Konstitutionspathologie natürlich verzichten. Betrachten wir zunächst die Möglichkeiten, welche für die Entstehung konstitutioneller, also durch das Keimplasma übertragener Eigenschaften vorliegen:

1. Sie können durch das Keimplasma übertragen werden, weil ihre Erbanlagen bei einem oder beiden der Eltern schon vorhanden waren, sei es, daß diese Erbanlagen bei den Eltern manifest geworden oder latent geblieben sind, sei es, daß die Latenz in diesem letzteren Falle dadurch bedingt war, daß das Individuum die Manifestationszeit der betreffenden Erbanlage nicht erlebte (relative Latenz), oder aber dadurch, daß die Erbanlage in diesem Individuum dauernd durch eine andere überdeckt war (absolute Latenz), wie wir dies bei Erörterung der Vererbungsregeln noch genauer kennen lernen werden. In diesem Falle sprechen wir von Vererbung oder Heredität.

2. Sie können durch Interferenz der beiderseitigen Erbanlagen von Vater und Mutter entstanden sein. Es können dabei neue konstitutionelle Charaktere zum Vorschein kommen, die bei keinem der beiden

Eltern und deren Vorfahren vorhanden waren. In diesem Falle sprechen wir von Amphimixis oder Mixovariation.

3. Sie können dadurch entstanden sein, daß die elterlichen Keimzellen durch gewisse äußere Einwirkungen in ihrer Beschaffenheit beeinflußt wurden. In diesem Falle sprechen wir von Keimänderung (Bauer), bzw., wenn es sich um eine Verschlechterung der Keimzellenbeschaffenheit handelt, von Keimschädigung, Blastophthorie (Forel). Diese kann durch die verschiedensten Momente bedingt sein, welche entweder bei chronischer Einwirkung auf den elterlichen Organismus eine Schädigung der Generationsdrüse verursachen, wie Alkohol, Morphium, Blei, Quecksilber oder Jod, wie Lues, Tuberkulose, Malaria, Pellagra, Diabetes, Gicht, Leukämie oder welche durch eine einmalige Einwirkung die Keimzellen innerhalb oder schon außerhalb des elterlichen Organismus schädigen. Hierher gehört einerseits die Zeugung im Rausch, andererseits, wie ich annehmen möchte, die Möglichkeit, daß chemische antikonzeptionelle Mittel die Spermatozoen statt sie zu töten nur schädigen. Die keimschädigende Wirkung der Zeugung im Rausch wird heute noch vielfach bestritten. Es ist aber meines Erachtens sehr wohl denkbar, daß sich die dem Rausch zugrunde liegende Protoplasmawirkung des Alkohols nicht nur an den Zellen des Zentralnervensystems, sondern auch an anderen und speziell auch an den Keimzellen kundgibt. Was die Möglichkeit einer Keimschädigung durch chemische antikonzeptionelle Mittel anlangt, so ist sie meines Wissens bisher nicht in Erwägung gezogen worden, beweisen ließe sie sich am Menschen natürlich nur mit großen Schwierigkeiten.

Daß Einflüsse der Umwelt wie Klima oder Ernährungsverhältnisse die Beschaffenheit der Keimzellen ändern können, hat man stets angenommen. Wie weit Röntgen- und Radiumstrahlen als keimänderndes bzw. keimschädigendes Agens wirksam sein können, ist eine heute noch umstrittene Frage. Während es an niederen Tieren gelingt, Geschlechtszellen und Nachkommenschaft durch Bestrahlung mit radioaktiven Stoffen zu beeinflussen, scheint beim Menschen eine Schädigung der Nachkommenschaft nach Bestrahlung der Keimdrüsen kaum vorzukommen [1]). Wir werden weiter unten nochmals auf die Frage zurückkommen und sehen, daß unter gewissen Umständen auch bei Säugetieren den Röntgenstrahlen eine blastophthorische Wirkung zukommen dürfte.

Daß die Veränderungen der Körperverfassung, welche durch Keimänderung bzw. Keimschädigung zustande kommen, Veränderungen der Konstitution sind, ist nach der oben gegebenen Begriffsbestimmung klar, denn sie betreffen die Gameten, sind also durch das Keimplasma übertragen und im Momente der Befruchtung bereits potentiell vor-

---

[1]) Vgl. Paula Hertwig: Beeinflussung der Geschlechtszellen und der Nachkommenschaft durch Bestrahlung mit radioaktiven Substanzen. Ref. Zeitschr. f. indukt. Abstammungs- u. Vererbungsforsch. Bd. 17. S. 254. 1917. — L. Nürnberger: Experimentelle Untersuchungen über die Gefahren der Bestrahlung für die Fortpflanzung. Prakt. Ergebn. d. Geburtsh. u. Gynäkol. Bd. 8. H. 2, S. 163. 1920.

handen. Verschiedene Autoren nehmen an, daß alle die angeführten äußeren Einwirkungen auf die Gameten lediglich deren Zytoplasma, nicht aber die Kernsubstanz, also die eigentliche Erbmasse, beeinflussen [1]), daß sie also, um in der erbbiologischen Terminologie zu sprechen, nur parakinetische und nicht idiokinetische (erbändernde) Faktoren [2]) darstellen, daß sie nur sogenannte Modifikationen, Somationen (Plate) oder Somavariationen (Toenniessen) und keine Blastovariationen (Toenniessen) hervorrufen. Ein Beweis dafür liegt aber nicht vor [3]). Überdies müssen wir ja, wie schon oben gesagt wurde, annehmen, daß auch das Zytoplasma der Keimzellen an den Vererbungsvorgängen in irgendeiner Weise mitbeteiligt ist. Man hat sich auch vorgestellt, daß äußere Einwirkungen die Vorgänge der Keimzellenreifung, der Chromosomenauslese und der Chromosomenmischung beeinflussen und so gewisse Erbanlagen zum „Durchschlagen" bringen könnten, welche anderenfalls im Zustande der absoluten Latenz verblieben wären. Berze [4]) bezeichnet diesen Vorgang als „sekundäre Blastodysgenesie". In der Tat haben neuere Untersuchungen auch eine experimentelle Bestätigung dieser Annahme gebracht. Bridges konnte nämlich zeigen, daß gelegentlich bei der Reduktionsteilung „Fehler" unterlaufen können derart, daß zwei homologe Chromosomenschleifen sich nicht trennen, sondern in die gleiche Keimzelle gelangen, während die andere Keimzelle keine von ihnen erhält. Dieses als „non-disjunction" bezeichnete Hängenbleiben zweier homologer Chromosomen stellt eine offenkundige Störung des normalen Zellteilungsmechanismus dar, der, wie wir später noch hören werden, in der Genopathologie eine nicht geringe Bedeutung zukommen dürfte. Mavor [5]) konnte nun in Massenversuchen an der Taufliege (Drosophila) die Beobachtung machen, daß Röntgenbestrahlung der Tiere vor der Befruchtung die Häufigkeit dieser Störung im Zellteilungsmechanismus in Gestalt des Hängenbleibens homologer Chromosomen ganz auffällig vermehrt, daß also tatsächlich Röntgenstrahlen keimschädigend wirken können [6]).

Das Problem der Keimänderung führt uns unmittelbar zu der Frage der Vererbbarkeit erworbener Eigenschaften. Die individuelle

---

[1]) Vgl. W. Schallmayer: Einführung in die Rassenhygiene. Ergebn. d. Hyg., Bakteriol., Immunitätsforsch. u. exp. Therapie Bd. 2, S. 433. 1917; E. Toenniessen: Vererbungsforschung und innere Medizin. Ergebn. d. inn. Med. Bd. 17, S. 399. 1919.

[2]) F. Lenz: Über die krankhaften Erbanlagen des Mannes und die Bestimmung des Geschlechtes beim Menschen. Jena; G. Fischer 1912. — H. Wr. Siemens: Über die Bedeutung von Idiokinese und Selektion für die Entstehung der Domestikationsmerkmale. Zeitschr. f. angew. Anat. u. Konstitutionsl. Bd. 4, S. 278. 1919. Einführung in die allgemeine Konstitutions- und Vererbungspathologie. Berlin: J. Springer 1921.

[3]) Vgl. E. Baur, E. Fischer und F. Lenz: Menschliche Erblichkeitslehre. 2. Aufl. München: J. F. Lehmann 1923.

[4]) J. Berze: Jahrb. f. Psych. u. Neurol. (Festschr. f. v. Wagner-Jauregg) Bd. 36, S. 126. 1914.

[5]) J. W. Mavor: On effect of X-rays on inheritance. Albany med. Ann. Vol. 43, p. 209. 1922 (Kongreßzentralbl. f. inn. Med. Bd. 27, S. 235).

[6]) Vgl. auch die auf S. 58 besprochenen Versuche van Wisselinghs.

Erwerbung eines Merkmals oder einer Eigenschaft ist ja durch äußere Faktoren bedingt, sei es durch Besonderheiten der Ernährung, des Klimas, der funktionellen Anforderungen und der damit zusammenhängenden verschiedenen funktionellen Inanspruchnahme gewisser Organe (Aktivitäts-Hypertrophie, Inaktivitäts-Atrophie), durch Gifte, Traumen u. dgl. Kann nun die individuelle Erwerbung eines Merkmals oder einer Eigenschaft zu einer derartigen Keimänderung führen, daß das aus diesem Keime sich entwickelnde Individuum ohne Fortdauer des auslösenden äußeren Reizes wiederum dasselbe Merkmal oder dieselbe Eigenschaft zur Entfaltung bringt, wie sie von einem der Eltern erworben wurde? Eine Vererbung erworbener Eigenschaften kann man sich unter allen Umständen nur so vorstellen, daß die betreffenden vererbbaren erworbenen Eigenschaften in den Keimzellen gewissermaßen registriert werden, daß also eine Beeinflussung, eine Induktion der Keimzellen durch die übrigen Körperzellen erfolgt, oder aber daß die äußeren Einflüsse, welche die vererbbaren erworbenen Eigenschaften anderer Körperzellen zur Folge haben, gleichzeitig auch auf die Keimzellen entsprechend einwirken. Im ersteren Falle sprechen wir von einer „somatischen Induktion“, im letzteren von einer „Parallelinduktion“. Der Unterschied zwischen Keimänderung und Parallelinduktion bestünde eigentlich nur darin, daß bei dem Begriff der Keimänderung die gleichzeitige Änderung des Somas unberücksichtigt bleibt und die Richtung und Art der Änderung des Keimplasmas prinzipiell irrelevant ist, während bei der Parallelinduktion die Beeinflussung des Keimplasmas durch äußere Einwirkungen nach einer ganz bestimmten Richtung und in einer ganz bestimmten Weise stattfinden würde, die in einem genauen Verhältnis zu der Beeinflussung des Somas durch die gleichen äußeren Einwirkungen stünde. Es ist gewiß nicht leicht, sich mit der Annahme der Parallelinduktion zu befreunden, die ja, wie gesagt, nichts anderes als eine spezifisch orientierte Keimänderung bedeutet. Es ist eben nicht leicht, sich vorzustellen, daß äußere Einwirkungen gleichzeitig sich vollkommen entsprechende Somavariationen und Blastovariationen hervorrufen.

Allerdings stellt auch die Annahme der somatischen Induktion, die eigentlich allein dem Begriff der Vererbung erworbener Eigenschaften entspricht, nicht geringe Anforderungen an unser Vorstellungsvermögen. Doch sind die Naturgesetze und das Naturgeschehen immer noch viel wunderbarer und subtiler, als wir es uns in unserer kühnsten Phantasie auszumalen vermögen. Ohne die Annahme einer Vererbung erworbener Eigenschaften wäre die gesamte phylogenetische Entwicklung der Arten unverständlich. Darin stimmen nahezu alle Biologen heute überein [1]. Fraglich ist bloß, ob eine Vererbung erworbener Eigenschaften experimentell bewiesen werden kann und ob sie auch am heutigen Menschen

---

[1] Vgl. F. Martius: Konstitution und Vererbung in ihren Beziehungen zur Pathologie. Berlin: J. Springer 1914. Toenniessen: l. c., Siemens: l. c., Lenz: l. c., Tandler: l. c., C. Hart: Über die Vererbung erworbener Eigenschaften. Berl. klin. Wochenschr. 1920, Nr. 28, S. 654. — V. Haecker: Allgemeine Vererbungslehre. 3. Aufl. Braunschweig: F. Vieweg 1921.

vorkommt. Was den ersteren Punkt anlangt, so wurde bekanntlich schon unendlich viel Mühe und Arbeit darauf verwendet, die Vererbbarkeit erworbener Eigenschaften zu beweisen. Indessen haben fast alle bisher vorliegenden Versuche einer strengen Kritik nicht standhalten können und sich auf andere Weise als durch Annahme einer Vererbung erworbener Eigenschaften erklären lassen. Bloß folgende, bisher allerdings nicht nachgeprüfte Untersuchungsreihen liegen vor, die anscheinend eine andere Erklärung kaum zulassen.

Manfred Fraenkel [1]) zeigte nämlich, daß eine Röntgenbestrahlung am Bauch bei ganz jungen Meerschweinchen ein Zurückbleiben im Wachstum nicht nur der bestrahlten Tiere, sondern in zunehmendem Grade auch ihrer Deszendenz durch mehrere Generationen zur Folge hat, daß bei allen diesen Tieren immer nur eine einzige Gravidität zu erzielen ist, bis schließlich die letzte Generation vollkommen steril bleibt. Diese Erscheinung beruht offenbar auf Keimänderung bzw. Keimschädigung, welche eine vererbbare Konstitutionsanomalie bei den Nachkommen zur Folge hat. Setzte aber Fraenkel bei dem ersten Muttertier durch Röntgenbestrahlung einen Haardefekt am Kopf oder Rücken, so trat derselbe Haardefekt auch bei den Tieren der folgenden Generationen an der gleichen Stelle wieder auf. Das ist allerdings, falls die Versuche Bestätigung finden, Vererbung einer erworbenen Eigenschaft. Die gleichbleibende Lokalisation des Haardefektes erfordert die Annahme einer besonderen Einwirkung der bestrahlten Somapartie auf die Keimzellen und einer Fixierung („Engraphie" im Sinne Semons) dieser Einwirkung. Vielleicht war die vorausgeschickte Keimschädigung notwendig, um eine derartige somatische Induktion, eine derartige Engraphie zu ermöglichen. Die Sektion der Tiere ergab bei allen eine zystische Degeneration der Ovarien.

Guyer und Smith [2]) immunisierten Hühner mit Kaninchenlinsen und injizierten die so gewonnenen Antisera trächtigen Kaninchen intravenös. Die injizierten Kaninchenmütter zeigten keinerlei Augenerkrankungen, wohl aber wiesen 9 von 61 Jungen verschiedene Defekte der Augen (Katarakt, Verkleinerung der Linse, Kolobom der Iris, Mikrophthalmus usw.) auf, die sich durchwegs auf die zytotoxische Beeinflussung der Linse embryogenetisch zurückführen ließen. Diese Augenveränderungen vererbten sich auf die Nachkommen der Jungen (bisher bis zur 8. Generation); und zwar sowohl der Weibchen wie der Männchen und zeigten einen rezessiven Erbgang. Bei entsprechenden Kontrolltieren war niemals eine Augenanomalie vorgekommen. Dagegen warf einmal auch eine aktiv mit Kaninchenlinse immunisierte Mutter ein augendefektes Junges.

R. Otto [3]) konnte in jüngster Zeit nachweisen, daß gegen Rizin und

---

[1]) M. Fraenkel: Röntgenstrahlenversuche an tierischen Ovarien. Arch. f. mikroskop. Anat. Abt. 2. Bd. 84, S. 111. 1914.

[2]) M. F. Guyer: Immune sera and certain biological problems. Americ. naturalist. Vol. 55, Nr. 637, p. 97. 1921 (Kongreßzentralbl. Bd. 21, S. 179).

[3]) R. Otto: Beiträge zur Anaphylaxie und Giftüberempfindlichkeitsfrage. Zeitschr. f. Hyg. u. Infektionskrankh. Bd. 95, S. 378. 1922.

Abrin immunisierte Mäuse, welche gegen intrakutane Injektion dieser Substanzen überempfindlich werden, diese Überempfindlichkeit auf ihre Nachkommenschaft übertragen können. Da diese Überempfindlichkeit auch vom Vater übertragen wird und da die Jungen von Müttern die Überempfindlichkeit aufweisen können, selbst wenn sie erst nach Abklingen der Immunität bei den Müttern geboren werden, so liegt die Annahme einer Induktion der Keimzellen im Sinne der Vererbbarkeit einer erworbenen Eigenschaft sehr nahe.

Wenn also alle diese überaus interessanten Untersuchungen Bestätigung finden, so beweisen sie, daß äußere Einwirkungen auf den Organismus — unmittelbar im Sinne einer parallelen oder mittelbar im Sinne einer somatischen Induktion — spezifische und elektive Veränderungen im Keimplasma hervorrufen können, spezifisch und elektiv insofern, als sie ein strenges Korrelat der somatischen Veränderungen darstellen. Es wäre tatsächlich eine spezifisch orientierte Keimänderung im Sinne der Vererbung einer erworbenen Eigenschaft.

Wenn es nun schon mit den experimentellen Beweisen der Vererbbarkeit erworbener Eigenschaften schlecht bestellt ist, so kann es um so weniger befremden, wenn wir über Beweise des Vorkommens der Vererbung erworbener Eigenschaften beim Menschen nicht verfügen. Die Möglichkeit eines solchen Beweises erscheint mir allerdings nicht ausgeschlossen [1]), wenngleich Martius eine strenge Scheidung zwischen dem heutigen, artfest gewordenen Menschen und dessen phylogenetischen Vorfahren durchgeführt wissen will. Er vergleicht die Vererbbarkeit erworbener Eigenschaften mit dem Regenerationsvermögen, das bei Pflanzen und niederen Tieren fast ins Ungeheure wirksam, mit der Vervollkommnung der phylogenetischen Entwicklung allmählich abgenommen hat. Und doch kann es sich da nur um quantitative und nicht um prinzipielle Unterschiede handeln, zumal ja auch die „Artfestigkeit“ des Menschen eine Fiktion unseres Denkens darstellt.

Man kann also wohl heute über die Anerkennung einer somatischen Induktion kaum hinwegkommen. Will man sich nun auch von diesem Vorgang eine genauere Vorstellung machen, so wird man mit Tandler [2]) auf jenes Organsystem rekurrieren müssen, dessen Spezialaufgabe es ist zu „induzieren“, d. h. die gegenseitigen Beziehungen der Teile des Organismus zueinander und zum Ganzen zu vermitteln. Das innersekretorische Drüsensystem, der Zentralapparat der Korrelation, dürfte auch an der Vermittlung der Korrelation zwischen Somazellen und Geschlechtszellen irgendwie beteiligt sein. Erfahrungen der jüngsten Zeit haben für diese Annahme manche Stütze geliefert. Wir haben nämlich Grund anzunehmen, daß vielfach äußere Einflüsse wie Klima oder Ernährung auch auf die Somazellen erst via inkretorisches Drüsensystem zur Wirkung gelangen. Das Blutdrüsensystem vermittelt also in mannigfacher Hinsicht die Entstehung konditioneller Änderungen der individuellen Körperverfassung. So scheint der Winterschlaf mancher

---

[1]) Vgl. H. Hoffmann: Zum Problem der Vererbung erworbener Eigenschaften. Med. Klin. 1919, Nr. 23—25, S. 532, 561, 583.

[2]) Vgl. auch C. Hart: l. c.

Tierspezies darauf zu beruhen, daß Schilddrüse (L. Adler) und Hypophyse (Bell) in einen Zustand hochgradiger Atrophie geraten. Die bekannten Fütterungsversuche an Kaulquappen ergaben, daß die Metamorphose der Amphibien vom Zustand der endokrinen Drüsen diktiert wird; Fütterung mit Thymussubstanz beschleunigt das Wachstum und verzögert die Metamorphose, Fütterung mit Schilddrüsensubstanz hemmt das Wachstum und beschleunigt die Metamorphose [1]). Dabei scheint die Wirkung der Thymusfütterung auf dem Umwege über eine durch sie hervorgerufene Schilddrüsenhemmung zu erfolgen. Die erblich gehemmte Metamorphose des Axolotl (Siredon pisciformis), welches als kiementragende Larve des Amblystoma mexicanum geschlechtsreif wird — man nennt ein solches Vorkommnis „Neotenie" —, beruht höchstwahrscheinlich auf einer vererbbaren Hypothyreoidie, da die Schilddrüse beim Axolotl vollkommen verödet ist, während sie bei einem nahen Verwandten, dem Amblystoma tigrinum, das stets metamorphosiert, gut ausgebildet erscheint. So scheint sich also der Einfluß der Umwelt auf die individuelle Körperverfassung vielfach durch Vermittlung endokriner Drüsen geltend zu machen, denn die Ursache der Neotenie ist, wie die berühmten Versuche von Marie von Chauvin gezeigt haben, offenbar in Milieueinflüssen zu suchen.

Man hat beobachtet, daß die nach Zuwanderung der Eltern in Indien selbst geborenen Mädchen europäischer Abstammung ebenso früh menstruieren wie die in Indien lebenden Mischlinge und Eingeborenen. Es ist ja kaum anzunehmen, wie Tandler hervorhebt, daß allein die höhere Temperatur als solche die Ovula der betreffenden Personen unmittelbar in ihrem Wachstum gefördert haben könnte. Man muß vielmehr an eine kompliziertere, mittelbare Einwirkung des Klimas auf die Geschlechtsdrüse denken, wie sie durch die jüngsten Versuche von Steinach und Kammerer [2]) nahegelegt wird. Diese Autoren haben gezeigt, wie höhere Temperaturen die Funktion und Proliferation der innersekretorischen Keimdrüsenelemente anregen und durch deren Vermittlung den Habitus sowie die verschiedensten Eigenschaften des Organismus beeinflussen. Also gleichfalls ein Beispiel für die Vermittlerrolle des endokrinen Apparates bei der konditionellen Änderung der Körperverfassung durch Milieueinflüsse. Die Versuche Steinachs und Kammerers ergaben aber weiter, daß die Vergrößerung der „Pubertätsdrüse" von bei hohen Temperaturen gehaltenen Ratten auf die Abkömmlinge der wärmeausgesetzten Generation nachwirkt, auch wenn sie bei normaler Temperatur aufgezogen wurden oder bereits geboren waren. Dem solle es auch entsprechen, daß die klimatischen Wirkungen auf den Pubertätseintritt, den Geschlechtstrieb, gewisse somatische Geschlechtscharaktere usw. bei menschlichen Bevölkerungen zu Rasseneigentümlichkeiten werden, die bis zu einem gewissen Grad einem Klimawechsel zu trotzen vermögen.

---

[1]) Vgl. C. Hart: Konstitution und endokrines System. Zeitschr. f. angew. Anat. u. Konstitutionsl. Bd. 6, S. 71. 1920.

[2]) E. Steinach und P. Kammerer: Klima und Mannbarkeit. Arch. f. Entw.-Mech. d. Organismen. Bd. 46, S. 391. 1920.

Diese Erscheinungen bedeuten allerdings noch keine richtige Vererbung erworbener Eigenschaften, sie fallen vielmehr unter den Begriff der sogenannten „Erblichkeit außerhalb der Zellkerne" (de Vries) oder der „pseudohereditären Nachwirkung" (Plate, Schallmayer) und werden, da sie eben weitgehend reversibel sind, d. h. bei Fortfall bzw. Änderung der betreffenden klimatischen Außenbedingungen in den nächsten Generationen wieder verloren gehen, auf eine bloße Änderung des Zytoplasmas der Keimzellen und nicht der Haupterbmasse bezogen [1]). Sie sind also unter den Begriff der Keimänderung zu subsumieren. Dennoch werfen sie ein grelles Streiflicht auch auf den Mechanismus der Vererbung erworbener Eigenschaften. Erinnern wir uns bloß an unsere obigen Auseinandersetzungen über den Begriff der Keimänderung, ihre Beziehungen zu Konstitution und Vererbung. Bedenken wir einerseits, daß auch das Zytoplasma an den Vererbungsvorgängen beteiligt ist und andererseits, daß der Fortfall der betreffenden, geänderten, klimatischen Außenbedingungen eigentlich einer neuen Änderung derselben, also einer Veranlassung zu einer neuen Anpassung, zu einer neuen Akklimatisation, somit zur Vererbung einer neuen erworbenen Eigenschaft gleichkommt, die nur zufällig mit der ursprünglich der betreffenden Rasse zukommenden Eigenschaft übereinstimmt, so werden wir zu der Einsicht gelangen, daß die Grenzen zwischen einer derartigen pseudohereditären Nachwirkung und einer echten Vererbung offenbar nicht allzu scharfe sein können. Es hat also den Anschein, daß Tandler das Richtige getroffen hat, der als Vermittler der somatischen Induktion der Keimzellen den innersekretorischen Drüsenapparat und speziell die den Keimzellen genetisch verwandten und räumlich eng benachbarten innersekretorischen Keimdrüsenelemente in Anspruch nahm und sich vorstellte, daß erworbene Konditionseigenschaften durch Vermittlung der inkretorischen Keimdrüsenanteile in konstitutionelle, vererbbare übergeführt werden können.

4. Außer durch Vererbung, Amphimixis und Keimänderung können schließlich konstitutionelle Merkmale und Eigenschaften noch zustande kommen durch das Auftreten mehr oder minder sprunghafter Abweichungen vom Typus, die wegen ihrer konstanten Vererbbarkeit von anderen, nicht vererbbaren Abweichungen, den sogenannten Modifikationen, abgegrenzt und als Mutationen (H. de Vries) bezeichnet werden. Solche vererbbare sprunghafte Abweichungen vom Typus waren schon Darwin als „sports" oder „single variations" bekannt und wurden mehrfach zur Erklärung gewisser krankhafter Erbanlagen beim Menschen herangezogen [2]). Insbesondere hat in jüngster Zeit Nägeli [3]) die verschiedenartigsten erblichen Abweichungen vom Normaltypus des Menschen, wie Besonderheiten der Ohr- oder Nasenform, der Schädel-, der Skelettbildung, Besonderheiten der Funktionsweise

---

[1]) Vgl. Toenniessen: l. c. — W. Johannsen: Some remarks about units in heredity. Hereditas. Vol. 4, p. 133. 1923.

[2]) E. Apert: Maladies familiales et maladies congénitales. Baillière, Paris 1907.

[3]) O. Nägeli: Die de Vriessche Mutationstheorie in ihrer Anwendung auf die Medizin. Zeitschr. f. angew. Anat. u. Konstitutionsl. Bd. 6, S. 33. 1920.

des Nervensystems, ja sogar die Chlorose u. v. a. einfach als Mutationen erklärt. Zum Wesen des Begriffes der Mutationen gehört, daß sie un-vermittelt, spontan, d. h. ohne nachweisbare Ursache auftreten. Das besagt aber natürlich nichts weiter, als daß wir die Bedingungen ihres Auftretens nicht kennen. Nun ist es aber ganz unmöglich, sich mit der Annahme von Mutationen zur Erklärung erblicher Abweichungen vom Typus zufrieden zu geben. Solange wir die Ursachen für ihr Auf-treten nicht kennen, solange kann der Begriff der Mutation nichts sein als ein Wort, um unsere Unkenntnis zu verschleiern. Von diesem Ge-sichtspunkte aus bemerkt auch v. Gruber [1] treffend, daß „die be-liebte Vorstellung einer ursachelosen, spontanen Variation der Keim-stoffe überhaupt allem wissenschaftlichen Denken Hohn spricht".

Die Ursache, welche diese sprunghafte Abweichung des Genotypus bewirkt, kann ja nur entweder in äußeren Faktoren, in gewissen Be-dingungen der Umwelt oder aber in den Vorgängen der Amphimixis gesucht werden.. Nun wissen wir tatsächlich, daß das Auftreten und die Häufigkeit der Mutationen bei niederen Lebewesen von der Er-nährung, den Temperaturverhältnissen usw. abhängig ist. So konnte van Wisselingh [2] zeigen, daß sich durch Abkühlung, durch Ein-wirkung von Anästheticis oder durch Zentrifugieren der Alge Spirogyra eine Riesenform derselben, die sogenannte Spirogyra gigas, erzeugen läßt, welche wegen ihrer konstanten Vererbbarkeit als Mutation be-zeichnet werden muß. Es ließ sich auch feststellen, daß durch die ge-nannten äußeren Reize ein abnormer Ablauf der Karyokinese mit einer Verdoppelung der Chromosomenzahl zustande kommt, die offenbar für die Entwicklung der Riesenform verantwortlich zu machen ist. Dieses Beispiel zeigt also klar, daß eine Gruppe von Mutationen eigentlich unter den Begriff der Keimänderung fällt [3].

Nicht immer werden wir aber besondere äußere Reize für einen ab-normen Verlauf des Zellteilungsmechanismus verantwortlich machen können. Unzweifelhaft muß es unser Staunen und unsere Bewunderung viel stärker erregen, daß diese so komplizierten Vorgänge der mitotischen Zellteilung und speziell der Reduktionsteilung in der weit überwiegenden Mehrzahl der Fälle so präzise und ohne Störung ablaufen, als daß ge-legentlich einmal eine Unregelmäßigkeit vorkommt, eine „non-disjunc-tion", ein Hängenbleiben zweier homologer Chromosomen (vgl. S. 52) oder sonst eine Störung passiert. Es gibt nun Organismenarten, bei denen derlei Unregelmäßigkeiten sehr häufig sind, ohne daß bestimmte äußere Einflüsse die Schuld dafür trügen. So beobachtet man bei Crepis Reuteriana in 30% der Fälle Hängenbleiben der Chromosomen bei der Reifeteilung und es ist sicherlich sehr einleuchtend mit Rosenberg [4]

---

[1] M. v. Gruber: Kolonisation in der Heimat. München 1907. Zit. bei F. Lenz: Über die krankhaften Erbanlagen des Mannes. S. 105. Jena: G. Fischer 1912.

[2] C. van Wisselingh: Über Variabilität und Erblichkeit. Zeitschr. f. indukt. Abstammungs- u. Vererbungslehre Bd. 22, S. 65. 1920.

[3] Vgl. auch die auf S. 52 besprochenen Versuche von Mavor.

[4] O. Rosenberg: Chromosomenzahlen und Chromosomendimensionen in der Gattung Crepis. Arkiv f. Bot. Vol. 15, No. 11. 1918 (Ref. Zeitschr. f. indukt. Ab-stammungs- u. Vererbungsl. Bd. 24, S. 294. 1921).

anzunehmen, daß die vielen verschiedenen Spezies der Gattung Crepis, deren haploide Chromosomenzahlen zwischen 3 und 20 variieren, aus der Kombination derartiger abnormer Sexualzellen hervorgegangen sind. Die drei haploiden Chromosomen von Crepis Reuteriana sind nämlich nach Größe und Form leicht voneinander zu unterscheiden, und man sieht in fast einem Drittel aller Reifungsteilungen, daß in die eine Sexualzelle vier, in die andere nur zwei Chromosomen eingehen, indem das Paar der beiden kleinsten Chromosomen beisammen bleibt, statt sich zu trennen. So können Anomalien im Zellteilungsmechanismus zum Ausgangspunkt für Mutationen werden.

Die Vorstellung, daß Unregelmäßigkeiten bei der mitotischen Zellteilung auch an den Somazellen vorkommen und zu ungleicher Verteilung des Chromatinmaterials und damit der Erbanlagen auf die Tochterzellen führen, bietet keinerlei Schwierigkeiten, ist im Gegenteil außerordentlich wahrscheinlich. Solche lokale „Gewebsmutationen“ aber mit Poikiloploidie der Kerne scheinen in der Pathologie keine geringe Rolle zu spielen. Sie werden z. B. für die Entstehung von Geschwülsten verantwortlich gemacht (F. Levy)[1] und dürften uns auch gewisse Formen der Intersexualität aufklären (vgl. S. 151).

Für eine zweite Gruppe von Mutationen kommen aber wohl komplizierte Vorgänge der Amphimixis in Betracht, deren Verständnis die Kenntnis der Mendelschen Vererbungsregeln voraussetzt. Zum Teil handelt es sich da um eine Änderung der Dominanz bzw. Latenz gewisser Erbanlagen, um einen sogenannten „Valenzwechsel“, zum Teil um die Kombination von Erbanlagen, die bei den beiden Eltern getrennt vorhanden waren und nur bei ihrem Zusammentreffen gewisse Merkmale oder Eigenschaften zur Entwicklung gelangen lassen. Man spricht in diesem letzteren Falle auch von „Hybridmutation, Kombinationsmutation oder Amphimutation“ (Plate), zum Unterschied von der eigentlichen Mutation oder „Idiomutation“[2]. So dürften die unbestreitbaren Fälle von Mutation zum Teil in das Gebiet der Keimänderung, zum Teil in jenes der Amphimixis fallen, ohne daß wir allerdings im gegebenen Falle stets in der Lage wären, diese Gruppierung vornehmen und die Verhältnisse durchblicken zu können. Martius bezweifelt übrigens, daß Mutationen beim Menschen überhaupt vorkommen.

Das wichtigste Kriterium zur Agnoszierung konstitutioneller Eigenschaften wird also nach den obigen Darlegungen stets der Nachweis der Heredität sein müssen. Was sich als ererbt erweist, das ist unbedingt konstitutionell, es müssen aber, wie aus obiger Darlegung hervorgeht, konstitutionelle Eigenschaften durchaus nicht immer ererbte sein. Allerdings stößt der Nachweis der Vererbung mitunter auf sehr große, ja unüberwindliche Schwierigkeiten, da einerseits gewisse Erbanlagen durch viele Generationen hindurch

---

[1] F. Levy: Zur Frage der Entstehung maligner Tumoren und anderer Gewebsmißbildungen. Berl. klin. Wochenschr. 1921, Nr. 34, S. 989.

[2] Vgl. E. Toenniessen: l. c., C. Kronacher: Grundzüge der Züchtungsbiologie. Berlin: P. Parey 1912.

latent bestanden haben können und andererseits die Entscheidung, ob
Vererbung oder Keimänderung bzw. Keimschädigung oder aber die
Kombination beider vorliegt, in vielen Fällen nicht mit Sicherheit zu
treffen ist [1]. Auch die Entscheidung, ob eine Schädigung des Keimes
noch vor der Vereinigung der beiden Keimzellen stattgefunden, also
die eine von ihnen oder beide getroffen hat (Blastophthorie), oder ob
sie in die Fötalzeit zurückreicht oder gar erst im extrauterinen Leben
einzuwirken begonnen hat, ist nicht immer möglich [2]. Schließlich
können auch gleichartige konditionelle Einflüsse des extrauterinen
Lebens zur Verwechslung mit hereditären Eigentümlichkeiten führen.

Allerdings müssen wir uns auch darüber klar sein, daß, wie namentlich Rich. Koch mit Recht hervorhebt und wir oben schon auseinandergesetzt haben, konstitutionell im strengen Sinne des Wortes eigentlich nur Anlagen, nur Möglichkeiten sein können, jede Wirklichkeit
aber immer auch konditionell ist, daß also eigentlich jede phänotypische
Manifestation neben der genotypischen auch eine konditionelle (paratypische) Komponente enthält. Die Unterscheidung konstitutioneller
von konditionellen Merkmalen ist also zwar nicht immer streng durchführbar, aber dennoch stets anzustreben.

Fünfte Vorlesung.

Vererbung. Statistische (Galtonsche) Vererbungs-
gesetze. Die stete Neukombination und die
Kontinuität des Keimplasmas. Der Ahnenverlust.

M. H.! Wir verstehen unter Vererbung den Übergang von Merkmalen oder Eigenschaften der Vorfahren auf die Nachkommen durch
Vermittlung des Keimplasmas. Diese Begriffsbestimmung ist nicht
allgemein anerkannt [3]. Es ist ja selbstverständlich, daß anzestrale
Charaktere durch das Keimplasma nur als Anlagen übertragen werden
können, als an der Erbsubstanz haftende imaginäre Gene, Ide oder
Determinanten, wie man das nennt. Daher definiert auch Johannsen
die Erblichkeit als Anwesenheit gleicher Gene bei Nachkommen und
Vorfahren. Wenn man mit Schallmayer [4] auf dem Standpunkt
steht, daß Vererbung Übergang elterlicher Erbsubstanz auf die Kinder
bedeutet, so fallen auch die durch Kombination der elterlichen Gene
eventuell neu entstehenden Merkmale und Eigenschaften, die bei den
Vorfahren nicht in Erscheinung getreten waren, unter den Begriff der
Heredität. Die Amphimixis wäre dann unter den Begriff der Vererbung

---

[1] Vgl. Berze: l. c.
[2] Vgl. J. v. Wagner-Jauregg: Wien. klin. Wochenschr. 1902, S. 1153,
1906, S. 1.
[3] Vgl. C. Kronacher: l. c.
[4] W. Schallmayer: Vererbung und Auslese. Grundriß der Gesellschafts-
biologie und der Lehre vom Rassedienst. Jena: G. Fischer 1918.

zu subsumieren. Aber auch Merkmale und Eigenschaften, die durch Keimänderung (Idiokinese) bzw. Keimschädigung (Blastophthorie) neu entstanden sind, wären in diesem Sinne vom Standpunkte Schallmayers vererbt, denn sie wären durch den Übergang elterlicher Erbsubstanz auf die Kinder bedingt. Nach der Johannsenschen Definition blieben dagegen Keimänderung und Vererbung ganz verschiedene Dinge, denn bei der ersteren wären ja die Gene der Kinder verschieden von jenen der Eltern. Die Amphimixis wäre allerdings auch für Johannsen Vererbung. So scheint mir denn unsere Fassung des Vererbungsbegriffes den Forderungen der Zweckmäßigkeit und des logischen Systems am besten zu entsprechen. Ererbt können nur solche Merkmale oder Eigenschaften sein, welche schon in der Vorfahrenreihe vorhanden waren und deren Anlagen durch das Keimplasma übertragen worden sind.

Es ist wiederum selbstverständlich, daß zu diesen Merkmalen und Eigenschaften auch die potentielle Fähigkeit gehört, auf bestimmte äußere oder innere Reize in einer bestimmten Weise zu reagieren, daß also zu den vererbbaren Charakteren auch bestimmte Reaktionsweisen gehören, die nur bei Eintritt gewisser Reize in Erscheinung treten. So hat z. B. E. Baur [1]) darauf aufmerksam gemacht, daß die bei gewöhnlicher Temperatur stets nur rote Blüten produzierende Rasse der chinesischen Primel, die Primula sinensis rubra, bei höheren Temperaturen (30—35⁰ C) weiße Blüten hervorbringt, die sich äußerlich in nichts von der ebenfalls reinen Primelrasse der Primula sinensis alba unterscheiden, welche bei jeder Temperatur stets weiß blüht. Wohl aber unterscheiden sich die Samen dieser beiden phänotypisch gleich gewordenen Pflanzen darin, daß aus denjenigen der durch hohe Temperatur zum Weißblühen gebrachten Primula sinensis rubra bei gewöhnlicher Temperatur doch wieder rote Blüten hervorgehen, während jene der Primula sinensis alba stets nur weiß blühende Exemplare hervorbringen. Trotz des durch eine äußere Einwirkung gleich gewordenen Phänotypus sind die Genotypen der beiden Pflanzenrassen verschieden geblieben. Zum Genotypus der Primula sinensis rubra gehört die Eigenschaft, bei hohen Temperaturen weiße Blüten zu treiben. Diese Eigenschaft, also eine bestimmte, genotypisch fixierte Reaktionsweise, wird vererbt. Die Bedeutung dieser Tatsache und des durch sie exemplifizierten Prinzips gerade für die Pathologie liegt auf der Hand. Auch beim Menschen werden bestimmte Reaktionsweisen vererbt, Reaktionsweisen auf äußere Einwirkungen wie Klima, Infektionen, Gifte, somatische und psychische Traumen, aber auch Reaktionsweisen auf innere Einwirkungen, wie Änderung in der Funktion einzelner Organe, z. B. des Herzens, der Nieren, vor allem aber der Blutdrüsen. Wird ein Individuum den betreffenden äußeren oder inneren Einflüssen während seines ganzen Lebens nicht ausgesetzt, dann bleibt eben die betreffende ererbte Reaktionsweise latent.

---

[1]) E. Baur: Einführung in die experimentelle Vererbungslehre. Berlin: Bornträger 1911.

Sehr anschaulich vergleicht Baur den Unterschied zwischen den beiden oben erwähnten Primelrassen mit dem Unterschiede zwischen Paraffinum durum und Paraffinum liquidum. Die beiden Paraffinsorten sind bei gewöhnlicher Temperatur durch ihren Aggregatzustand verschieden, bei hohen Temperaturen aber werden sie einander gleich. Diese Gleichheit ist aber doch nur eine rein äußerliche (phänotypische), denn das geschmolzene Paraffinum durum hat seine Eigenschaft, bei gewöhnlicher Temperatur wieder zu erstarren, gewissermaßen seine genotypische Reaktionsweise, beibehalten. Oder wie es von bestimmten Temperatureinwirkungen abhängt, ob die chemisch einheitliche Substanz Wasser in der Form von Eis, Wasser oder Wasserdampf auftritt, so hängt es auch von bestimmten Temperatureinwirkungen ab, ob die genotypisch einheitliche Erbmasse der Primula sinensis rubra weiße oder rote Blüten entstehen läßt. Was dort die chemische Konstitution, das ist hier die genotypische Verfassung, die Konstitution im biologischen Sinne. Wie die chemische Verfassung durch eine bestimmte Kombination bestimmter Atome bedingt ist, so ist die Erbverfassung durch eine bestimmte Kombination bestimmter Erbelemente, Erbeinheiten oder Gene (Ide, Determinanten) gegeben. Ja, wie Schallmayer weiter bemerkt, sogar darin besteht eine Analogie zwischen chemischer Reaktion und den Reaktionen von Gen-Kombinationen, daß die Wirksamkeit der einzelnen Gene durch die Anwesenheit oder das Fehlen bestimmter anderer Gene beeinflußt werden kann.

Von Vererbung dürfen wir, wie aus der Definition hervorgeht, nur dann sprechen, wenn die Übertragung anzestraler Charaktere durch Vermittlung des Keimplasmas stattgefunden hat. Jede andere Art von Übertragung seitens der Eltern auf das Kind als die via Keimplasma ist von dem biologischen Begriff der Heredität zu trennen. Es ist also beispielsweise die Bezeichnung „hereditäre Syphilis" vollkommen verfehlt und endlich einmal endgültig durch den Terminus „kongenitale Syphilis" zu ersetzen [1]. Die Syphilis des Neugeborenen bzw. des Fötus ist nicht durch Vererbung, sondern durch Keiminfektion entstanden, sie ist nicht ererbt, sondern während der intrauterinen Entwicklungsperiode durch Infektion erworben. Auch bei der Übertragung von Antigenen und Immunkörpern, von Hämolysinen und Krankheitsstoffen von der Mutter auf das Kind liegt natürlich keine Vererbung vor.

Wenn wir uns nach diesen einleitenden Ausführungen über den Begriff und das Wesen der Vererbung nunmehr den Gesetzen zuwenden, welche diesen Vorgang beherrschen, so können wir zweckmäßigerweise solche Gesetze unterscheiden, welche auf deduktiv-statistischem Wege, also durch statistisches Studium eines entsprechend großen, von der Natur zur Verfügung gestellten Materials gewonnen, und solche, welche auf induktiv-experimentellem Wege, d. h. durch entsprechend angestellte, willkürlich gewählte Vererbungsexperimente entdeckt wurden. Die erstgenannte Arbeitsweise ist die Methode der sogenannten Bio-

---

[1] Vgl. F. Martius: Konstitution und Vererbung in ihren Beziehungen zur Pathologie. Berlin: Julius Spinger 1914.

metriker, welche unter Galtons und Pearsons Führung in England eine ganze Schule begründet haben, der zweitgenannten Arbeitsweise bedient sich seit den grundlegenden Untersuchungen von Gregor Mendel der ganze große Zweig der modernen Biologie, die experimentelle Vererbungsforschung.

Auf deduktiv-statistischem Wege gelangte Francis Galton zu seinen berühmten zwei Gesetzen vom Rückschlag und vom Ahnenerbe. Das sogenannte Regressions-[1]) oder Rückschlagsgesetz (law of filial regression) oder Nivellierungsgesetz, wie es A. Lang bezeichnet, lautet nach Lang in Galtons eigener Fassung folgendermaßen. Wenn man unter Besonderheit den Unterschied zwischen der bei einem Individuum ausgeprägten Ausbildung irgendeines Merkmals oder einer Eigenschaft und der durchschnittlichen Ausbildung (dem Mittelwert) der gleichen Eigenschaft bei einer großen Population versteht, so besagt das Gesetz: Jede Besonderheit eines Individuums findet sich bei seinen Nachkommen wieder aber durchschnittlich in geringerem Grade. Sie ist auf einen bestimmten Bruchteil des elterlichen Betrages und zwar auf $^2/_3$ desselben reduziert, mag das Ausmaß der elterlichen Besonderheit groß oder klein sein. Also Eltern, welche in positiver oder negativer Richtung von der mittleren Beschaffenheit der Population abweichen, erzeugen Nachkommen, welche durchschnittlich in gleicher Richtung, jedoch durchschnittlich in geringerem Maße, und zwar nur um $^2/_3$ des Betrages der elterlichen Deviation abweichen. Es findet also ein Rückschlag, eine Regression zum Mittelwert der Population um $^1/_3$ statt. Galton demonstrierte dieses Gesetz sehr schön an dem Beispiel der Körpergröße. Zunächst ergab sich, daß für die Größe der Nachkommenschaft das Mittel der Größen der beiden Eltern maßgebend ist, d. h. die Durchschnittszahlen für die Größe aller Kinder von Eltern gleichen Mittels sind dieselben, ob die Eltern ungleich oder gleich groß sind. Nun ergab sich für 928 Nachkommen von 205 Elternpaaren folgende Reihe:

| Elternmittel . . . | 64,5 | 65,5 | 66,5 | 67,5 | 68,5 | 69,5 | 70,5 | 71,5 | 72,50 |
| Nachkommengröße | 65,8 | 66,7 | 67,2 | 67,6 | 68,2 | 68,9 | 69,5 | 69,9 | 72,20 |

Es zeigt sich ohne weiteres, daß Nachkommen von Eltern, die starke Minus- oder Plusabweicher sind, wieder zum Mittel der Population, das 68,25 englische Zoll beträgt, zurückschlagen, und zwar um $^1/_3$ des Betrages der elterlichen Abweichung. Abb. 12 und 13 zeigen diese Verhältnisse graphisch. Abb. 12 ist leicht verständlich; in Abb. 13 sind auf der Ordinate die Elternmittel aufgetragen und durch punktierte horizontale Linien wiedergegeben. Auf der Abszisse finden sich die Mittel der Kinder, und zwar ist auf jeder Elternmittellinie die Lage des zugeordneten Kindermittels durch einen Punkt bezeichnet. Die

---

[1]) Der Begriff der Galtonschen Regression ist, wie ohne weiteres ersichtlich ist, nicht zu verwechseln mit dem in der zweiten Vorlesung erörterten Begriff der korrelativen Regression.

Linie CD verbindet alle diese Punkte so gut als möglich. Man erkennt
aus dieser Darstellung sofort, daß eine Korrelation zwischen der Größe
der Kinder und der Größe der Eltern besteht. Würden die Kinder

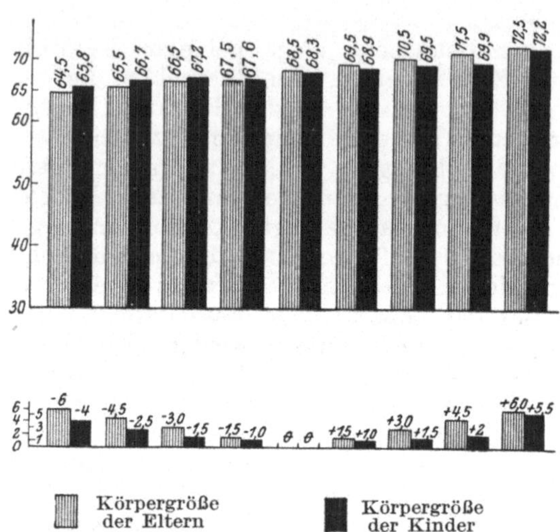

Abb. 12. Galtonsches Rückschlagsgesetz, graphisch dargestellt in bezug auf die
Körpergröße von Eltern und Kindern unter Berücksichtigung der Sexualrelation.
(Nach v. Gruber und Rüdin.)

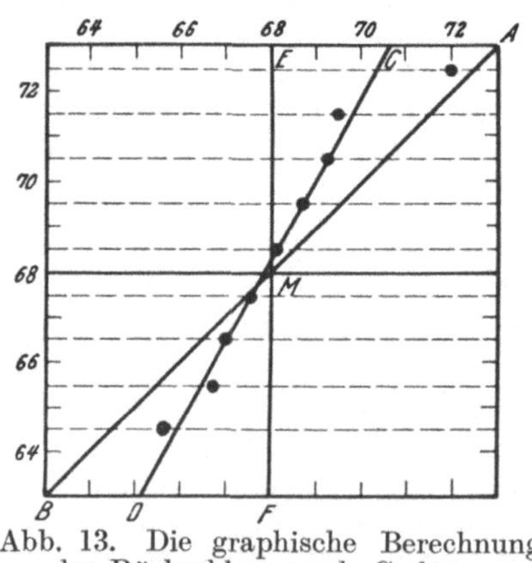

Abb. 13. Die graphische Berechnung
des Rückschlags nach Galton.
(Nach R. Goldschmidt.)

genau dieselben Mittelwerte aufweisen wie die Eltern, dann wäre
ihr Verhalten durch die Linie AB
ausgedrückt. Die Linie CD, welche
dem wirklichen Verhalten entspricht, schneidet nun die andere
ungefähr in M, dem Mittelwert,
was bedeutet, daß nur die Nachkommenschaft der mittelgroßen
Eltern diesen durchschnittlich vollkommen gleichen. Das Verhältnis
FB : FD oder, was dasselbe ist,
EA : EC ist der graphische Ausdruck für das Verhältnis der durchschnittlichen Abweichung der Eltern
vom Mittel zu der durchschnittlichen Abweichung der Kinder

vom Mittel und dieses Verhältnis beträgt auch in der graphischen Darstellung 3 : 2. In der angegebenen Weise kann das Rückschlagsgesetz
natürlich nur bei Merkmalen und Eigenschaften, für die die fluktuierende
Variabilität gilt, zum Ausdruck kommen. Wo es sich um Merkmale
oder Eigenschaften mit alternativer (exklusiver) Variabilität handelt,

dort tritt das Gesetz in dem Zahlenverhältnis in Erscheinung, in welchem die qualitativ verschiedenen Merkmale der Vorfahren in einer Nachkommenpopulation auftreten. Die praktische Bedeutung des selbstverständlich nur für den großen Durchschnitt und nicht für den Einzelfall gültigen (statistischen) Galtonschen Rückschlagsgesetzes liegt auf der Hand. Einerseits haben ganz hervorragende Menschen keine Aussicht, eine gleich hervorragende Nachkommenschaft zu erzeugen und werden auch die Minderwertigsten keine gleich minderwertigen Kinder besitzen, andererseits aber können hervorragende Familien durch sorgfältige Heiratsauswahl schon in wenigen Generationen einen hervorragenden Stamm bilden, ebenso wie auf der anderen Seite die miteinander sich verbindenden minderwertigsten Elemente, wie sie die Niederungen der Großstadt beherbergen, einen festen Stamm bilden, der nur durch Mischung mit anderem Blute gebessert werden könnte. Das ungefähr sind die Grundideen der durch Galton, Pearson und deren Schule propagierten Rassenbiologie.

Das zweite Galtonsche Gesetz ist das des Vorfahrenanteils an der Erbschaft der Nachkommen oder das Gesetz vom Ahnenerbe (law of ancestral inheritance). Durch statistisches Studium der Vererbungsverhältnisse der Haarfarbe und Zeichnung in einer Stammbuchpopulation von im ganzen 817 Dachshunden, ferner durch das Studium der Vererbungsverhältnisse der Körpergröße beim Menschen sowie der durchschnittlichen zahlenmäßigen Verteilung hervorragender Verwandter gleichen Berufes von 100 berühmten Männern gelangte Galton zur Aufstellung seines Gesetzes, welches besagt, daß nicht nur die Eltern sondern auch die Großeltern und Urgroßeltern, überhaupt jedes Glied der Ahnenreihe in männlicher und weiblicher Aszendenz einen mit dem Grade der Entfernung der Vorfahren abnehmenden Beitrag an die Gesamtheit der erblichen Eigenschaften eines Individuums liefern. Im Durchschnitt trägt zum Gesamterbe, d. h. zu der Summe aller erblichen Merkmale und Eigenschaften eines Individuums jeder Elter $1/4$ (beide Eltern somit $1/2$), jeder Großelter $1/16$ (alle vier Großeltern zusammen also $1/4$), jeder Urgroßelter $1/64$ (alle acht Urgroßeltern zusammen demnach $1/8$) usw. bei. Allgemein formuliert ist nach Lang der Beitrag jedes Vorfahren $= (0,5)^{2n}$, wobei n den Grad der Verwandtschaft bedeutet.

Also: 1 Elter . . . $(n = 1)$ . . $(0,5)^{2 \cdot 1} = (0,5)^2 = 0,25 \quad = 1/4$
1 Großelter . $(n = 2)$ . . $(0,5)^{2 \cdot 2} = (0,5)^4 = 0,0625 = 1/16$
1 Urgroßelter $(n = 3)$ . . $(0,5)^{2 \cdot 3} = (0,5)^6 = 0,0156 = 1/64$ usw.

Die Gesamtsumme läßt sich auch nach Haecker[1] in folgender Weise ausdrücken: $1/2 + (1/2)^2 + (1/2)^3 + \ldots = 1$. Graphisch stellt sich dieses Verhältnis so dar, wie es auf Abb. 14 zu ersehen ist. Die Fläche des großen Quadrates stellt die Gesamterbschaft dar, die einem Individuum von seinen Vorfahren überliefert wurde. Die Größe der Teilquadrate entspricht dem durchschnittlichen Ahnenerbe, wobei jede senkrechte Reihe von Quadraten, an deren Spitze die Quadratzahlen

---

[1] V. Haecker: Allgemeine Vererbungslehre. 3. Aufl. Braunschweig: F. Vieweg 1921.

von 2 stehen (2, 4, 8, 16 usw.), die Ahnengeneration repräsentiert, also die erste Reihe die Eltern, die zweite die Großeltern usw. Pearson fand später rechnerisch eine etwas raschere Abnahme des Einflusses mit dem Grade der Entfernung der Generation, als sie Galtons Schema darstellt, er berechnete den Einfluß der beiden Eltern mit 0,6244 (statt 0,5), den der vier Großeltern mit 0,1988 (statt 0,25), den der acht Großeltern mit 0,0630 (statt 0,125) usw.

Die Bedeutung der beiden Galtonschen Gesetze läge, falls es sich nicht bloß um statistische sondern um biologische Gesetze handeln würde — ein prinzipieller Unterschied, auf den hingewiesen zu haben ein besonderes Verdienst von Bateson und Johannsen ist — darin,

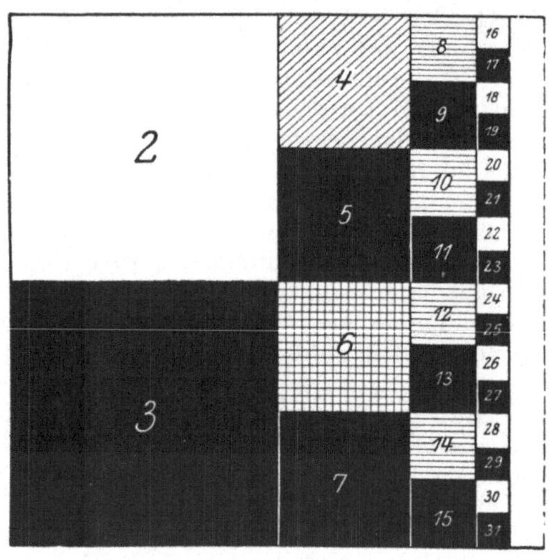

Abb. 14. Graphische Darstellung des Gesetzes vom Ahnenerbe. (Nach Galton aus R. Goldschmidt.)

daß sie den Grad der Wirksamkeit einer Selektion, welche durch Generationen in einer Population streng fortgesetzt wird, bestimmen lassen und zeigen, in welchem Maße sich der Typus der Population fortschreitend in der Selektionsrichtung verschieben muß. Pearson illustriert dies an folgendem Beispiel [1]: Gesetzt, die mittlere Statur einer Population betrüge 6′. Es erfolge nun strenge Auswahl der Individuen, welche 6′6″ groß sind. Die Abweichung d dieser ausgewählten Individuen vom Mittel, ihre „Besonderheit" beträgt somit d = + 6″. Die Kinder dieser ausgewählten Individuen bilden die erste Selektionsgeneration. Sie erben nach Pearson von ihren Eltern durchschnittlich 0,62, ihre durchschnittliche Abweichung vom Mittel der ursprünglichen Population ist somit + 0,62 d. Lassen wir aus dieser ersten Selektionsgeneration wieder nur diejenigen Individuen zur Fortpflanzung zu, welche

[1] Zit. nach Lang: l. c. S. 435.

6′6″ groß sind, so weichen ihre Kinder, die zweite Selektionsgeneration, durchschnittlich um + 0,82 d vom Mittel der Ausgangsgeneration ab. Eine dritte Selektionsgeneration, deren Eltern, Großeltern und Urgroßeltern alle 6′6″ groß gewesen sind, würde durchschnittlich um + 0,89 d vom ursprünglichen Mittel abweichen und so könnte auf diese Weise nach einigen Generationen das Selektionsziel mit der Abweichung + 0,92 d nahezu erreicht werden; der Selektionsfortschritt wäre natürlich immer kleiner und langsamer. Würde aber z. B. schon bei der ersten Selektionsgeneration eine weitere Selektion aufhören und diese Generation sich in strenger Inzucht vermehren, so würde nach dem Regressionsgesetz die erste Inzuchtgeneration (welche der zweiten Selektionsgeneration des vorigen Gedankenexperimentes entspricht) statt um + 0,62 nur mehr um + 0,59 d, die zweite Inzuchtgeneration nur um + 0,56 d abweichen usf. Das Resultat dieser rechnerischen und gedanklichen Experimente stimmt nun tatsächlich mit vielfältigen züchterischen Erfahrungen überein.

Das Galtonsche Gesetz vom Ahnenerbe entspricht eigentlich der Tatsache, daß jeder Mensch zwei Eltern, vier Großeltern, acht Urgroß-

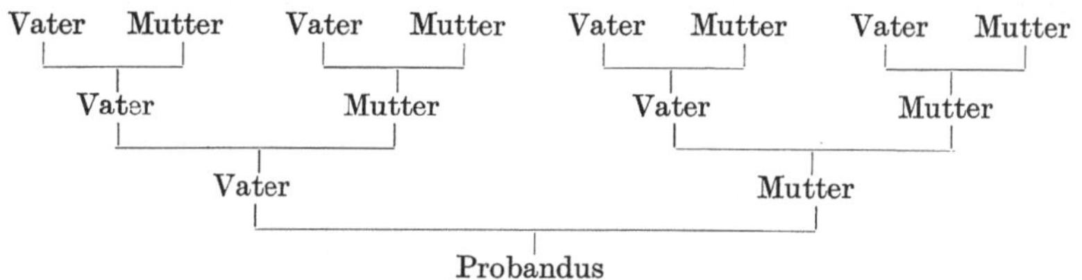

Abb. 15. Genealogische Ahnentafel.

eltern usf. hat, seine graphische Darstellung stimmt daher auch formal mit jener der genealogischen Ahnentafel überein (vgl. Abb. 15). Martius hat daran die kritische Bemerkung geknüpft, daß von der Gesamterbmasse eines Individuums nicht bloß je $1/4$ sondern je $1/2$ von den beiden Eltern stammt, daß also die Galtonsche Berechnung falsch sein müsse. Allerdings trägt zur Erbmasse eines Individuums jeder Elter tatsächlich die Hälfte bei, von dieser Hälfte ist aber im Sinne der Galtonschen statistischen Betrachtung durchschnittlich $1/4$ von den weiteren Vorfahren übernommen und nur $1/4$ als eigentliches, ureigenes, persönlich-elterliches Erbteil aufzufassen. Die individuelle Konstitution (Genotypus) ist eben die Resultante einer unendlich häufigen Kombination verschiedener Keimplasmen in der Vorfahrenreihe und es ist vom Standpunkte der Chromosomentheorie der Vererbung und unter Berücksichtigung der Wahrscheinlichkeitsrechnung durchaus verständlich, daß im großen Durchschnitt die Anteile der Ahnen an der Konstitution eines Individuums sich zahlenmäßig so verhalten, wie es das Galtonsche Gesetz anzeigt. Natürlich, über den Einzelfall kann das Gesetz gar nichts aussagen und die Tatsache, daß, wie wir schon in der 3. Vorlesung auseinandergesetzt haben, in Wirklichkeit das Ahnenerbe von verschiedenen Ahnen der gleichen Generation ganz verschieden ausfallen kann, bleibt von diesem, wie gesagt, rein statistischen Gesetz unberücksichtigt.

Diese Betrachtungen führen dazu, uns den phylogenetischen Werdegang der individuellen Konstitution näher anzusehen. Wir bemerken, wenn wir uns das Schema einer Ahnentafel (Abb. 15) vor Augen halten und die hier verzeichneten Individuen durch ihr Keimplasma vertreten denken, wie die Konstitution jedes Individuums durch den Zusammenfluß des beiderseitigen elterlichen Keimmaterials entstanden ist, das seinerseits wieder der Konfluenz zweier anzestraler Keimmaterialströme entstammt. Es ist eben das Bild eines Baumes mit seinen Verästelungen („Stammbaum") [1]) oder eines Stromes mit unendlich zahlreichen, immer wieder zu zweit konfluierenden Ursprungswässern. Die individuelle Konstitution und die ihr entsprechende Erbmasse, ein Genotypus und das ihn repräsentierende Keimplasma ist nur solange als Einheit vorhanden wie das Individuum selbst. Das Keimplasma befindet sich in der Ahnenreihe in stetem Fluß, es erscheint in jedem Individuum in stets neuer, noch nie dagewesener Kombination. Diese Erscheinung der steten Neukombination des Keimplasmas bei der geschlechtlichen Fortpflanzung ist gewissermaßen ein Gegenstück zu der Weismannschen Theorie von der Kontinuität des Keimplasmas.

Diese letztere stützt sich auf einen höchst interessanten Befund Boveris bei der Entwicklung des Pferdespulwurms. Boveri fand, daß hier schon die beiden ersten aus der Teilung des befruchteten Eies entstandenen Furchungszellen einen deutlichen Unterschied in ihrer Kernkonstitution erkennen lassen. Während die eine Zellenart, deren Aufeinanderfolge die „Keimbahn" darstellt, den vollen Chromatinbestand aufweist, wie ihn das befruchtete Ei besitzt, läßt die andere eine „Chromatindiminution" erkennen, welche in der Abstoßung der keulenförmig verdickten Enden der Kernschleifen während der Diakinese besteht. Diese Diminution wiederholt sich auch bei den folgenden Zellteilungen, so daß die ursprüngliche Kernkonstitution „wie ein Recht der Erstgeburt" immer nur auf eine Zelle und von dieser wieder auf eine Zelle übertragen wird, während alle übrigen, gleichzeitig entstehenden Zellen diminuierte Kerne enthalten. Auf einem bestimmten Furchungsstadium hört dieser Vorgang auf. Dann beginnt nach dem gewöhnlichen Typus der Mitose eine gleichmäßige Produktion von Zellen ohne Diminution des Chromatins aus der einen vollkernigen, jetzt sogenannten Urgeschlechtszelle und diese Produktion liefert den gesamten Komplex der Sexualelemente. Alle anderen, aus den diminuierten Zellen in unendlich wiederholten Teilungen sich entwickelnden Elemente sind die somatischen Zellen; sie bilden schließlich das Soma, den Organismus des Individuums. So trennt

---

[1]) Der Unterschied zwischen Stammbaum oder Stammtafel und Ahnentafel besteht darin, daß nur bei der zweiten die gesamte, an der Erbmasse eines Individuums beteiligte nächste Aszendenz ersichtlich ist, während bei der ersten bloß die männliche Aszendenz verzeichnet wird. Die Stammtafel geht von einem Stammvater aus, dessen Deszendenz dargestellt wird (Deszendenztafel), während die Ahnentafel die Aszendenz eines „Probanden" zur Darstellung bringt (Aszendenztafel).

sich frühzeitig eine Keimbahn von der somatischen Bahn ab; beide gehen parallel und beide führen, wenigstens bei Ascaris, bis auf das befruchtete Ei zurück (vgl. Abb. 16).

Da dieser von Boveri entdeckte Vorgang offenbar etwas Fundamentales und Prinzipielles darstellt, da er später auch bei anderen Würmern, Krebsen, Insekten, ja auch bei Wirbeltieren festgestellt werden konnte, so erscheint es wohl berechtigt anzunehmen, daß sich offenbar gleich bei den ersten Zellteilungen des befruchteten Eies eine Zellgruppe als besondere „Keimbahn" absondert, welche, ohne die weitgehenden Differenzierungsvorgänge aller übrigen Somazellen mitzumachen, ihre volle Entwicklungsmöglichkeit und Differenzierungsfähigkeit bewahrt und schließlich die Geschlechtszellen entstehen läßt. So geht nach der Weismannschen Theorie von der Kontinuität des Keimplasmas das Keimplasma einer Generation direkt und konti-

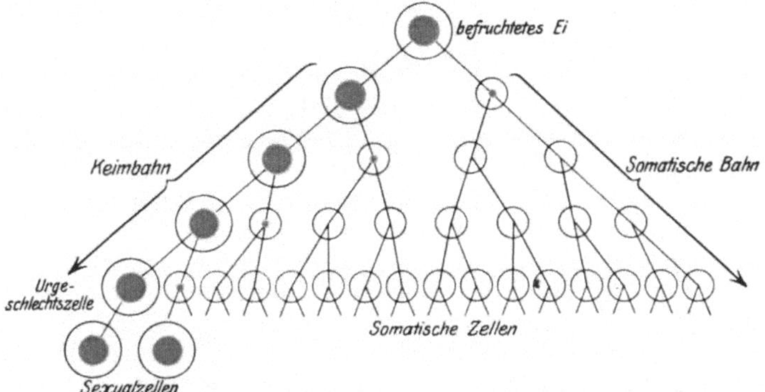

Abb. 16. Schematische Darstellung der Keimbahn nach Boveri.

nuierlich in jenes der folgenden über und die Somata bilden nur auf jeder Stufe Abzweigungen von der Kontinuitätskette dieser Keimbahn[1]).

Mit Recht bemerkt daher Gruber: „Nicht das Individuum bringt somit seine Geschlechtszellen hervor, sondern umgekehrt kann man eher den Körper, das „Soma" des Individuums als ein vergängliches Erzeugnis, als ein Ausscheidungsprodukt des fortlebenden Keimplasmas betrachten. Es erhellt daraus die ungeheure Wichtigkeit, welche die ungeschädigte Fortexistenz des Keimplasmas für die Spezies besitzt. Konstitutionshygiene ist im wesentlichen Hygiene des Keimplasmas." Das Prinzip der Kontinuität des Keimplasmas hatte übrigens schon vor Weismann Galton klar erfaßt. Er hatte die Vorstellung, daß die Gameten nicht von der „Person" erzeugt werden, sondern vielmehr die unentwickelten Geschwister der entwickelten, sie beherbergenden, aber unfruchtbaren Person sind. So beherrscht denn das Prinzip der Kontinuität und steten Neukombination des Keimplasmas alle Vererbung und bildet die Grundlage der statistischen und experimentell-biologischen Vererbungsgesetze.

---

[1]) Diese Darstellung ist größtenteils H. Bayer: Über Vererbung und Rassenhygiene. Jena: G. Fischer 1912, bzw. Martius: l. c. S. 163 entnommen.

Die Erscheinung der steten Neukombination des Keimplasmas bedarf noch einer ergänzenden Betrachtung. Die konfluierenden Ströme des beiderseitigen anzestralen Keimmaterials sind keineswegs ohne gelegentliche Seitenverbindungen daher geflossen, ehe sie sich zu einem Individuum vereinigten. Im beiderseitigen Keimmaterial sind mehr oder minder zahlreiche, gemeinsame Komponenten aus der Vorfahrenreihe enthalten. Diese Tatsache entspricht dem Prinzip des sogenannten Ahnenverlustes oder der Vorfahrenreduktion. Abb. 17 zeigt

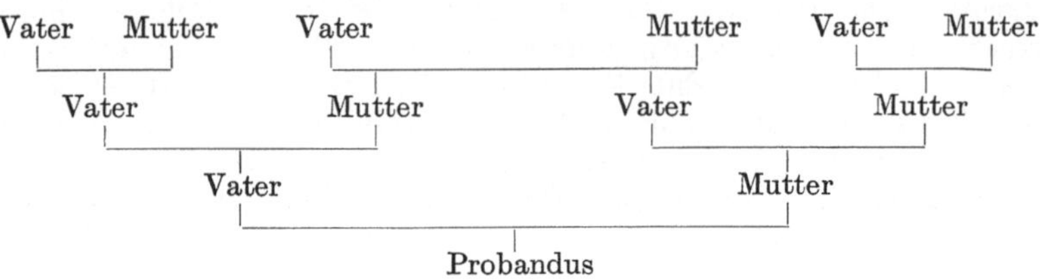

Abb. 17.   Schema des Ahnenverlustes.

diese Verhältnisse unter der Annahme, daß die Eltern des Probanden Geschwisterkinder gewesen sind. In diesem Falle reduziert sich die theoretische Zahl von acht Urgroßeltern auf sechs. Es ist nun absolut sicher, daß in keines Menschen Aszendenz der Ahnenverlust fehlen kann, denn ohne einen solchen hätte die Gesamtheit der Individuen, von denen jeder jetzt lebende Mensch abstammt, schon zu Anfang unserer Zeitrechnung die Zahl der damals lebenden Menschen um das Hundert-, ja Tausendfache übersteigen müssen, was unmöglich ist (Martius). So ergibt sich die paradoxe Tatsache, daß die ahnenstolzen Mitglieder des hohen und höchsten Adels in Wirklichkeit gerade die wenigsten Ahnen besitzen. Von den 4096 theoretisch zu fordernden Ahnen in der zwölften Aszendentenreihe Kaiser Wilhelms II. z. B. haben in Wirklichkeit nur 275 gelebt. Das bedeutet, daß die Zahl der Ahnen sich um so mehr reduziert, je häufiger Verwandtenehen in der Aszendenz vorkamen, je stärker die Inzucht unter den Vorfahren geherrscht hat. Es ist klar, daß auf diese Weise eine Häufung bestimmter Erbanlagen zustande kommt dadurch, daß in den beiden zusammentretenden elterlichen Erbmassen mehr oder minder reichlich gemeinsame, gleichartige Anteile aus der Aszendenz enthalten sind. Diese Dinge müssen auch im Auge behalten werden, wenn man versucht, sich vom statistischen Standpunkte des Galtonschen Gesetzes vom Ahnenerbe aus die komplizierte Zusammensetzung des Gesamterbes eines Individuums vorzustellen.

Sechste Vorlesung.

Die experimentell-biologischen (Mendelschen) Vererbungsgesetze.

M. H.! Eine ganz ungeahnte Bedeutung haben die auf induktiv-experimentellem Wege erforschten Vererbungsgesetze in allen Zweigen der Biologie gewonnen. Die Entdeckung dieser Gesetze durch den Brünner Augustinerpater Gregor Mendel ist eine der hervorragendsten Leistungen der neueren Naturwissenschaften. Die im Jahre 1865 in den Verhandlungen des naturforschenden Vereins zu Brünn erschienene kleine Schrift „Versuche über Pflanzenhybriden" blieb durch 35 Jahre vergessen, bis sie durch die etwa gleichzeitig und unabhängig voneinander im Jahre 1900 erschienenen Publikationen von de Vries, Correns und Tschermak wieder entdeckt und bezüglich ihrer Ergebnisse in vollem Umfange bestätigt wurde. Seither hat sich auf diesen Ergebnissen eine heute schon sehr umfangreiche Spezialwissenschaft, die moderne Vererbungslehre, der sogenannte „Mendelismus" aufgebaut. Im folgenden wollen wir uns mit den wichtigsten Grundprinzipien des Mendelismus vertraut machen, soweit sie für das Verständnis der Konstitutionspathologie in Betracht kommen [1]).

Kreuzt man zwei Individuen von Mirabilis Jalappa, der sogenannten Wunderblume, und zwar ein weißes, aus einer konstant weißen Rasse mit einem roten, aus einer konstant roten Rasse miteinander, so erhält man eine Generation von lauter rosa blühenden Wunderblumen (Abb. 18). Man nennt diese Generation die erste Filialgeneration (F_1), die beiden Stammformen die Parentalgeneration (P). Die Individuen der F_1 nehmen also bezüglich der Eigenschaft, in welcher sich die beiden elterlichen Individuen voneinander unterschieden haben, eine Mittelstellung ein. Wir nennen sie als die Produkte einer Kreuzung zwischen zwei Individuen, die sich durch eine erbliche Eigentümlichkeit voneinander unterscheiden, Bastarde, den Vorgang der Kreuzung Bastardierung. Lassen wir eine Anzahl dieser Mirabilisbastarde sich untereinander befruchten oder, was hier leicht durchführbar ist, lassen wir ein Individuum mit seinem eigenen Blütenstaub befruchten, dann erhalten wir eine zweite Filialgeneration (F_2), die aus dreierlei verschiedenartigen Individuen zusammengesetzt ist: Ein Viertel der Bastarde der F_2 blüht rot, ein Viertel weiß und zwei Viertel blühen wieder rosa wie ihre Eltern. Die rot oder weiß blühenden Individuen der F_2 erweisen sich in ihrer durch Selbstbefruchtung oder durch Kreuzung mit gleichartig blühenden Individuen entstandenen Nachkommenschaft als konstant, sie geben immer wieder nur rot bzw. nur weiß blühende Nach-

---

[1]) Vgl. E. Baur: Einführung in die experimentelle Vererbungslehre. Berlin: Bornträger 1911. 5. u. 6. Aufl. 1922. — R. Goldschmidt: Einführung in die Vererbungswissenschaft. Leipzig: Engelmann 1911 und 3. Aufl. 1920. — V. Haecker: Allgemeine Vererbungslehre. Braunschweig 1912 und 3. Aufl. 1921. — C. Kronacher: Grundzüge der Züchtungsbiologie. Berlin: Parey 1912. — L. Plate: Vererbungslehre mit besonderer Berücksichtigung des Menschen. Leipzig: Engelmann 1913. — E. Rüdin: Einige Wege und Ziele der Familienforschung, mit Rücksicht auf die Psychiatrie. Zeitschr. f. d. ges. Neurol. u. Psychiatrie. Bd. 7, S. 487. 1911. — E. Toenniessen: Vererbungsforschung und innere Medizin. Ergebn. d. inn. Med. Bd. 17, S. 399. 1919. — E. Baur, E. Fischer und F. Lenz: Menschliche Erblichkeitslehre. 2. Aufl. München: J. F. Lehmann 1923. — H. W. Siemens: Einführung in die allgemeine Konstitutions- und Vererbungspathologie. Berlin: Julius Springer 1921. — Th. H. Morgan: Die stoffliche Grundlage der Vererbung. Übersetzt von H. Nachtsheim. Berlin: Bornträger 1921 u. v. a.

kommen. Die rosa blühenden Pflanzen der F_2 aber verhalten sich ebenso wie die rosa blühenden Individuen der F_1, sie liefern, untereinander befruchtet, wieder $^1/_4$ rot, $^1/_4$ weiß und $^2/_4$ rosa blühende Nachkommen usw.

Die Erklärung dieses eigenartigen Vorgangs ist folgende: Jedes Individuum besitzt, wie wir schon in der 3. Vorlesung erfahren haben, für jedes Artmerkmal zwei Erbfaktoren, die wir uns in den Chromosomen vertreten denken, einen vom Vater und einen von der Mutter. In den reifen Keimzellen ist jedoch infolge der Reduktionsteilung der Chromosomen für jedes Artmerkmal von jedem Anlagepaar nur eine

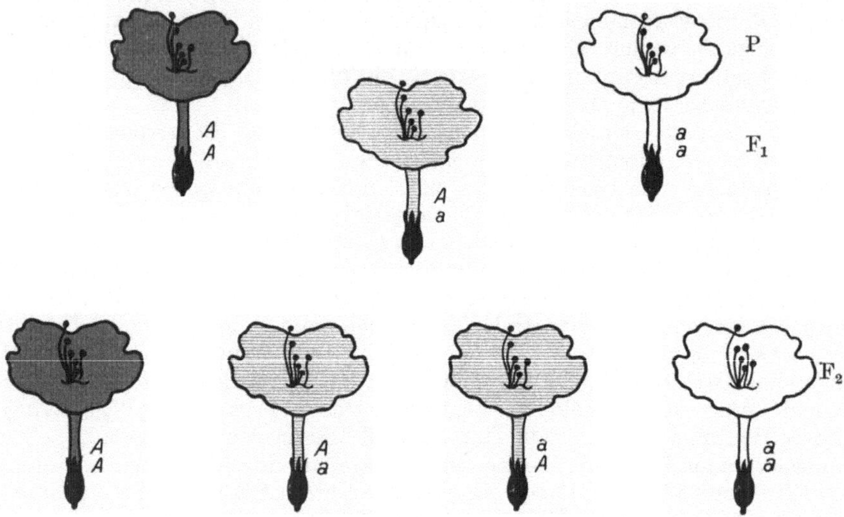

Abb. 18. Kreuzung einer roten und weißen Mirabilis Jalappa (nach Martius).

einzige Erbanlage enthalten, und zwar für jede einzelne Eigenschaft ohne Ausnahme, da sowohl bei parthenogenetisch entwickelten Eiern wie bei Eiern, die nach Entfernung des Eikerns monosperm befruchtet wurden, sämtliche Artmerkmale zur Entwicklung kommen. Bezeichnen wir die einzelnen Erbanlagen eines Individuums mit der Buchstabenreihe und stellen uns vor, daß die Eltern des Individuums genotypisch gleich beschaffen sind, so können wir die Idioplasmastruktur des Individuums mit AABBCC usw. bezeichnen, während die reifen Gameten durch Teilung der Anlagepaare die Struktur ABC usw. aufweisen. Bei der Entwicklung der Anlagen bis zum fertigen Artmerkmal wirken also in diesem Falle auf jede Eigenschaft zwei gleiche Erbfaktoren ein, einer vom Vater und einer von der Mutter. Wir nennen ein Individuum, das für jede Eigenschaft die gleiche väterliche und mütterliche Erbanlage besitzt, homozygot (= gleichanlagig). Die Nachkommen eines solchen homozygoten Individuums bei Selbstbefruchtung nennt man nach Johannsen eine „reine Linie", seine Geschlechtszellen müssen untereinander stets vollkommen gleich sein, sie können immer nur die

Struktur ABC usw. aufweisen, ein homozygotes Individuum züchtet also bei Selbstbefruchtung stets „rein". Dies ist der Fall bei den rot und weiß blühenden Exemplaren unseres Mirabilisbeispieles.

Besteht nun zwischen zwei Individuen bezüglich eines Merkmals ein Unterschied, den wir durch Anwendung kleiner Buchstaben kennzeichnen wollen, haben wir also ein Individuum mit der Idioplasmastruktur AABBCC usw. und eines mit der Idioplasmastruktur aaBBCC usw. vor uns und vereinigen sich deren Gameten ABC ... und aBC ..., so resultiert ein Organismus mit der Idioplasmastruktur AaBBCC .... Bei einem solchen Organismus wirken also auf die Anlage des einen bestimmten Merkmals zwei verschiedene Erbfaktoren A und a ein. In unserem Beispiel resultiert daraus ein Mischprodukt aus rot und weiß, nämlich rosa. Individuen, die für ein Merkmal oder eine Eigenschaft verschiedene elterliche Erbfaktoren erhalten haben, nennen wir heterozygot (= verschiedenanlagig). Die reifen Gameten eines solchen heterozygoten Individuums werden nun zweierlei Struktur haben müssen, nämlich ABC .... und aBC ..... Befruchten sich diese in gleicher Anzahl entstehenden Gameten gegenseitig, so werden folgende Fälle möglich und gleich wahrscheinlich sein:

$$
\begin{aligned}
\text{ABC} \ldots . + \text{ABC} \ldots . &= \text{AABBCC} \ldots . \\
\text{ABC} \ldots . + \text{aBC} \ldots . &= \text{AaBBCC} \ldots . \\
\text{aBC} \ldots . + \text{ABC} \ldots . &= \text{aABBCC} \ldots . \\
\text{aBC} \ldots . + \text{aBC} \ldots . &= \text{aaBBCC} \ldots .
\end{aligned}
$$

Das bedeutet somit, daß unter vier möglichen Fällen einmal wieder ein homozygotes Individuum von der Konstitution AABBCC...., einmal ein homozygotes Individuum von der Konstitution aaBBCC.... und zweimal ein heterozygotes von der Konstitution AaBBCC.... oder, was dasselbe ist, aABBCC.... entstehen muß. Dementsprechend liefern die rosa blühenden Mirabilisbastarde der F_1 zu je $1/4$ homozygote rote und weiße und zu $2/4$ heterozygote rosa Nachkommen.

Die in den Somazellen für je ein Merkmal oder je eine Eigenschaft vorhandenen zwei Erbfaktoren werden als Paarlinge, konkurrierende Faktoren, antagonistische oder allelomorphe Erbeinheiten oder kurz als Allelomorphe bezeichnet. Sie gehen bei der Reduktionsteilung, gleichviel ob die Urgeschlechtszelle hetero- oder homozygot ist, auseinander. Dadurch kommt es bei heterozygoten Individuen zu einer Spaltung der ungleichen Erbfaktoren und zur Bildung differenter Gameten. Diese „Spaltung" der Heterozygoten ist der Grundpfeiler der Mendelschen Vererbungsgesetze. Diese im Prinzip schon von Mendel gegebene Erklärung der von ihm beobachteten Erbvorgänge muß unsere Bewunderung um so mehr erregen, als sie erst viel später durch zahlreiche Beobachtungen und vor allem durch die zytologischen Forschungsergebnisse in einer derart verblüffenden Weise erhärtet und gestützt wurde, daß ihresgleichen auf dem Gebiete der biologischen Naturwissenschaften kaum zu finden ist. Wir können wohl heute mit ihr als etwas ganz sicher Begründetem und Tatsächlichem arbeiten.

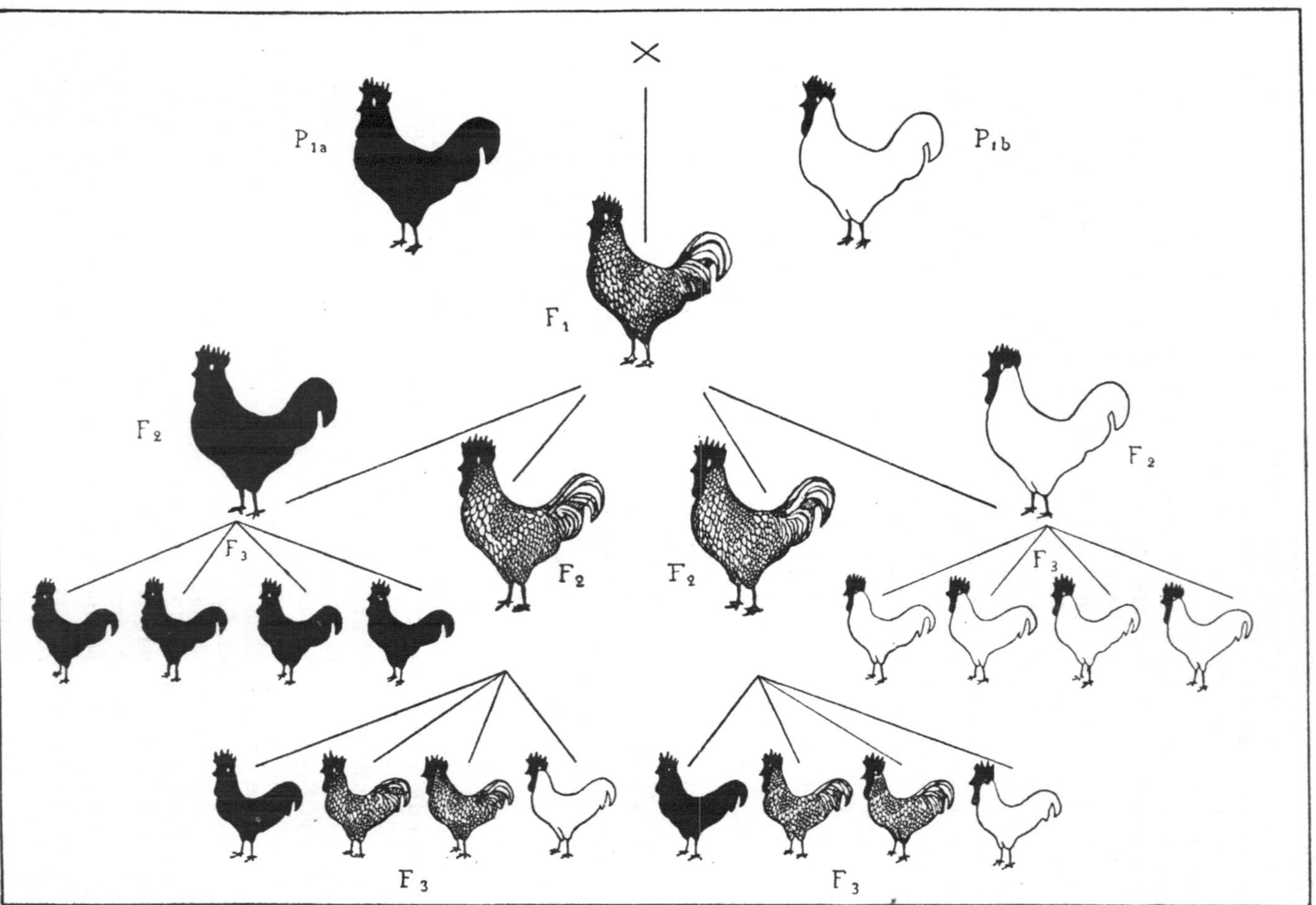

Abb. 19. Kreuzung schwarzer und weißer Andalusierhühner. Die schwarz-weiß gezeichneten Individuen haben ein blaues Gefieder.

Sind bei unserem Beispiele der Mirabilis Jalappa die heterozygoten Bastarde in ihrem Aussehen ein offenkundiges Mischprodukt der beiden voneinander verschiedenen elterlichen Formen des Merkmals — man spricht hier auch von intermediären Bastarden —, so kann die Beschaffenheit der Heterozygoten in anderen Fällen auch eine von der elterlichen vollkommen verschiedene sein, d. h. das amphimiktische Interferenzprodukt der beiden elterlichen Erbanlagen kann von diesen beiden wesentlich verschieden sein. Kreuzt man z. B. die konstant schwarze Rasse der sogenannten Andalusierhühner mit der konstant weißen, schwarz gefleckten Rasse, und zwar entweder schwarze Hähne mit

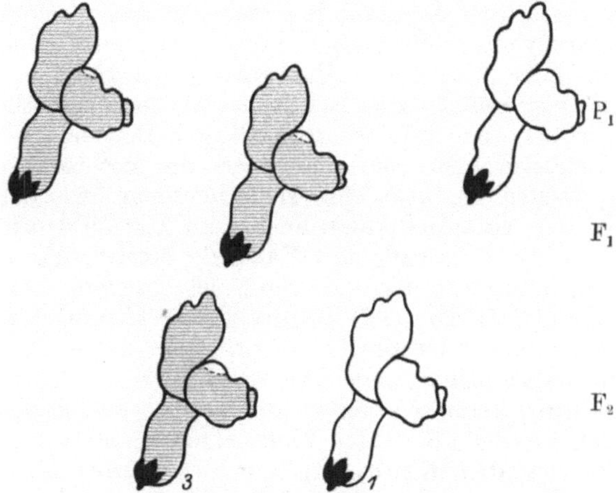

Abb. 20. Kreuzung eines roten mit einem weißen Antirrhinum majus L.
(Nach Martius.)

weißen, schwarz gefleckten Hennen oder weiße, schwarz gefleckte Hähne mit schwarzen Hennen, so erhält man stets Individuen, die ein blaues Gefieder haben (Abb. 19). Diese Heterozygoten zeigen also eine ganz neue Farbe. Kreuzt man aber diese blauen Andalusier der F_1 untereinander, so erhält man wieder $^1/_4$ schwarze, $^1/_4$ weiße, schwarz gefleckte und $^2/_4$ blaue Exemplare.

Die weitaus wichtigste und am häufigsten vorkommende Möglichkeit ist aber die, daß die Heterozygoten mehr oder minder vollkommen dem einen der beiden Eltern gleichen. Kreuzt man z. B. eine rote Löwenmaulpflanze (Antirrhinum majus L.) reiner Linie mit einer ebensolchen weißen (Abb. 20), so erhält man in F_1 ausschließlich rote Löwenmaulpflanzen. Aus diesen äußerlich vollkommen gleichen Exemplaren aber geht eine F_2-Generation hervor, die zu $^1/_4$ wieder aus weißen und zu $^3/_4$ aus roten Exemplaren besteht. Von diesen roten Exemplaren spalten aber wieder zwei Teile, während ein Teil sich als homozygot erweist. Das bedeutet also, daß hier prinzipiell ganz dieselben Verhältnisse vorliegen wie in den früheren Beispielen, nur gleichen die heterozygoten Organismen vollkommen der einen homozygoten Form. Wir sprechen in solchen Fällen von einer Dominanz der roten Farbe über die weiße und nennen die Anlage zum Rotblühen dominant (überdeckend), die Anlage zum Weißblühen rezessiv. (überdeckt). Hier haben wir den in der vierten Vorlesung schon erwähnten Fall vor uns, wo phänotypische Gleichheit bei genotypischer Verschiedenheit vorliegt, ohne daß konditionelle (paratypische) Faktoren im Spiele wären. Seit Mendel verwendet man zur Symbolisierung der Dominanz (D) große, der Rezessivität (R) kleine Buchstaben, und zwar so, daß die beiden der gleichen Eigenschaft entsprechenden Faktoren, also die Allelomorphen, mit dem gleichen Buchstaben bezeichnet werden. Bei vereinfachter Schreibweise werden nur die heterozygoten Paarlinge mit ihren zwei Buchstaben, die homozygoten nur mit einem Buchstaben geschrieben. Unsere bisherigen Beispiele von Heterozygotie haben demnach alle die Formel AaBC...., wobei aber nur in dem letzten Beispiel A als dominant und a als rezessiv anzusehen ist. Sind die heterozygoten Bastarde intermediär, stellen sie also eine Zwischenform zwischen den beiden Stammrassen dar, so spricht man auch vom Zea - Typus (nach Zea = Mais, weil hier die heterozygoten Bastarde intermediär sind), sind sie einseitig, d. h. dominiert das eine der Allelomorphen über das andere, so spricht man vom Pisum - Typus (nach Pisum = Erbse, an der Mendel seine Gesetze hauptsächlich erforscht hatte).

Wir haben also bisher zwei Hauptregeln der Rassekreuzung (Bastardierung) kennen gelernt: Die erste, die sogenannte **Uniformitätsregel,** besagt, daß die F_1-Bastarde, also die Individuen der ersten aus der Kreuzung zweier reiner Linien hervorgegangenen Generation, einander gleichen, ob sie nun auch dem einen der beiden Eltern gleichen, ob sie einen intermediären oder ob sie einen ganz neuartigen Zustand repräsentieren.

Die zweite Regel, die sogenannte **Spaltungsregel,** besagt, daß bei Paarung solcher F_1-Bastarde untereinander deren Nachkommenschaft, also die F_2-Generation, in einem statistisch ganz bestimmten Prozentsatz der Individuen die großelterlichen Merkmale wieder rein zum Vorschein kommen läßt, daß also in F_2 eine Spaltung der in F_1 miteinander verbundenen elterlichen Anlagen stattfindet.

Betrachten wir nun den Fall, daß sich die miteinander gekreuzten Eltern nicht bloß in einem Merkmal oder einer Eigenschaft, sondern in zwei, drei oder mehreren derselben unterscheiden, daß also, wie man dies nennt, eine dihybride, trihybride oder polyhybride Kreuzung stattfindet, so gelangen wir zur Aufstellung einer dritten sehr wichtigen Regel, der sogenannten **Unabhängigkeitsregel,** welche aussagt, daß sich die einzelnen Merkmalspaare (Allelomorphen) in bezug auf die Spaltungserscheinungen völlig unabhängig voneinander verhalten. Kreuzen wir also z. B. ein Individuum von der Idioplasmastruktur AABBCC.... mit einem Individuum von der Struktur aabbCC...., so erhalten wir in der F_1-Generation durchwegs Individuen von der Struktur AaBbCC..... Jedes dieses Individuen bildet nun in gleicher Anzahl vier verschiedene Arten von Gameten, nämlich ABC...., AbC...., aBC.... und abC.... Durch Paarung der Individuen der F_1-Generation untereinander resultieren demnach 16 verschiedene Kombinationsmöglichkeiten, die alle die gleiche Wahrscheinlichkeit besitzen und in folgendem Schema dargestellt sind.

	A B	A b	a B	a b
A B	A B A B =A B 1, ho	A b A B =A B 5	a B A B =A B 7	a b A B =A B 9
A b	A B A b =A B 2	A b A b =A b 1, ho	a B A b =A B 8	a b A b =A b 3
a B	A B a B =A B 3	A b a B =A B 6	a B a B =a B 1, ho	a b a B =a B 3
a b	A B a b =A B 4	A b a b =A b 2	a B a b =a B 2	a b a b = a b 1, ho

Das Schema ist so zu lesen, daß man die vertikalen Kolonnen nacheinander verfolgt. Für den Fall, daß A und B über a und b dominiert, ist in jedem der 16 Quadrate das phänotypische Resultat angegeben, die daneben stehende Zahl summiert die einzelnen gleichen Phänotypen, ho bedeutet vollkommene Homozygotie.

Wir sehen also, daß wir bei dihybrider Kreuzung und Annahme eines Dominanzverhältnisses der beiden Merkmalspaare vier verschiedene Bastardphänotypen erhalten, und zwar in folgendem Zahlenverhältnis: 9 AB + 3 Ab + 3 aB + 1 ab = 16. Dabei ist jeder der vier Phänotypen nur ein einziges Mal homozygot vertreten, züchtet also weiter rein (AABB, AAbb, aaBB, aabb). Acht Individuen sind monoheterozygot, d. h. heterozygot in bezug auf nur eines der Merkmale (2 AABb, 2 AaBB, 2 Aabb, 2 aaBb) und vier sind diheterozygot (AaBb). Beide rezessiven Eigenschaften des einen Elters kommen demnach unter 16 Nachkommen nur ein einziges Mal zum Vorschein, ist die Nachkommenschaft geringer als 16, so besteht überhaupt nicht die Wahrscheinlichkeit, daß ein solches Individuum sich darunter befindet. Ebenso wie für den Fall der monohybriden Bastardierung wurden auch für Fälle von di-, tri- und polyhybrider Kreuzung zahlreiche entsprechende Beispiele aus Pflanzen- und Tierreich beigebracht und die Richtigkeit der Mendelschen Zahlengesetze experimentell erwiesen.

Ein Fall von dihybrider Bastardierung ist z. B. die Kreuzung einer Mutterpflanze mit runden gelben Samen mit einer Vaterpflanze, die kantige grüne Samen besitzt. Da rund (A) über kantig (a), gelb (B) über grün (b) dominiert, so hatten sämtliche Pflanzen der F_1-Generation runde, gelbe Samen, in F_2 dagegen traten Pflanzen mit rundem

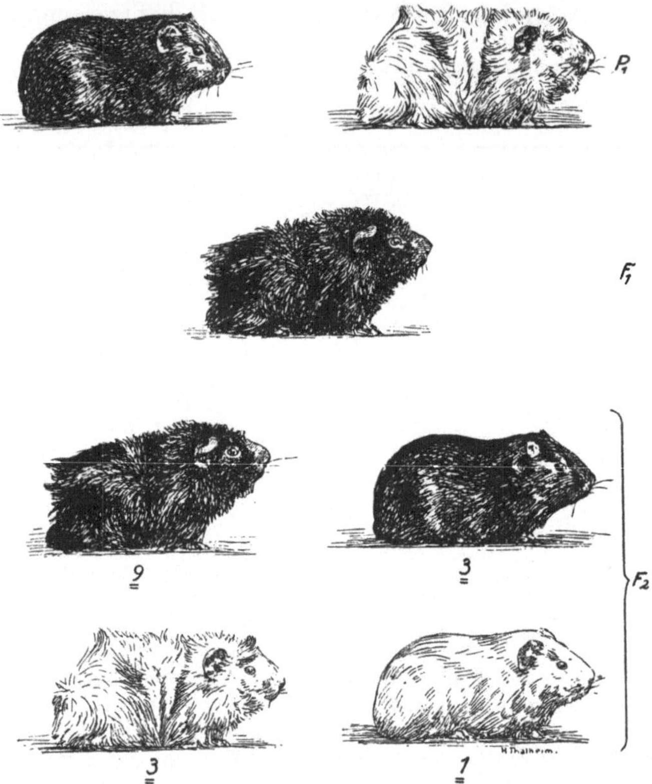

Abb. 21. Kreuzung einer schwarzen glatthaarigen Meerschweinchenrasse mit einer weißen, struppigen. Die F_1-Tiere sind schwarz, struppig und in der F_2-Generation treten schwarze struppige, schwarze glatte, weiße struppige und weiße glatte Tiere im Verhältnis 9:3:3:1 auf. (Nach Bauer-Fischer-Lenz.)

gelben (9), rundem grünen (3), kantigem gelben (3) und kantigem grünen (1) Samen auf. Ein Beispiel dihybriden Vererbungsganges stellt auch Abb. 21 dar. Die Kreuzung einer schwarzen, glatthaarigen Meerschweinchenrasse reiner Linie mit einer weißen, struppigen ergibt, da schwarz dominant ist über weiß und struppig über glatthaarig, in F_1 lauter schwarze, struppige Tiere, während in F_2 auf je 9 schwarz-struppige, 3 schwarzglatthaarige, 3 weiß-struppige und 1 weiß-glatthaariges Meerschweinchen entfällt.

Bei trihybrider Bastardierung werden die Verhältnisse weiter kompliziert, die Zahl der verschiedenen Gametensorten, welche in F_1 gebildet werden, beträgt nun 8, die Zahl der möglichen Kombinationen 64, die Zahl der resultierenden verschiedenen Phänotypen 8. Das Schema auf S. 82 stellt, wenn wir von den jedem kleinen Quadrat beigegebenen Zahlen absehen, diese Verhältnisse dar. Die folgende E. Baur entnommene Tabelle gestattet die Ableitung der Zahlenverhältnisse bei polyhybrider Bastardierung. In der letzten Rubrik der Tabelle finden wir hier die altbekannte binomiale Zahlenreihe wieder.

Zahl der Merkmale, in bezug auf welche die Eltern P heterozygotisch sind	Zahl der verschiedenen Arten von Gameten, welche in F_1 gebildet werden	Zahl der möglichen Kombinationen der Gameten = Zahl der innerlich verschiedenen Kategorien von F_2-Individuen	Maximale Zahl der äußerlich verschiedenen Kategorien von F_2-Individuen, wenn überall völlige Dominanz vorliegt	Die äußerlich verschiedenen Kategorien von F_2-Individuen sind, wenn überall völlige Dominanz vorliegt, vertreten durch Individuenzahlen, welche zueinander in den folgenden Verhältnissen stehen
1	$2^1 = 2$	$(2^1)^2 = 4$	$2^1 = 2$	$\underbrace{3}_{1} : \underbrace{1}_{1}$
2	$2^2 = 4$	$(2^2)^2 = 16$	$2^2 = 4$	$\underbrace{9}_{1} : \underbrace{3:3}_{2} : \underbrace{1}_{1}$
3	$2^3 = 8$	$(2^3)^2 = 64$	$2^3 = 8$	$\underbrace{27}_{1} : \underbrace{9:9:9}_{3} : \underbrace{3:3:3}_{3} : \underbrace{1}_{1}$
4	$2^4 = 16$	$(2^4)^2 = 256$	$2^4 = 16$	$\underbrace{81}_{1} : \underbrace{27:27:27:27}_{4} : \underbrace{9:9:9:9:9:9}_{6} : \underbrace{3:3:3:3}_{4} : \underbrace{1}_{1}$
n	2^n	$(2^n)^2$	2^n	$\underbrace{3^n}_{\binom{n}{0}} : \underbrace{3^{n-1}:3^{n-1}:3^{n-1}}_{\binom{n}{1}} \ldots : \underbrace{3^{n-2}:3^{n-2}:3^{n-2}}_{\binom{n}{2}} \ldots \binom{n}{n}$

Nun haben wir es in Wirklichkeit nur ganz ausnahmsweise mit derart einfachen Verhältnissen zu tun, wie sie eben besprochen wurden. Wir müssen auf Grund zahlreicher und sehr mühsamer Vererbungsexperimente annehmen, daß die äußeren Merkmale häufig nicht bloß durch einen sondern durch zwei, drei und mehrere Erbfaktoren verursacht werden. In diesem Sinne spricht man von monogenen, digenen, trigenen, polygenen Merkmalen (Plate). Ja, streng genommen, sind an der Hervorbringung bestimmter Merkmale und Eigenschaften stets eine ganze Reihe, wenn nicht gar alle übrigen im Keim vertretenen Erbanlagen, also die gesamte genotypische Zusammensetzung mitbeteiligt. Für sich allein ist der einzelne Mendel-Faktor wirkungslos (Goldschmidt, Johannsen), jedes Merkmal hängt somit bis zu einem gewissen Grade von der Gesamtheit der Erbmasse ab und jeder Erbfaktor beeinflußt in irgendeiner Weise alle Merkmale und Eigenschaften des Organismus. Dennoch ist die Wirksamkeit eines oder einer begrenzten kleinen Zahl von Erbfaktoren sehr häufig an dem Vorhandensein eines ganz bestimmten Merkmals zu erkennen und dann nennen wir es eben monogen, digen oder polygen. Bedeutet beispielsweise der Erbfaktor N den Träger einer schwarzen Haarfarbe, so kann dieser Faktor nur wirksam werden, wenn etwa ein Faktor H für die Entwicklung der Haare überhaupt zur Geltung gekommen ist. Das Zusammenarbeiten zahlreicher mendelnder Faktoren bei der Hervorrufung bestimmter Eigenschaften erklärt nun eine Reihe sonst schwer verständlicher Erscheinungen, so auch das Auftreten von „Neuheiten" bei der Kreuzung zweier Individuen, die in deren Elterngenerationen nicht vorhanden waren, oder das Auftreten von sogenannten Atavismen (Bastardatavismen), von Rückschlägen (Reversionen) zu phylogenetisch älteren Formen. Solche „Kreuzungsnova" (Hybridmutationen, Amphimutationen [1])) können nämlich dadurch zustande kommen, daß die gekreuzten Rassen verborgen (kryptomer) gewisse mendelnde Erbeinheiten enthalten, die erst beim gegenseitigen Zusammentreffen ein bestimmtes Merkmal oder eine Eigenschaft hervorrufen.

Nach diesem Mechanismus ist auch das oben angeführte Beispiel der Andalusierhühner gedeutet worden (vgl. Goldschmidt), in welchem eine schwarze und eine weiße, schwarzgefleckte Rasse miteinander gekreuzt eine blaue F_1-Generation geben. Es haben nämlich beide, die schwarze und die weiße Rasse einen Pigmentfaktor P, der weißen, welche übrigens nicht rein weiß, sondern schmutzig weiß ist und einzelne schwarze Spritzer trägt, fehlt aber ein Entfaltungsfaktor Q, der die Quantität des Pigments bestimmt, dagegen besitzt sie einen Verteilungsfaktor oder Mosaikfaktor M, der das anwesende Pigment entsprechend verteilt. Der schwarzen Rasse fehlt dieser Verteilungsfaktor M. Bei beiden Rassen sind nun diese Faktoren so aneinander gekoppelt, daß sie nicht spalten, sondern nur gemeinsam vererbt werden, was man durch eine Klammer auszudrücken pflegt. Der Inhalt einer Klammer wäre also jedenfalls in einem Chromosom vertreten zu denken und verhält sich bei der Kreuzung wie ein einziger Erbfaktor, weshalb die Kreuzung nach dem Typus der monohybriden Bastardierung verläuft. Die beiden elterlichen Rassen hätten demnach folgende Gameten:

$$\text{schwarz: (PQm)}$$
$$\text{weiß}\quad : \text{(PqM)}$$
$$F_1 = \text{(PQm) (PqM)}.$$

In F_1 trifft also M mit Q zusammen und bewirkt eine entsprechende Verteilung des reichlichen Pigments, wodurch die schieferblaue Färbung zustande kommt. Diese Blaufärbung ist nämlich nicht ein verdünntes (heterozygotes) Schwarz, sondern beruht auf einer anderen Verteilung des Pigments in der Feder, wodurch einzelne Stellen pigment-

---

[1]) Vgl. S. 59.

frei bleiben, deren Lichtbrechungswirkung eben die schieferblaue Farbe hervorruft.

Nach Plate sind folgende Arten verschiedener Erbfaktoren, die an der Bildung eines einzigen (polygenen) Merkmals beteiligt sein können, erwiesen: 1. Erregungsfaktoren, die irgendeine Farbe, Form, Größe, Struktur usw. veranlassen. 2. Konditionalfaktoren, die vorhanden sein müssen, damit ein oder mehrere Faktoren überhaupt eine äußere Eigenschaft hervorrufen können. Beruht also beispielsweise ein Merkmal auf dem Zusammenwirken eines Erregungs- und eines Konditionalfaktors, also A + B, so verläuft die Vererbung dieses einen Merkmals nach dem Typus der dihybriden Kreuzung, die Heterozygoten der F_1-Generation AaBb untereinander gepaart ergeben somit in F_2 neun Nachkommen (AB), die das Merkmal besitzen, auf sieben Nachkommen (3 Ab + 3 aB + 1 ab), die es nicht besitzen. 3. Transmutatoren sind solche Erbfaktoren, die die Wirkung anderer modifizieren. 4. Verteilungsfaktoren regulieren die Verbreitung eines Farbstoffes oder eines sonstigen Merkmals. Einen solchen Faktor haben wir ja soeben kennen gelernt. 5. Intensitätsfaktoren verstärken den Grad einer Eigenschaft. 6. Hemmungsfaktoren verhindern das Auftreten eines Merkmals oder unterdrücken das Wachstum eines Organs.

Nun gibt es auch Merkmale und Eigenschaften, die durch eine mehr oder minder große Zahl gleichsinnig wirkender Faktoren bedingt sind, welche sich quantitativ summieren, deren jeder einzelne aber auch für sich allein schon die betreffende Eigenschaft ergeben würde. Diese Erscheinung der multiplen, gleichsinnig wirkenden Faktoren bezeichnet man als Polymerie und spricht, wenn jeder einzelne Faktor den quantitativ gleichen Effekt im Endresultat ausübt, von Homomerie, andernfalls von Heteromerie. Die Polymerie beansprucht nun nach mannigfacher Hinsicht ein besonderes Interesse, weshalb wir uns etwas näher mit ihr vertraut machen wollen.

Nilsson - Ehle kam auf das Prinzip der Polymerie durch folgende Beobachtung. Bei der Kreuzung von Haferrassen mit schwarzen Spelzen mit solchen mit weißen oder eigentlich grauweißen erwies sich schwarz als dominant, F_1 war ausschließlich durch die schwarze Form vertreten. F_2 spaltete typisch im Verhältnis 3 : 1. Bei gewissen Rassen traf nun dieses letztere Verhältnis nicht zu, bei der F_2-Spaltung traten viel mehr schwarze Individuen auf, als zu erwarten war, in einem Versuch z. B. 630 schwarze: 40 weißen, d. h. also 15,8 schwarze : 1 weißen. Nilsson-Ehle erkannte, daß hier ein Fall von dihybrider Kreuzung mit der ideellen Proportion 15 : 1 vorlag, der sich durch die Annahme erklärt, daß die schwarze Spelzenfarbe durch zwei Schwarzfaktoren bedingt wird, von denen jeder einzelne allein ebenso wie beide zusammen schwarz gibt. Der schwarze Hafer hätte dann die Struktur NM, wobei N den einen Erbfaktor für schwarz (niger), M den anderen (melas) bedeutet. Der weiße Hafer wäre nm. Nach dem auf S. 77 abgebildeten Kombinationsschema für dihybride Kreuzung müssen in F_2 9 NM + 3 Nm + 3 nM = 15 Individuen schwarz und nur 1 Individuum (nm) weiß sein.

In gewissen Fällen von Polymerie kommt es nun vor, daß nicht jedes Gen für sich allein das quantitativ Gleiche hervorruft wie ihre Gesamtheit, sondern daß die einzelnen Gene in der Kombination ihre Wirkung summieren. Nilsson-Ehle fand dies in einem Kreuzungsversuch mit Weizen von roter (dominanter) und weißer (rezessiver) Kornfarbe. Es zeigte sich, daß die rote Kornfarbe durch drei Faktorenpaare bedingt war, denn F_2 spaltete in 63 rote und 1 weißes Individuum. Es zeigte sich aber weiter, daß die 63 roten Exemplare nicht alle den gleichen roten Farbenton aufwiesen, sondern daß ihre Farbe zwischen hellerem und dunklerem Rot variierte. Nun läßt sich berechnen, wie oft die verschiedenen Abstufungen des Rot vorkommen, wenn man im Kombinationsschema auszählt, wie oft in den Kombinationen 1 Rotfaktor, 2 Rotfaktoren usw. vorkommen, deren Wirkungen sich addieren. Im folgenden Schema (nach Goldschmidt) sei das Rot durch die Faktoren ABC bedingt. Die Zahl in jeder Rubrik gibt die Zahl der Rotfaktoren in jedem Individuum von F_2 aus der Kreuzung von AABBCC + aabbcc an.

A B C A B C 6	A B c A B C 5	A b C A B C 5	a B C A B C 5	A b c A B C 4	a B c A B C 4	a b C A B C 4	a b c A B C 3
A B C A B c 5	A B c A B c 4	A b C A B c 4	a B C A B c 4	A b c A B c 3	a B c A B c 3	a b C A B c 3	a b c A B c 2
A B C A b C 5	A B c A b C 4	A b C A b C 4	a B C A b C 4	A b c A b C 3	a B c A b C· 3	a b C A b C 3	a b c A b C 2
A B C a B C 5	A B c a B C 4	A b C a B C 4	a B C a B C 4	A b c a B C 3	a B c a B C 3	a b C a B C 3	a b c a B C 3
A B C A b c 4	A B c A b c 3	A b C A b c 3	a B C A b c 3	A b c A b c 2	a B c A b c 2	a b C A b c 2	a b c A b c 1
A B C a B c 4	A B c a B c 3	A b C a B c 3	a B C a B c 3	A b c a B c 2	a B c a B c 2	a b C a B c 2	a b c a B c 1
A B C a b C 4	A B c a b C 3	A b C a b C 3	a B C a b C 3	A b c a b C 2	a B c a b C 2	a b C a b C 2	a b c a b C 1
A B C a b c 3	A B c a b c 2	A b C a b c 2	a B C a b c 2	A b c a b c 1	a B c a b c 1	a b C a b c 1	a b c a b c 0

Es kommen somit vor: 6 Rotfaktoren 1mal
                     5   „   6 „
                     4   „   15 „
                     3   „   20 „
                     2   „   15 „
                     1   „ ·   6 „
                     0   „   1 „

Die reinen Eigenschaften des Großelternpaares treffen wir somit unter den 64 Nachkommen in F_2 nur je einmal an, 62 Individuen zeigen ein intermediäres Verhalten, wobei am häufigsten die Mittelform vorkommt. Wir erkennen sogleich, daß die nebenstehende Zahlenreihe genau derjenigen entspricht, der wir nun schon wiederholt und zum erstenmal beim Queteletschen Gesetz begegnet sind.

Die Polymerie (Heteromerie) ergibt also eine binomiale Verteilung der intermediären Nachkommenschaft in F_2. Es hat sich gezeigt, daß namentlich quantitative Charaktere wie Größe, Wuchs, Intensität von Farben und anderen Merkmalen dem Prinzip der Polymerie folgen. Betrachten wir mit Goldschmidt einen derartigen ideellen Fall, in welchem anstatt der Rotfaktoren des obigen Beispiels bestimmte Größenfaktoren in Betracht kommen. Kreuzen wir eine Rasse von der typischen Größe 40 mit einer zweiten von der Größe 100. Diese erbliche Differenz beruhe auf der Anwesenheit von drei Faktorenpaaren AABBCC polymerer Natur. Das bedeutet also, daß jeder dieser drei Faktoren für sich einen Wachstumszuwachs von 10 bedingt, d. h. also in heterozygotem Zustand 10, in homozygotem 20. Die große Rasse hätte somit die Idioplasmastruktur AABBCC, die kleine aabbcc. Die F_1-Bastarde heißen AaBbCc, besitzen also drei „Zuwachsfaktoren" und stehen mit $40 + 30 = 70$ genau zwischen den beiden Eltern, sind also intermediär. In F_2 erhalten wir dann die 64 Kombinationen der trihybriden Kreuzung genau wie in dem oben angeführten Schema des Nilsson - Ehleschen Falles, und zwar wieder in folgender zahlenmäßiger Verteilung:

 1 Individuum mit 6 Zuwachsfaktoren = Größe 100,
 6 Individuen   „ 5   „   =   „   90,
15   „   „ 4   „   =   „   80,
20   „   „ 3   „   =   „   70,
15   „   „ 2   „   =   „   60,
 6   „   „ 1   „   =   „,   50,
 1   „   „ 0   „   =   „   40.

Die F_2-Generation besteht also aus Individuen, die sich nach ihrer Größe zwischen den Größenwerten der Großeltern in binomialer Verteilung anordnen.

Wäre nun die erbliche Größendifferenz statt durch drei durch sechs Faktoren bedingt, deren jeder einen Größenzuwachs von fünf statt zehn Einheiten mit sich bringt, so bekämen wir in F_2 13 Typen, die um je fünf Einheiten voneinander differieren und sich zahlenmäßig nach der Koëffizienten-Reihe des Binoms $(a + b)^{12}$ anordnen würden. Bedenken wir noch, daß jede dieser Klassen infolge ihrer Modifikabilität noch Schwankungen um ihren Idealwert aufweist, so wird es klar, daß wir eine vollkommen binomiale Variationsreihe zwischen den beiden Endwerten erhalten mit so unmerklichen Übergängen, daß von einer Mendelschen Spaltung äußerlich nichts mehr zu merken ist.

Aus diesem Sachverhalt ergeben sich nun, wie Goldschmidt ausführt, eine Reihe von wichtigen Folgerungen. Zunächst sehen wir, daß bei einer polymeren Spaltung eine ganz erhebliche Anzahl von Individuen in F_2 gezogen werden muß, damit überhaupt eine nennenswerte Chance für das Auftreten extremer Glieder ·der Reihe oder gar der ursprünglichen großelterlichen Charaktere bestehe. Bei einer nicht genügend großen Zahl von Vertretern der F_2-Generation kann daher deren Verhalten leicht als das intermediärer Bastarde mit konstanter, nicht spaltender Weiterzüchtung imponieren. So hat sich z. B. auch der Fall des Mulatten, des Kreuzungsprodukts zwischen Weißem und Neger, gemäß den Untersuchungen von Davenport nach dem Polymerieprinzip erklären lassen. Unter den Nachkommen von Mulatten haben bekanntlich nicht alle Individuen den gleichen Farbenton der Haut, es können sogar, wenn auch höchst selten, ganz weiße oder ganz schwarze Individuen darunter vorkommen, eine Tatsache, die ja nach diesem Prinzip wohl verständlich ist.

Die Variationsbreite von F_2 muß unter allen Umständen größer sein als die von F_1. Fortgesetzte Auswahl der großen resp. kleinen Individuen in den folgenden Generationen führt zur Annäherung an den ursprünglichen Vorfahrentypus, wie dies ja auch Galton rein statistisch erschlossen hatte. Ferner können bei der polymeren Spaltung Individuen zum Vorschein kommen, die größer oder kleiner sind als die Extreme der Ausgangsrasse, bzw. die die beiden großelterlichen Grenzwerte noch überschreiten. Das kann dann eintreten, wenn jede der gekreuzten Rassen einen nicht vollständigen Satz von Zuwachsfaktoren besaß. Angenommen, wir hätten eine kleine Rasse von der Erbkonstitution AABBccddeeff vor uns, die unter der Annahme, daß jeder Faktor einen Zuwachs von fünf Einheiten zur Größe 40 bedingt, 60 Einheiten groß wäre, und kreuzten sie mit einer großen Rasse vom Typus aabbCCDDEEFF, deren Größe demnach 80 betrüge, so könnten wir in F_2 einerseits Bastarde erhalten, die die Faktorenkombination aabbccddeeff enthalten würden und somit 40 Einheiten groß wären, andererseits aber auch solche, deren Größe auf Grund ihrer Erbkonstitution AABBCCDDEEFF 100 Einheiten betrüge. Wir können somit bei genügend großer Nachkommenzahl größere und kleinere Exemplare erhalten, als die reinen Ausgangsrassen enthielten.

Das Polymerieprinzip hat sich an einer ganzen Reihe verschiedener quantitativer Merkmale bei Pflanzen und Tieren durch exakte Untersuchungen nachweisen lassen und auch die Körpergröße des Menschen erwies sich nach den Studien Davenports als ein Merkmal, das auf ein System multipler Erbfaktoren bezogen werden muß. Nun erscheint uns schließlich auch das Queteletsche Gesetz in einem neuen Lichte, denn es ist eine Konsequenz der mathematischen Wahrscheinlichkeitsgesetze, daß nach dem Polymerieprinzip bei sogenannter Panmixie,

d. h. bei einer ohne Ausmerzung oder Begünstigung durch Selektion frei durcheinander bastardierenden Population, die Typen der Bastardkombinationen in den gleichen Zahlenverhältnissen vorkommen müssen wie in einer F_2-Generation [1]). Aber auch das rein statistische Galtonsche Rückschlagsgesetz wird unserem biologischen Verständnis durch das Polymerieprinzip näher gerückt. Es ist ja nur der statistische Ausdruck dafür, daß bei fehlender Selektion der Mittelwert der Population immer durch die zahlreichsten Individuen vertreten sein und trotz der beträchtlichen individuellen Variabilität der durchschnittliche Ausgleich, die Konstanz der Population, erhalten bleiben muß.

Bei polygenen Merkmalen kann die Kombination der beteiligten Erbfaktoren auch in einer ganz anderen Weise zur Geltung kommen,

---

[1]) Es ist übrigens ein ganz allgemeingültiges und rassenbiologisch ungemein wichtiges Gesetz, daß bei selektionsfreier, dem Zufall überlassener Paarung einer F_2-Generation auch in allen folgenden Generationen das gleiche Zahlenverhältnis der einzelnen Genotypen wie in F_2 erhalten bleiben muß. Das läßt sich an folgendem von E. Baur angeführten Beispiel leicht nachweisen. Angenommen, wir würden von einem Pärchen schwarzer heterozygoter Kaninchen (Aa) einer F_1-Generation ausgehend durch ständige freie, selektionslose Paarung ein Kaninchenvolk heranzüchten, dann müßten in diesem Volk genau wie in der F_2-Generation $^1/_4$ weiße und $^3/_4$ schwarze Exemplare enthalten sein. Die F_2-Generation enthält ja in diesem Falle 1 AA, 2 Aa und 1 aa Typen. Folgende Kreuzungen dieser Typen sind möglich und bei Ausschaltung einer Selektion gleich wahrscheinlich:

$$
\begin{array}{llll}
AA \times AA & \text{ergibt} & ^4/_4\text{n AA} & \\
AA \times Aa & ,, & ^2/_4\text{n AA} + & ^2/_4\text{n Aa} \\
AA \times aA & ,, & ^2/_4\text{n AA} + & ^2/_4\text{n Aa} \\
AA \times aa & ,, & & ^4/_4\text{n Aa} \\
\hline
Aa \times AA & ,, & ^2/_4\text{n AA} + & ^2/_4\text{n Aa} \\
Aa \times Aa & ,, & ^1/_4\text{n AA} + & ^2/_4\text{n Aa} + & ^1/_4\text{n aa} \\
Aa \times aA & ,, & ^1/_4\text{n AA} + & ^2/_4\text{n Aa} + & ^1/_4\text{n aa} \\
Aa \times aa & ,, & & ^2/_4\text{n Aa} + & ^2/_4\text{n aa} \\
\hline
aA \times AA & ,, & ^2/_4\text{n AA} + & ^2/_4\text{n Aa} \\
aA \times Aa & ,, & ^1/_4\text{n AA} + & ^2/_4\text{n Aa} + & ^1/_4\text{n aa} \\
aA \times aA & ,, & ^1/_4\text{n AA} + & ^2/_4\text{n Aa} + & ^1/_4\text{n aa} \\
aA \times aa & ,, & & ^2/_4\text{n Aa} + & ^2/_4\text{n aa} \\
\hline
aa \times AA & ,, & & ^4/_4\text{n Aa} \\
aa \times Aa & ,, & & ^2/_4\text{n Aa} + & ^2/_4\text{n aa} \\
aa \times aA & ,, & & ^2/_4\text{n Aa} + & ^2/_4\text{n aa} \\
aa \times aa & ,, & & ^4/_4\text{n aa} \\
\end{array}
$$

Summe ergibt $^{16}/_4$n AA $+ ^{32}/_4$n Aa $+ ^{16}/_4$n aa, d. h.

n . AA $+$ 2n . Aa $+$ n . aa

Diese Gesetzmäßigkeit gilt auch, wenn sich Tiere verschiedener Generationen paaren und natürlich auch, wenn es sich um polyhybride Kreuzungstypen handelt. Sie gilt aber auch, wenn die Ausgangsgeneration nicht wie bei einer F_1-Generation gleichartige Individuen enthielt. Wenn man z. B. 2 homozygot-schwarze Männchen und ebensolche 2 Weibchen, 1 heterozygot-schwarzes Männchen und ebensolches Weibchen als Ausgangsgeneration wählt, so enthält, wie sich leicht berechnen läßt, die F_2-Generation 25 homozygot-schwarze, 10 heterozygot-schwarze und 1 weißes Exemplar. Dieses Verhältnis 35 schwarze auf 1 weißes Individuum bleibt auch in allen folgenden Generationen unverändert erhalten, wofern alle Individuen gleich lebens- und fortpflanzungsfähig sind, wofern also keinerlei Auslese stattfindet.

als es bei der Polymerie der Fall ist. Statt sich zu addieren, können
sich gewisse Faktoren verdecken. Diese Erscheinung hat Bateson
Heterostasis genannt und jenen Erbfaktor, der einen zweiten, gleichfalls dominanten Faktor überdeckt, als epistatisch, den überdeckten
als hypostatisch bezeichnet. Der Begriff der Epistase ist von jenem
der Dominanz auseinanderzuhalten. Beide fallen unter den allgemeineren
Begriff der Prävalenz. Ist der Faktor A dominant über a, so wandern
beim Bastard Aa die Faktoren A und a niemals in die gleiche Keimzelle, sie trennen sich bei der Reduktionsteilung, da sie in zwei homologen Chromosomen lokalisiert sind. Ist dagegen der Faktor A epistatisch über B, so können A und B in derselben Keimzelle beisammen
bleiben, da sie entweder im selben Chromosom oder in zwei verschiedenen, beliebigen, nur nicht in homologen Chromosomen lokalisiert sind, oder kurz gesagt, da A und B nicht wie A und a Paarlinge
(Allelomorphe) sind. Typisch ist der Fall, daß ein Erbfaktor A zwar
einen anderen gleichfalls dominanten Faktor B überdeckt, wofern beide
in gleicher Quantität im Keimplasma vorhanden sind, daß aber der
Faktor B trotz Anwesenheit von A manifest werden kann, wenn er in
doppelter Quantität, also in homozygotem Zustand (BB), der Faktor
A aber nur heterozygot (Aa) vorhanden ist.

Durch die Analyse entsprechender Vererbungsversuche läßt sich die
Erscheinung der Epistase nachweisen, die übrigens gleichfalls zum Auftreten von Neuheiten führen kann. Wenn z. B. wildfarbige graue Mäuse
mit schokoladebraunen gekreuzt werden, so ist F_1 wildfarbiggrau, in F_2
treten aber außer den beiden elterlichen Typen noch schwarze Exemplare als Neuheit auf. Das genaue Züchtungsexperiment ergibt nun,
daß das Schwarz als latenter Faktor bei den grauen Mäusen vorhanden
ist, und zwar ist es dominant, aber hypostatisch überdeckt. Die graue
Maus enthält neben einer Reihe anderer Faktoren der Fellfarbe den
Grundfaktor G (griseus) und den ihm hypostatischen dominanten
Schwarzfaktor N (niger). Die schokoladebraune Maus führt keinen der
beiden Faktoren, ihre Gameten sind gn. F_1 hat also die Struktur GgNn,
ist somit grau. In F_2 müssen nun unter 16 Nachkommen 9 die Faktoren
G und N enthalten, also grau sein, drei die Faktoren G und n enthalten,
also ebenfalls grau sein, drei müssen die Struktur gN aufweisen und
daher schwarz sein, da der hypostatische Schwarzfaktor in dominantem
Zustand (N) den epistatischen Graufaktor in rezessivem Zustand überdeckt, und ein Individuum muß auf Grund seiner Struktur gn schoko-
ladebraun ausfallen. Die Züchtungsversuche haben nun tatsächlich
diesen theoretischen Zahlen gut entsprechende Verhältnisse ergeben.

Wir haben nun schon oben das Prinzip der Koppelung von Erbfaktoren kennen gelernt. Seine Wichtigkeit und außerordentliche Bedeutung erfordert noch einige nähere Erläuterungen. Wir denken uns
ja die Chromosomen als Träger der mendelnden Erbeinheiten. Diese
Vorstellung ist heute derart fest begründet, daß sie für die Biologie etwa
dasselbe ist, was die Atomtheorie für die Physik und Chemie bedeutet.
Trotzdem braucht deshalb manches Hypothetische und Unklare in

der Chromosomenlehre nicht übersehen zu werden [1]), insbesondere muß ja die Vorstellung einige Schwierigkeiten bereiten, wie sich denn die in den Chromosomen enthaltenen Erbanlagen in der Kernruhe verhalten und durch welche Mechanismen sie sich bei der Bildung der Kernschleifen (Chromosomen) immer wieder in derselben Kombination, und wie wir noch hören werden, sogar in derselben Reihenfolge zusammenfinden. Nun ist die Zahl der Chromosomen jedenfalls viel geringer als die Zahl der mendelnden Erbfaktoren. Wir haben zwar keine genauere Vorstellung über die Zahl der Gene, welche bei einer bestimmten Spezies annähernd in Rechnung zu stellen sind — vielleicht ist ihre Zahl nicht einmal allzu groß (Haecker, K. H. Bauer [2])) — jedenfalls ist sie aber ein Vielfaches der artcharakteristischen Chromosomenzahl. So hat man bei der Taufliege (Drosophila) bisher weit über 100 verschiedene Erbfaktoren im Züchtungsexperiment auseinanderhalten können, während die haploide Chromosomenzahl der Drosophila nur 4 beträgt. Nun ist es klar, daß bei einer Organismenart mit nur 4 haploiden Kernschleifen eine Bastardierung nicht nach einem komplexeren als einem tetrahybriden Typus verlaufen kann, gleichviel ob 4 oder 100 verschiedene mendelnde Erbeinheiten im Spiele sind. Die im gleichen Chromosom lokalisierten mehr oder minder zahlreichen Erbeinheiten müssen demnach bei der Reduktionsteilung zusammengehen, sie sind gekoppelt, werden korreliert vererbt. Die Merkmale und Eigenschaften, welche durch solche gekoppelte Erbeinheiten bedingt sind, verhalten sich demnach bei der Vererbung, als wären sie durch ein einziges Gen verursacht. Oben haben wir auf S. 75 u. 80 ein solches Beispiel kennen gelernt (blaue Andalusierhühner). Man spricht in solchen Fällen wohl auch von multiplem Allelomorphismus. Durch diese Tatsache wird es nun verständlich, daß gewisse Merkmale und Eigenschaften des Organismus stets in einer gegenseitigen Korrelation auftreten, wie wir das später bei der Besprechung der geschlechtsgebundenen Vererbung noch näher kennen lernen werden. Bei der Drosophila mit ihren bisher nachgewiesenen rund 100 Erbfaktoren konnten denn auch Morgan und seine Schüler tatsächlich entsprechend der haploiden Chromosomenzahl 4 Gruppen untereinander gekoppelter Faktoren feststellen.

Nun hat aber auch die Faktorenkoppelung ihre gesetzmäßigen Ausnahmen. Es zeigte sich nämlich, daß auch die Koppelung keine absolute sein muß, sondern verschiedene Grade aufweisen kann.

Kreuzt man z. B. eine gewöhnliche wilde Drosophila mit einer Rasse der Drosophila, welche eine gelbe Körperfarbe und weiße Augen aufweist, so erhält man in der F_1-Generation nur Exemplare mit dunkler Körper- und Augenfarbe, d. h. gelb und weiß sind rezessive Merkmale. In einer Formel ausgedrückt, hätten die beiden elterlichen reinen Linien die Konstitution YYWW und yyww, wobei YY dunkle Körperfarbe, WW dunkle Augenfarbe bedingt. Die erste Bastardgeneration Yy · Ww

---

[1]) Vgl. Haecker, Stieve: l. c. auf S. 40.

[2]) Stieve schätzt sie allerdings bei höher organisierten Lebewesen in die Millionen und meint, diese ungeheure Zahl könnte gar keinen Platz in den Chromosomen haben, jedes einzelne Gen müßte viel kleiner sein als ein Eiweißmolekül.

hätte theoretisch nach dem Typus des dihybriden Erbganges in gleicher Anzahl Gameten zu bilden von der Struktur YW, Yw, yW und yw. Es sollten also bei Inzucht innerhalb F_1 theoretisch nach unseren Ausführungen auf S. 77 folgende Exemplare in F_2 auftreten: 9 YW (dunkler Körper, dunkle Augen) + 3 Yw (dunkler Körper, weiße Augen + 3 yW (gelber Körper, dunkle Augen) + 1 yw (gelber Körper, weiße Augen) [1]).

Bestände eine vollständige Koppelung zwischen den Allelomorphen Y-y und W-w, d. h. wären sie unveränderlich in ein- und demselben Chromosom aneinander gebunden, dann würde die 1. Bastardgeneration Yy · Ww ausschließlich Gameten von der Struktur YW und yw bilden, in F_2 würden ausschließlich Exemplare von der homo- oder heterozygotischen phänotypischen Beschaffenheit YW und solche von der Beschaffenheit yw im gegenseitigen Verhältnis 3 : 1 entstehen können — ganz analog dem Beispiel der blauen Andalusierhühner auf S. 80.

Anders ausgedrückt, es gäbe immer nur dunkelfarbige, dunkeläugige oder aber gelbe, weißäugige Exemplare von Drosophila. In Wirklichkeit aber kommen doch vereinzelte dunkelfarbige, weißäugige (Yw) und vereinzelte gelbe, dunkeläugige (yW) Tiere vor. Die F_1-Individuen bilden also trotz einer offenkundigen Koppelung zwischen Y-W und y-w · doch auch Gameten von der Struktur Yw und yW, aber nach umfangreichen Züchtungsversuchen nur im Verhältnis von 99 YW : 1 Yw : 1 yW : 99 yw. Morgan und seine Schule erklärt dieses auch bei vielen anderen Merkmalen in analoger Weise beobachtete Verhalten durch die Annahme eines Faktorenaustausches *(crossing-over)* zwischen zwei homologen Chromosomen vor der Reduktionsteilung. Abb. 22—24 zeigen, wie durch einen solchen Austausch an einer beliebigen Stelle der Kernschleifen, unter Umständen auch an zwei Stellen *(double crossing over)*, Chromosomen entstehen, welche nicht mehr den Erbbestand von Vater und Mutter unversehrt wahren, sondern aus väterlichen und mütterlichen Bestandteilen zusammengesetzt sind. Das Prinzip der steten Neukombination des Keimplasmas macht also nicht bei den Chromosomen halt, es erstreckt sich weiter auf deren Bestandteile, die übrigens vielfach auch morphologisch unterscheidbar als Chromomeren oder Chromiolen bezeichnet werden. Diese färbbaren Scheiben oder Körnchen formieren geldrollen- oder perlschnurartig aneinander gereiht ein Chromosom. Ob nun diese Chromomeren als kleinste austauschbare Teilstücke der Kernschleifen die morphologischen Träger der einzelnen Gene darstellen, wie dies z. B. Baur annimmt, oder ob auch diese Vorstellung sich als zu primitiv und unhaltbar erweist (Stieve) [2]), die Theorie des crossing-over hat sich heuristisch als außerordentlich fruchtbar erwiesen.

---

[1]) Diese Formeln bezeichnen den Phänotypus, die 9 phänotypisch gleichen YW setzen sich demnach zusammen aus folgenden verschiedenen Genotypen: 1 YY · WW + 2 Yy · WW + 2 YY · Ww + 4 Yy · Ww.

[2]) Fick meinte z. B., daß es sich bei der Mendelschen Vererbung handle „um einzelne Vererbungseinheiten, also ganz sicher unsichtbare feine materielle Substrate, denen gegenüber die von uns beobachteten Chromosomenexerzitien sich verhalten wie die Manöver zweier Armeen gegen die Veränderungen im Tornisterinhalt eines Soldaten dieser Armee".

Wenn beim crossing-over ganze Stücke der Chromomerenkette zwischen den beiden homologen Chromosomen ausgetauscht werden, dann muß es um so wahrscheinlicher sein, daß zwei Gene bei einander, also gekoppelt bleiben, je näher sie bei einander liegen. Liegen sie knapp neben einander, so ist die Wahrscheinlichkeit am geringsten, daß der Riß in der Kette gerade zwischen ihnen durchgeht. Die Häufigkeit, mit der zwei sonst gekoppelte Gene bei umfangreichen Vererbungsexperimenten getrennt auftreten, ist demnach ein Anhaltspunkt zur Beurteilung ihres gegenseitigen Abstandes und ihrer Lagerung im selben Chromosom. Auf diese Weise gelang es Morgan und seinen Schülern

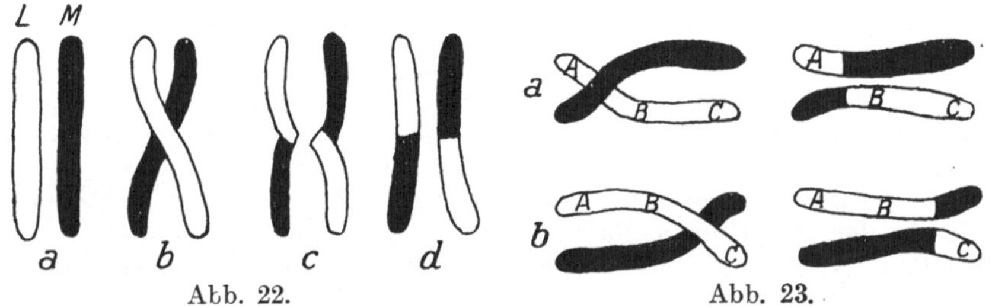

Abb. 22.   Abb. 23.

Abb. 22 und Abb. 23 (nach Müller, 1916) stellt den Austausch zwischen zwei homologen Chromosomen dar.

In Abb. 22 findet die Überkreuzung in der Mitte, in Abb. 23 mehr gegen das Ende der Chromosomen statt. In beiden Fällen ergeben sich verschiedene Möglichkeiten.

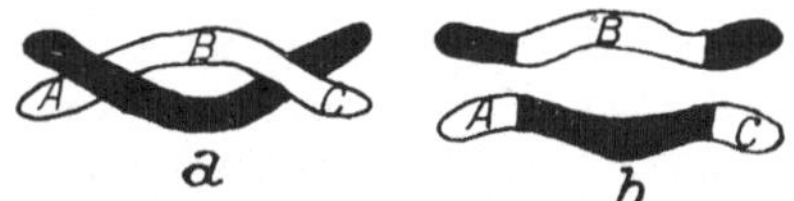

Abb. 24 (nach Müller, 1916) stellt die Art des Faktorenaustausches bei doppelter Überkreuzung der Chromosomen dar.

eine topographische Chromosomenkarte für die Drosophila zu konstruieren, auf der jedem einzelnen Gen eine ganz bestimmte Stelle in der betreffenden Kernschleife zugewiesen ist. Diese Ergebnisse Morgans sind ungeheuer bestrickend und würden auch dann ihren Wert nicht einbüßen, wenn seine lokalistisch-morphologische Auffassung sich als unhaltbar erweisen sollte. Die Tatsache, daß die wirklich beobachteten Ergebnisse der umfangreichen Züchtungsversuche mit den theoretischen Berechnungen so genau übereinstimmen, beweist ja nicht, daß wirklich Entfernungen auf einer Geraden diese Erscheinungen verursachen, sondern beweist nur, daß irgendwelche Kräfte im Spiel sind, deren relative Effekte als lineare Entfernungen graphisch dargestellt werden können (Goldschmidt). Vieles ist an der Morganschen Lehre noch ungenügend fundiert, vieles unklar. So ist z. B. vollkommen rätselhaft, warum bei der Taufliege der Faktorenaustausch stets nur bei den weiblichen Geschlechtszellen und niemals bei den männlichen beobachtet wurde. Die Zukunft wird lehren, ob die Vorstellung vom crossing-over sich aufrecht halten läßt, oder ob die unregelmäßigen Zahlenverhältnisse, also die Abweichungen von der Spaltungsregel auf andere Weise zu erklären sind.

Man hatte ja schon früher die Möglichkeit einer „unreinen Gametenspaltung", d. h. einer gegenseitigen (enzymatischen?) Beeinflussung der beiden homologen Chromosomen angenommen, die sich gegenseitig „infizieren", umstimmen. Haecker tritt für diese Möglichkeit neuerdings ein und erklärt so die metameroide Scheckung, welche man bei einzelnen homozygot-rezessiven weißen Axolotln beobachten kann, die in F_2 bei der Kreuzung schwarzer (dominanter) mit weißen (rezessiven) Axolotln oder bei Rückkreuzung der schwarzen Heterozygoten mit weißen Tieren auftreten. Man hat von einer Abstoßung, einer Repulsion von Erbfaktoren (= falscher Allelomorphismus) als einem Gegenstück der Faktorenkoppelung gesprochen (Bateson und Punnett) und sich vorgestellt, daß zwei selbständige dominante Gene sich gegenseitig bei der Gametenbildung abstoßen, so daß, ganz als ob sie ein Merkmalspaar wären, die Gameten nicht oder nicht in der erwartungsmäßigen Anzahl die beiden dominanten Gene enthalten. Würde es sich beispielsweise um eine dihybride Kreuzung handeln, so würden die F_1-Bastarde nicht AB, Ab, aB und ab Gameten in gleicher Anzahl produzieren, sondern es würden die Gameten AB entweder fehlen oder in der Minderzahl sein. Bateson und Punnett haben auch eine „Reduplikation" d. h. eine nachträgliche Vermehrung gewisser Gameten durch einen Teilungsakt zur Erklärung herangezogen.

Sollte es nicht am einfachsten sein sich vorzustellen, daß der Faktorenaustausch schon bei der Formierung der Kernschleifen aus dem Chromatingerüst stattfindet? Macht uns doch gerade die Vorstellung die größten Schwierigkeiten, wie sich denn immer wieder die zu einem Chromosom gehörigen Gene bzw. deren materielle Substrate (Chromomeren?) in der richtigen und stets gleichen Anordnung zusammenfinden, obwohl sie doch in den ruhenden Kernen vollkommen auseinandergeraten sind. Wäre es nicht noch viel staunenswerter, wenn eine derartige Chromomerenverirrung, also ein Faktorenaustausch, wie wir ihn zur Erklärung tatsächlicher Beobachtungen fordern müssen, hier nicht gelegentlich stattfände? Damit wäre, wie ich glaube, eine Erklärung für den Faktorenaustausch am ungezwungensten gegeben und die Klippe des zytologisch noch recht anfechtbaren crossing-over (vgl. Stieve) umschifft.

So wie die meisten, wenn nicht alle Merkmale und Eigenschaften in einem gewissen Sinne polygen sind, also durch eine Reihe von Erbfaktoren bedingt werden, so können auch die einzelnen Erbeinheiten zugleich mehrere Merkmale beeinflussen, die zu ganz verschiedenen Organen gehören. Wir sprechen dann von pleiotropen Erbeinheiten (Plate). Daraus ergibt sich natürlich, daß alle von einer Erbeinheit abhängigen Merkmale und Eigenschaften stets die Tendenz haben werden gemeinsam vorzukommen, also korreliert aufzutreten. Es können auch quantitative und qualitative Eigenschaften auf demselben pleiotropen Faktor beruhen. Sehr treffend vergleicht Johannsen die Wirkung solcher pleiotropen Erbfaktoren mit den Radikalen und Radikalketten der komplexen Moleküle der organischen Chemie, wo dann auch von einer Reaktionsnorm, z. B. einer Karboxylgruppe die bunteste Fülle von Erscheinungen abhängen kann, je nach dem, mit welchen anderen Radikalen sie in Beziehung tritt. „Viele konstitutionelle Zustände mit den verschiedensten, jedoch immer wieder gesetzmäßig in der gleichen Konstellation vorkommenden Merkmalen an den mannigfaltigsten Organen, Geweben und Funktionen bekommen durch diese Vorstellung eine ganz neue, umfassende und eigenartige Beleuchtung" (K. H. Bauer).

Werden schon durch das Prinzip der Polygenie der Merkmale mit ihren Unterformen der Polymerie und Heterostase, sowie durch das Prinzip der Koppelung der Gene, des Faktorenaustausches und schließlich durch das der Pleiotropie der Erbeinheiten außerordentlich komplizierte Verhältnisse geschaffen, so führt die Tatsache der unvollkommenen, fluktuierenden Dominanz, das Prinzip des Valenzwechsels zu einem schier unübersehbaren Labyrinth, um dessen Erforschung ja der selbständige große Wissenszweig der Biologie, die experimentelle Vererbungswissenschaft emsig bemüht ist. Es hat sich nämlich gezeigt, daß das von uns bisher angenommene, konstante und exklusive Verhältnis von Dominanz und Rezessivität bzw. Epistase und Hypostase in Wirklichkeit nicht ganz zutrifft. Bei dem Zea-Typus der Bastardierung, also bei den sogenannten intermediären Bastarden sahen wir, daß die beiden Allelomorphen überhaupt nicht im Verhältnis von Dominanz bzw. Rezessivität zueinander stehen. Es gibt aber auch Fälle, wo das eine Merkmal über das andere in individuell verschiedenem Ausmaß oder zeitlich wechselnd prävaliert. Viele solcher Fälle dürften sich allerdings nach dem Polymerieprinzip von Nilsson-Ehle in anderer Weise deuten lassen, wie wir dies ja oben für gewisse quantitative Eigenschaften kennen gelernt haben. In anderen Fällen aber kann man um die Annahme eines Valenz- bzw. Dominanzwechsels nicht herumkommen, wenn es sich z. B. um einen Wechsel während des individuellen Lebens handelt. So kann das junge Individuum in bezug auf eine Eigenschaft mehr dem einen, das herangewachsene oder alternde mehr dem anderen Elter gleichen. Auch der Farbenwechsel mancher nordischer Säuger und Vögel gehört hierher, bei denen im Sommer die dominanten, im Winter die rezessiven Haar- und Federfarben zur Entwicklung kommen. Äußere, peristatische Einflüsse können demnach das Prävalenzverhältnis und seine Intensität beeinflussen. Auch das Geschlecht kann das Prävalenzverhältnis bestimmen. So sind gewisse Erbanlagen bei einem Geschlecht dominant, bei dem anderen rezessiv. Wie wir später noch hören werden, können auch endokrine Einflüsse das Prävalenzverhältnis bestimmter Allelomorphen ändern. Sehr interessante Pflanzenversuche (G. Klein) zeigten, daß auch das Zeugungsalter der Eltern, vor allem der Mutter und dessen Verhältnis zum Alter des Vaters für das Prävalenzverhältnis der Erbanlagen von Belang sein kann und bei im Vergleiche zu jenem des

Vaters vorgeschrittenem Alter der Mutter deren sonst dominante Erbanlagen zu rezessiven werden können.

Daß die tatsächlich beobachteten Zahlenverhältnisse auch bei umfangreichen Vererbungsversuchen mit den theoretischen Erwartungen nicht immer vollständig übereinstimmen, kann, abgesehen von den besprochenen komplexen Vorgängen, auch noch andere Gründe haben. Es kommen da nebst den mathematisch-statistisch zu erwartenden Abweichungen häufig ein zu kleines Beobachtungsmaterial, ungenügende Kenntnis der genotypischen Beschaffenheit der gekreuzten Rassen oder Unregelmäßigkeiten der Gametenbildung und Gametenvereinigung in Betracht. Gewisse Gametensorten scheinen mehr, andere weniger widerstandsfähig zu sein und daher leichter abzusterben, wodurch eine bestimmte Änderung des erwartungsmäßigen Zahlenverhältnisses zustande kommt. Es gibt Faktoren, welche in homozygotem Zustande die Existenz des Individuums gefährden. So erwähnt Kronacher, daß die homozygoten rezessiven Urtikabastarde, das sind die ganzrandigen Brennesselformen, gegen Pilzkrankheiten viel weniger widerstandsfähig sind als die dominanten gesägtrandigen Pflanzen, wodurch eine Verschiebung der Zahlenverhältnisse zugunsten der gesägtrandigen Form verursacht wird. Die Existenzgefährdung kann auch schon während der Entwicklungszeit des Individuums (also etwa intrauterin) zur Geltung kommen und sie kann unter Umständen selbst die noch unbefruchteten Keimzellen betreffen, die dann überhaupt nicht zur Befruchtung gelangen, sondern absterben. Man spricht in solchen Fällen von Letalfaktoren, darf sich aber nicht vorstellen, daß es sich da um einen ganz bestimmten Faktor handelt, der den Gameten oder das sich entwickelnde Individuum gewissermaßen umbringt, sondern muß sich gegenwärtig halten, daß bei Homozygotie bestimmter Erbanlagen das Lebewesen oder gar schon der Gamet nicht lebensfähig ist [1]). Beispiele dafür werden wir auch aus der menschlichen Vererbungslehre kennen lernen.

Es ist ferner anzunehmen, daß sich gewisse Gametensorten leichter, andere schwerer vereinigen. Eine in der feinsten biochemischen Struktur gegebene Affinität zwischen den beiderseitigen Gameten ist ja Voraussetzung ihrer Vereinigung, daher ja auch bei mangelhafter gegenseitiger Affinität der Geschlechtszellen die Schwierigkeit bzw. Unmöglichkeit verschiedene Arten miteinander zu kreuzen. Eine selektive Befruchtung durch Repulsion oder Prohibition zwischen bestimmten Gametensorten wird also gleichfalls die Zahlenverhältnisse der Nachkommenschaft wesentlich beeinflussen. Dasselbe muß der Fall sein, wenn bestimmte männliche Gametensorten eine größere Bewegungsfähigkeit besitzen als andere und dadurch größere Chancen haben, zur Befruchtung zu gelangen. Diese Konkurrenz der Gameten oder Certation, wie sie bei Pflanzen genannt wird, kann auch experimentell beeinflußt werden und ermöglicht so auch eine willkürliche Änderung des Ge-

---

[1]) Vgl. Stieve: l. c. — K. H. Bauer: Zur Vererbungs- und Konstitutionspathologie der Hämophilie. Dtsch. Zeitschr. f. Chirurg. Bd. 176, S. 109. 1922.

schlechtsverhältnisses in der Nachkommenschaft [1]). Das Verständnis für diese Vorgänge werden wir erst in der folgenden Vorlesung gewinnen, wenn wir das Geschlecht als mendelnden Erbfaktor kennen gelernt haben.

Wenn wir uns zum Schlusse dieses Abschnittes noch die Frage vorlegen, wie man sich denn eigentlich den Begriff des Gens, des Erbfaktors, dem ja doch irgend etwas Reelles, etwas Materielles entsprechen muß, vorstellen soll, so können wir uns mangels exakterer Grundlagen hierüber kurz fassen. Man neigt wohl heute dazu, die Erbfaktoren als eine Art Enzyme anzusehen, doch ist damit begreiflicherweise nicht viel gewonnen. Wir dürfen eben nicht vergessen, daß der Begriff des Gens eine Fiktion, also ein Mittel und eine Methode des Denkens darstellt (vgl. Vaihinger), gleichwie etwa der Begriff des Atoms oder Elektrons. Der Begriff ist absolut notwendig, selbst wenn wir über seine reelle Form, die in unserem Falle ja existieren muß, keine Vorstellungen äußern können [2]). Bateson hat in seiner Presence-Absence-Theorie die Ansicht vertreten, daß nur der dominante Faktor als materielles Substrat irgendwelcher Art im Keimplasma enthalten sei, während der rezessive Zustand bloß durch Fehlen dieses Faktors bedingt wäre. Der homozygote rezessive Zustand RR hätte demnach die Formel O, der heterozygote die Formel D, der homozygote dominante die Formel DD. Die „Durchschlagskraft" eines Charakters entscheidet darüber, ob er in heterozygoter Form, also als D, sich ebenso durchsetzen kann wie in homozygoter Form, als DD, oder ob er in der halben Dosis des heterozygoten Zustandes abgeschwächt in Erscheinung tritt. So kämen die Übergänge von der vollkommenen zur unreinen Dominanz zustande, so könnte aus dem Wechsel der Durchschlagskraft oder Potenz die fluktuierende Dominanz und der Dominanzwechsel verständlich werden. Allgemeiner angenommen scheint die Platesche Theorie zu sein, der auch für den rezessiven Zustand eines Merkmals ein materielles Substrat annimmt, das er den Grundfaktor nennt. Indem zu dem Grundfaktor noch ein „Supplement" hinzukommt, ruft es das dominante Merkmal hervor. Das Supplement kann eine erregende Wirkung ausüben, die dominante Eigenschaft erscheint dann gegenüber der rezessiven als neues, positives Merkmal; es kann aber auch hemmend wirken, der Grundfaktor wird dann abgeschwächt oder aufgehoben. Eine Modifikation dieser Plateschen Grundfaktor-Supplementtheorie stammt von Toenniessen [3]). Wir wollen sie mit seinen eigenen Worten wiedergeben.

„Wenn sich zwei Varietäten einer Art (fremde Arten kommen für die Mendelsche Vererbung nicht in Betracht, da sich Artbastarde nicht fortpflanzen) hinsichtlich eines Artmerkmals unterscheiden, so

---

[1]) C. Correns: Versuche, bei Pflanzen das Geschlechtsverhältnis zu verschieben. Hereditas Bd. 2, S. 1. 1921.

[2]) „Bei den echten Fiktionen, z. B. der des Infinitesimals, ist die Denkbarkeit so wenig Bedingung, daß hier vielmehr die Undenkbarkeit Merkmal ist; denn diese fiktiven Begriffe sind widerspruchsvoll und enthalten logische Unmöglichkeiten." (Vaihinger: Die Philosophie des Als Ob. 3. Aufl. Leipzig, F. Meiner 1918.)

[3]) l. c. S. 414.

muß diesem Unterschied natürlich auch ein Unterschied in der Erbmasse zugrunde liegen. Jedoch müssen die beiden Varietäten, da sie
der gleichen Art angehören, für jede Eigenschaft und besonders
auch für die differierende Eigenschaft, eine wenigstens teilweise übereinstimmende, artspezifische Keimplasmastruktur besitzen. Auf dieser
gemeinsamen Grundlage bauen sich dann erst die mendelnden Unterschiede auf. Diese Vorstellung berücksichtigt auch die Tatsache, daß
nicht nur die Chromosomen, deren Verhalten bei der Reduktionsteilung
der Mendelschen Theorie gut entspricht und die nach R. Hertwig
hauptsächlich für die mendelnden Faktoren als Grundlage in Betracht
kommen, sondern auch das bei jeder Amphimixis mitvererbte Zell-
protoplasma durch seine gesamte, artspezifische Struktur für die Vererbung von Bedeutung ist. Nach meiner Auffassung entspricht also
der Grundfaktor (= rezessive Zustand) der artspezifischen, beiden
Varietäten gemeinsamen Keimplasmastruktur, das Supplement (= dominanter Faktor) der den Unterschied zwischen den Varietäten bedingenden
Erbeinheit. Diese stellt also, ebenso wie nach der Presence-Absence-
oder der Grundfaktor-Supplementtheorie ein Plus gegenüber der gemeinsamen artspezifischen Grundlage dar. Die Wirkung dieses dominanten
Faktors kann auch nach unserer Auffassung eine erregende oder hemmende
sein. Die schon von Mendel eingeführte Schreibweise ist für sämtliche
Auffassungen brauchbar, wenn man sich nur vergegenwärtigt, daß die
Symbole, d. h. die großen und kleinen Buchstaben der dominanten
und rezessiven Faktoren nicht wörtlich dem Vorhandensein und völligen
Fehlen eines Erbfaktors entsprechen, sondern nur relativer Natur sind
(worauf auch Goldschmidt hinweist); dann bezeichnet der rezessive
Faktor (nach Bateson = O) als gemeinsamer Grundfaktor der Varietäten den Unterschied = O, der dominante Faktor das Vorliegen der
unterscheidenden Erbeinheit. Meines Erachtens kann ferner der Mehr-
besitz von Erbfaktoren bei dem dominanten Typus nicht nur dadurch
bedingt sein, daß der dominante Typus außer dem Grundfaktor noch
ein Supplement besitzt, sondern auch dadurch, daß er den ganzen
Grundfaktor besitzt, während dem rezessiven Typus irgend etwas vom
Bestand des Grundfaktors fehlt. Diese Vorstellung erleichtert meines
Erachtens das Verständnis mancher rezessiver Krankheiten, bei denen
ersichtlich die Krankheit in dem Fehlen bzw. der Hypofunktion einer
Eigenschaft beruht und rezessiv ist. Eine andere Schreibweise als die
Mendelsche ist jedoch auch hierfür nicht nötig, da diese das Relative
zwischen Dominanz und Rezession vollkommen zum Ausdruck bringt.“

Wenn wir an Stelle dieser rein morphologisch-konstruktiven Vorstellungen eine biochemische, unserem Erklärungsbedürfnis mehr ent-
gegenkommende Auffassung setzen wollen, so dürfen wir jedenfalls
annehmen, daß dem Unterschied zwischen dominantem und rezessivem
Zustand eines Paarlings, also zwischen A und a jedenfalls irgendein
Unterschied im Chemismus einer bestimmten winzigen Stelle eines
Chromosoms (Chromomers) entsprechen muß [1]), und können uns in

---

[1]) W. Johannsen: Some remarks about units in heredity. Hereditas
Bd. 4, S. 133. 1923.

Anlehnung an Goldschmidt die Anschauung bilden, es handle sich um differente enzymatische Potenzen. Interferieren diese differenten Enzyme im heterozygoten Organismus miteinander, dann ist die Quantität der beiden Enzyme und damit die durch sie bestimmte chemische Reaktionsgeschwindigkeit maßgebend für den Effekt. Die Art und Richtung des Entwicklungsvorganges wird somit bestimmt durch das gegenseitige quantitative Verhältnis der beiden, den gleichen Entwicklungsvorgang unterhaltenden und beeinflussenden Enzyme, dieses quantitative Verhältnis wäre maßgebend für den Grad der Prävalenz, für die Intensität von Dominanz oder Epistase.

Diese Goldschmidtsche Theorie von der quantitativen Grundlage des Vererbungsvorganges[1]) bringt eine ganze Reihe von Vorgängen unserem Verständnis näher: Der Dominanzwechsel erklärt sich durch die in verschiedenen Zeiträumen bis zur eben wirksamen Quantität gebildeten Produkte der betreffenden allelomorphen Enzyme. Es kann sehr wohl das Produkt des einen (rezessiven) Enzyms erst zu einer Zeit sich phänotypisch geltend machen, wenn das Produkt des anderen (dominanten) Enzyms bis dahin schon längst allein den Entwicklungsgang eines Merkmals oder einer Eigenschaft bestimmt hat. Das Polymerieprinzip, die Kooperation mehrerer gleichartiger Erbfaktoren erscheint vom Standpunkte der Enzymquantitäten in neuem Lichte, es ist gewissermaßen ein diskontinuierlich-morphologischer Ausdruck des allgemeinen Differential-Integralprinzips, das die Enzymquantitäten der Gene beherrscht. Das Wesen der Keimänderung durch peristatische Einflüsse wird hell erleuchtet durch die Beobachtungen Goldschmidts, welche die differenten Quantitäten eines Gen-Enzyms als Anpassungscharaktere an die äußeren Lebensbedingungen erkennen lassen. Offenbar bilden also die durch äußere Einflüsse wandelbaren Faktorenquantitäten auch den ersten Schritt in der Ausbildung von Artverschiedenheiten.

Man hat die Mendelschen Gesetze vielfach nicht als Gesetze im eigentlichen Sinne des Wortes, sondern bloß als Vererbungsregeln gelten lassen wollen, da bei einem Naturgesetz keine Ausnahmen vorkommen dürfen[2]).

Die Mendelschen Vererbungsmechanismen stellen aber mindestens ebensolche Gesetzmäßigkeiten dar, wie alle anderen, die wir in der belebten Natur beobachten können. Ausnahmen können wir nicht als solche agnoszieren, solange wir die Gesetzmäßigkeiten selbst noch nicht in ihrer Vollkommenheit übersehen. Scheinbare Ausnahmen sind also bloß der Ausdruck von Bedingungen, die wir nicht kennen. Da die Mendelschen Gesetze des Vererbungsvorganges in Zahlenreihen zum Ausdruck kommen, welche sich ihrerseits den mathematischen Gesetzen des Zufalls und der Wahrscheinlichkeit fügen, so können sie naturgemäß

---

[1]) R. Goldschmidt: Die quantitative Grundlage von Vererbung und Artbildung. Roux's Vortr. u. Aufsätze über Entwicklungsmech. d. Organismen. H. 24. Berlin: Julius Springer, 1920.
[2]) Vgl. Toenniessen: l. c. S. 409. — Stieve; l. c. S. 520.

für den speziellen Fall sehr häufig nichts voraussagen. Die Fälle, wo
eine solche Voraussage möglich ist, sollen im folgenden Kapitel ein-
gehender zur Sprache kommen. Das, was wir in den Galtonschen
Gesetzen kennen gelernt haben, ist, wie Rüdin[1]) treffend bemerkt,
der statistische Ausdruck des schließlichen Endresultates des Wirkens
der Mendelschen Gesetze, es sind statistische Formulierungen der
Konsequenzen, die sich aus dem Walten der Mendelschen Vererbungsmechanismen ergeben.

Siebente Vorlesung.

Die Mendelschen Vererbungsgesetze beim Menschen. Die geschlechtsgebundene Vererbung.

M. H.! Es ist a priori klar, daß die Mendelschen Vererbungsgesetze
auch für den Menschen Geltung haben müssen, denn es liegt gar kein
Grund vor, warum ein so fundamentales biologisches Gesetz der Fortpflanzung mehrzelliger Lebewesen beim Menschen eine Ausnahme
finden sollte. Insoweit nun die Vererbung anzestraler Anlagen sich
nicht nur auf Eigenschaften und Merkmale bezieht, die den Normal-
bestand eines menschlichen Individuums, seine Normalkonstitution ausmachen, sondern sich auch auf die Übertragung abnormer Anlagen erstreckt, die entweder als solche schon unmittelbar krankhaft sind oder
ein dispositionelles Moment für die Entstehung gewisser Krankheiten
abgeben, insoweit beansprucht die Kenntnis ihres Übertragungsmodus
ein ganz besonderes Interesse von seiten des Arztes und Rassenhygieni-
kers. Da nicht nur die Anlagen morphologischer Merkmale, sondern,
wie wir früher schon besprochen haben, auch ganz bestimmte Reak-
tionsarten und Anspruchsfähigkeiten sich vererben, so basiert eigentlich
das Verständnis der Genese — wir können mit Haecker von Phänogenese sprechen — der individuellen Körperverfassung, der individuellen Eigenart im Verhalten bei krankhaften Störungen des vitalen
Gleichgewichtes, großenteils auf der Erkenntnis der Vererbungsgesetze
menschlicher Erbanlagen.

Gesetzt den Fall, wir hätten es mit einem bestimmten (krankhaften)
Merkmal zu tun, das monogen, d. h. nur durch eine einzige Erbanlage
bedingt ist, von dem wir wissen, ob es sich dominant oder rezessiv verhält, daß es keinem Dominanzwechsel unterliegt, nicht durch Korrelation an ein anderes mendelndes und unserer Einsicht entzogenes Merkmal
gebunden, also auch nicht heterostatisch, und das in seiner Manifestation von konditionellen Faktoren unabhängig ist, so würden wir folgende Ergebnisse zu gewärtigen haben. Abb. 25 zeigt die Vererbungs-
proportion bei Dominanz der Erbanlage, wobei zum Zwecke der Dar-

[1]) E. Rüdin: Einige Wege und Ziele der Familienforschung, mit Rücksicht
auf die Psychiatrie. Zeitschr. f. d. ges. Neurol. u. Psychiatrie. Bd. 7, S. 487. 1911.

stellung der Mendelschen Proportionen in jeder Familie vier Kinder angenommen sind. Die Kennzeichen einer dominanten Erbanlage sind demnach folgende:

1. Diejenigen Individuen, welche die betreffende dominante Erbanlage nicht besitzen, können sie auch nicht auf ihre Nachkommen übertragen; oder, wenn wir den Besitz der betreffenden Erbanlage gleich

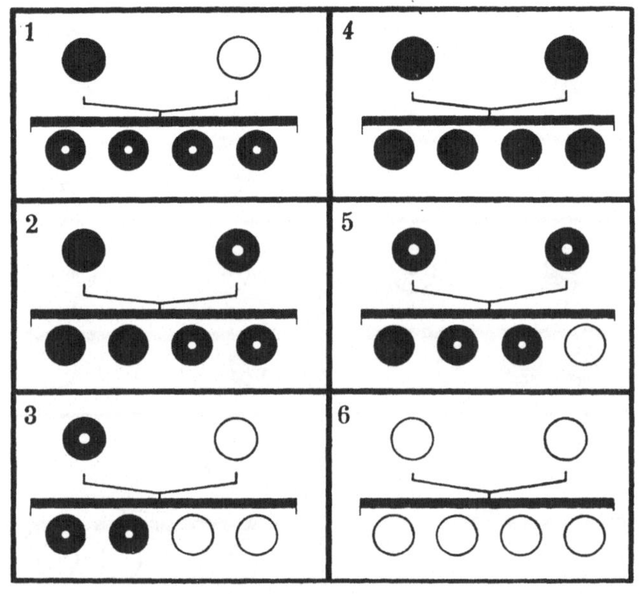

Abb. 25. Schema der dominanten Vererbung. (Nach Rüdin.)

mit dem Begriff der Krankheit identifizieren, die Gesunden sind auch in ihrem Keimplasma gesund, sie können, trotz stärkster Häufung der Krankheit in ihrer Familie, die Anlage zur Krankheit nicht auf ihre Nachkommen übertragen (Fall 6 des Schemas; RR × RR = RR).

2. Heiratet ein Kranker einen Gesunden, so sind entweder alle Kinder krank (Fall 1, DD × RR = DR) oder es ist nur die Hälfte der Kinder krank (Fall 3, DR × RR = DR + RR).

3. Heiraten zwei Kranke untereinander, so sind entweder alle Kinder krank (Fall 2, DD × DR = DD + DR, Fall 4, DD × DD = DD) oder es kommt auf drei kranke ein gesundes Kind (Fall 5, DR × DR = 1 DD + 2 DR + 1 RR).

Wie wir sehen, muß die dominante Erbanlage stets direkt von den Eltern auf die Kinder übertragen werden, ein Überspringen einer oder mehrerer Generationen ist hier ausgeschlossen.

Auf Abb. 26 sind die Verhältnisse bei **rezessivem Erbgang** ersichtlich. Es ergibt sich:

1. Sind beide Eltern krank, so sind deren sämtliche Kinder mit Sicherheit auch krank (Fall 4, RR × RR = RR).

2. Ist der eine Elter gesund, der andere krank, so können alle Kinder gesund sein (Fall 1, RR × DD = DR) oder es ist die Hälfte der Kinder gesund, die Hälfte krank (Fall 2, RR × DR = DR + RR).

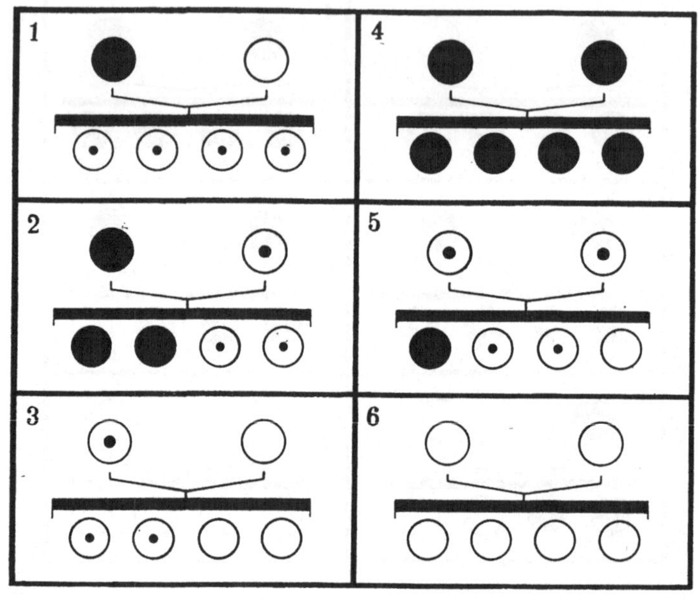

Abb. 26. Schema der rezessiven Vererbung. (Nach Rüdin.)

3. Heiraten zwei Gesunde aus einer Familie mit einer rezessiv vererbbaren Anlage, so können entweder alle ihre Kinder gesund sein (Fall 6, DD × DD = DD; Fall 3, DD × DR = DD + DR) oder es entfällt ein krankes Kind auf drei gesunde (Fall 5, DR × DR = 1 DD + 2 DR + 1 RR).

Aus dem eben Gesagten ist schon ersichtlich, daß bei rezessiver Erbanlage die Übertragung vielfach „indirekt", also mit Überspringen von Generationen erfolgen kann, da eben die DR-Individuen die betreffende Erbanlage nicht manifest werden lassen und als gesunde Phänotypen imponieren, wiewohl sie genotypisch krank sind. Solange sich DR-Individuen immer nur mit DD-Individuen kreuzen, solange muß die krankhafte Anlage latent bleiben, erst wenn sich ein DR-Individuum mit einem zweiten DR-Individuum vereinigt, besteht die Wahrscheinlichkeit, daß unter vier Nachkommen eines krank (RR) sein wird. Da es sich aber hierbei um ein Gesetz der großen Zahlen, um eine mathematische Wahrscheinlichkeit handelt, so können natürlich aus einer solchen Ehe gelegentlich auch lauter gesunde oder aber lauter kranke Nachkommen hervorgehen, was im letzteren Falle als familiäres Auftreten des Leidens bei gesunder Aszendenz imponiert [1]). Die Aszendenz

------

[1]) Die mathematische Wahrscheinlichkeit dieses Ereignisses wollen wir einer näheren Betrachtung unterziehen, weil ihre Kenntnis und die Möglichkeit, sie mit Hilfe einer Formel zu berechnen, von wesentlicher Bedeutung ist für das richtige Verständnis und die richtige Beurteilung und Handhabung der Vererbungsgesetze. Die Frage lautet: Wie groß ist die Wahrscheinlichkeit, daß in einer Familie mit p Kindern x Träger eines Merkmals oder einer Eigenschaft vorkommen, wenn dieses Merkmal oder die Eigenschaft eine bestimmte Frequenz in der Gesamtpopulation aufweist. Für ein rezessiv mendelndes Merkmal wäre

bei DR $\times$ DR Kreuzungen demnach die relative Frequenz $\frac{1}{4}$, bei DR $\times$ RR

Kreuzungen $= \frac{1}{2}$; für das Verhältnis der Geschlechter wäre sie rund $\frac{1}{2}$, d. h. die Häufigkeit des männlichen zum weiblichen Geschlecht verhält. sich rund wie 1 : 1. Gehen wir von diesem letzteren Falle aus, so kommen wir sofort zu einer Analogie mit dem auf S. 15 erörterten Würfelspiel, bei dem ja gleichfalls Plus zu Minus im Häufigkeitsverhältnis 1 : 1 stand. Sind also die beiden Alternativen gleich

häufig, ihre Wahrscheinlichkeit demnach $\frac{1}{2}$, so sind bei vier Würfen im Würfel-

spiel bzw. bei vier Kindern eines Elternpaares in unserem Falle $2^4 = 16$ verschiedene und gleich wahrscheinliche Fälle möglich, wobei die Anzahl der positiven Würfe bzw. der Merkmalsträger durch die Binomialkoëffizienten ausgedrückt wird (vgl. S. 16). Wenn wir also den positiven Ausfall beim Würfeln bzw. den Besitz des Merkmals mit M, den negativen Ausfall bzw. das Fehlen des Merkmals mit N bezeichnen, so erhalten wir für vier Würfe bzw. vier Kinder die Binomialreihe:

$$(M + N)^4 = \binom{4}{0} M^0 . N^4 + \binom{4}{1} M^1 . N^3 + \binom{4}{2} M^2 . N^2 + \binom{4}{3} M^3 . N^1 + \binom{4}{4} M^4 N^0 .$$

Hierbei bedeutet also die obere Zahl der Koëffizienten die Zahl der Würfe bzw. die Familiengröße, die untere Zahl die der positiven Würfe bzw. der Merkmalsträger. Die Potenz, zu welcher M bzw. N in den einzelnen Gliedern vorkommt, dient hier als Symbol der Familien mit einer bestimmten Anzahl von Merkmalsträgern. Also bedeutet z. B. das Mittelglied $\binom{4}{2} M^2 N^2$, daß in Familien zu 4 Kindern

2 Kinder mit dem Merkmal behaftet und 2 frei sein werden in $\binom{4}{2}$, d. i. also in

$\frac{4 . 3}{1 . 2} = 6$ von insgesamt 16 Fällen. Es ist demnach auch zu erwarten, daß man der gleichmäßigen Verteilung von 2 Knaben und 2 Mädchen in vierkinderigen Familien 6mal unter 16 Fällen begegnet.

Formulieren wir nun die obige Gleichung allgemein, indem wir die Zahl der Würfe bzw. der Kinder in einer Familie mit p, die Zahl der positiven Würfe bzw. der Merkmalsträger unter den Kindern mit x bezeichnen und fassen wir die sämtlichen Glieder des Binoms von $\binom{p}{0} M^0 . N^p$ bis $\binom{p}{p} M^p . N^0$ zusammen unter der Formel

$$\sum_{x = 0}^{x = p} \binom{p}{x} M^x . N^{p-x} = (M + N)^p,$$

war aber in einem solchen Falle nur phänotypisch gesund, genotypisch dagegen krank. Es ergibt sich weiterhin, daß gerade in solchen Familien Verwandtenehen besonders geeignet sind, zwei DR-Individuen zusammenzuführen, wie das aus der Abb. 27 ersichtlich ist. In solchen Fällen ist die Wahrscheinlichkeit ziemlich groß, daß z. B. Vetter und Cousine die gleiche krankhafte Erbanlage rezessiv enthalten und damit

so können wir für jeden Wert von p und x den entsprechenden Binomialkoëffizienten und damit die zu erwartende Häufigkeit leicht berechnen.

Wenn das in Betracht kommende Merkmal nicht die Häufigkeit 1 : 1 hat, wie etwa das Geschlecht, sondern wenn beispielsweise nur der vierte Teil der Population das Merkmal führt, dann tritt an Stelle des Binoms $(M + N)$ das Binom $(1\,M + 3\,N)$. Oder allgemein, wenn in einer Bevölkerung auf a Träger eines Merkmals b Nichtträger kommen, so rechnen wir mit dem Binom $(a\,M + b\,N)^p$ und ermitteln die Zahl der Familien mit x Trägern des Merkmals M nach der Formel $\binom{p}{x} a^x \cdot b^{p-x}$, drücken also die Zusammensetzung der Bevölkerung nach Familien mit wechselnder Zahl der Merkmalsträger aus durch das Symbol

$$\sum_{x=0}^{x=p} \binom{p}{x} a^x \cdot b^{p-x} \cdot M^x \cdot N^{p-x} = (aM + b\,N)^p.$$

Wenn wir statt a und b die relative Häufigkeit des Merkmals $\left(\dfrac{1}{2}, \dfrac{1}{4} \text{ usw.}\right)$ setzen und sie mit q und $1 - q$ bezeichnen, so können wir durch die Formel

$$\binom{p}{x} q^x (1 - q)^{p-x}$$

die Wahrscheinlichkeit zum Ausdruck bringen, daß eine Familie mit p Kindern x Merkmalsträger aufweist.

Kehren wir zu dem oben besprochenen Falle der DR $\times$ DR Kreuzung zurück, so ergab sich die relative Häufigkeit q des Merkmals $(RR) = \dfrac{1}{4}$. Nehmen wir an, wir hätten es mit lauter Familien zu je 4 Kindern zu tun, so hätte darunter das Vorkommen eines RR-Individuums die Wahrscheinlichkeit $\binom{4}{1}\left(\dfrac{1}{4}\right)^1 \left(\dfrac{3}{4}\right)^3 = \dfrac{27}{64}$, d. h. unter 64 Fällen wird nur 27mal tatsächlich der nach Mendel zu erwartende Fall eintreten, daß von 4 Kindern einer DR $\times$ DR Kreuzung eines RR ist.

Es kann aber auch geschehen, daß unter diesen Umständen sämtliche 4 Kinder RR sind, und zwar mit der Wahrscheinlichkeit $\binom{4}{4}\left(\dfrac{1}{4}\right)^4 \left(\dfrac{3}{4}\right)^0 = 1 \cdot \dfrac{1}{256} \cdot 1 = \dfrac{1}{256}$. Das heißt also, unter 256 Fällen von DR $\times$ DR Kreuzung wird ein einziges Mal der Fall eintreten, daß sämtliche Kinder RR sind. Vollkommen fehlen werden RR-Kinder mit der Wahrscheinlichkeit $\binom{4}{0}\left(\dfrac{1}{4}\right)^0 \left(\dfrac{3}{4}\right)^4 = \dfrac{81}{256}$, also in 81 von 256 Fällen.

Für Familien mit je 2 Kindern würde die Wahrscheinlichkeit, daß keines, eines oder beide Kinder RR-Individuen sind, sich folgendermaßen gestalten:

Wahrscheinlichkeit, daß kein Kind RR ist $\quad = \binom{2}{0}\left(\dfrac{1}{4}\right)^0 \left(\dfrac{3}{4}\right)^2 = \dfrac{9}{16}$

,,　　　　　,, ein　,,　　,,　,,　$= \binom{2}{1}\left(\dfrac{1}{4}\right)^1 \left(\dfrac{3}{4}\right)^1 = \dfrac{6}{16}$

,,　　　　　,, beide Kinder RR sind $= \binom{2}{2}\left(\dfrac{1}{4}\right)^2 \left(\dfrac{3}{4}\right)^0 = \dfrac{1}{16}$.

Aussichten haben, miteinander kranke Kinder zu zeugen. Die sogenannte kollaterale Belastung, d. h. das Vorkommen der Krankheit bei Onkeln und Tanten oder deren Kindern unter Freibleiben der Eltern ist bei rezessivem Erbgang leicht verständlich.

Es ergibt sich weiter, daß die Häufigkeit von Verwandtenehen der Eltern geradezu ein Kennzeichen rezessiven Erbganges sein kann, wenn es sich um in der Bevölkerung wenig verbreitete Erbanlagen handelt. Wäre z. B. eine bestimmte rezessive Krankheitsanlage bloß in einer

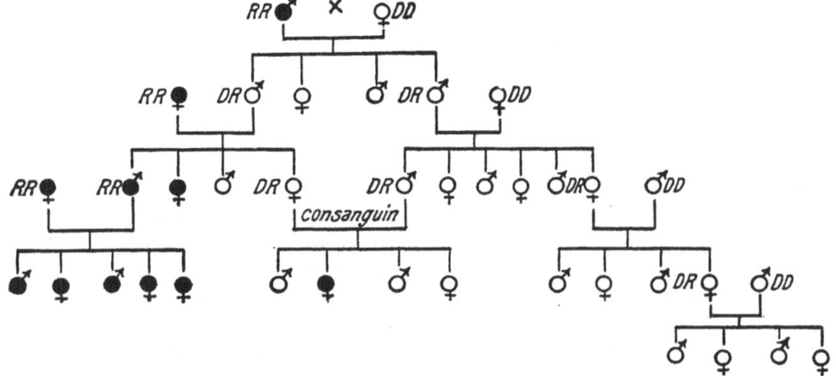

Abb. 27. Schema eines rezessiven Erbganges. (Nach Plate.)

einzigen Familie vorhanden, dann könnte sie überhaupt nur durch eine Verwandtenehe homozygot, also phänotypisch manifest werden. Ist aber eine rezessive Anlage in der Population sehr verbreitet, dann wird eine Homozygotierung dieser Anlage ebenso häufig auch ohne Verwandtenehe zustande kommen. Je seltener also eine rezessive Krankheitsanlage ist, desto häufiger muß Konsanguinität der Eltern der Kranken festzustellen sein. So fand z. B. Hammerschlag, daß von 107 taubgeborenen Kindern 42, also etwa 40% von Eltern abstammten, die miteinander blutsverwandt waren, während die Häufigkeit von Verwandtenehen in der Gesamtbevölkerung höchstens wenige Prozente ausmacht. Für ausgesprochen seltene Erbanlagen läßt sich also folgern, daß die überdurchschnittliche Häufigkeit von Konsanguinität bei den Eltern der Merkmalsträger rezessiven Erbgang anzeigt, während das Fehlen einer solchen überdurchschnittlichen Häufigkeit rezessiven Erbgang unwahrscheinlich macht[1]).

Diese Ergebnisse unserer Betrachtungen sind offenkundig von weittragender Bedeutung. Wir dürfen aber nicht vergessen, daß sie auf einer Reihe von Voraussetzungen aufgebaut sind, deren Realität nur selten zutrifft. Die wenigsten Merkmale und Eigenschaften lebender Organismen sind nur durch einen einzigen Erbfaktor bedingt, in den

---

[1]) Vgl. F. Lenz: l. c. — H. W. Siemens: Über Vorkommen und Bedeutung der gehäuften Blutsverwandtschaft der Eltern bei den Dermatosen. Arch. f. Dermatol. u. Syphilis. Bd. 132, S. 206. 1921.

meisten Fällen handelt es sich um polygene Bedingtheit, was für
so komplexe Merkmale und Eigenschaften, wie sie bestimmte Krankheitsdispositionen darstellen, in ganz besonderem Maße gilt. Es ist
daher in den meisten Fällen gar nicht mit einem monohybriden,
sondern mit einem polyhybriden Vererbungstypus zu rechnen. Diese
Tatsache sowie das Vorkommen des Dominanzwechsels, also der Abhängigkeit des „Durchschlagens" der Erbanlage von verschiedenen
äußeren und inneren Einflüssen, die gegenseitige Korrelation verschiedener Erbanlagen erschwert die Feststellung ungeheuer, ob sich eine
Erbanlage dominant oder rezessiv verhält, sowie ob ein Individuum
in bezug auf die betreffende Erbanlage homo- oder heterozygot ist.
Dazu kommt die geringe Kinderzahl der menschlichen Familien, welche
das Zutreffen der Mendelschen Proportionen meist gar nicht ermöglicht und keinesfalls deren Verwertung zuläßt, da es sich ja in solchen
Einzelfällen, wo diese Proportionen wirklich angetroffen werden, um
bloßen Zufall handeln kann. Dazu kommt ferner die Unsicherheit
der menschlichen Stammbäume und Ahnentafeln. Pater semper incertus!
Man hat den Einwand erhoben, daß es sich beim Menschen niemals
wie in den Vererbungsversuchen der Züchter um „reine Linien", also
um genotypisch einheitliche Exemplare handelt und daß beim Menschen
zum Unterschied vom Vererbungsexperiment keine Inzucht innerhalb
einer F_1-Generation vorkommt. Dieser Einwand ist unberechtigt. Es
kommt gar nicht darauf an, wie, abgesehen von den zu untersuchenden
Krankheitsanlagen, der Genotypus der sich kreuzenden menschlichen
Individuen beschaffen ist, wofern keine korrelative Bindung der krankhaften Erbanlage störend mitspielt. Wir können also unter dieser
Voraussetzung davon absehen, daß jeder Mensch ein sehr komplizierter,
unübersehbarer polyhybrider Bastard ist und die Analyse der pathologischen Erbanlage getrost vornehmen.
Es ist auch die Inzucht oder gar die Selbstbefruchtung durchaus
nicht notwendig, um die Mendelschen Gesetzmäßigkeiten nachzuweisen. Auch bei Panmixie, also bei regelloser Vermischung innerhalb
einer Population müssen sich durch die Wirkung des Zufalles nach den
Gesetzen der Wahrscheinlichkeit diese Gesetzmäßigkeiten feststellen
lassen. Nur ist der Weg, auf dem man zu dieser Feststellung gelangen
kann, die Methode dieses Zweiges der Vererbungslehre eine ganz andere
als jene, deren sich die botanischen und zoologischen Vererbungsforscher
zu bedienen in der Lage sind. „An Stelle des Experiments, der Stamm-
baumkultur, muß eben beim Menschen die Stammbaumbeobachtung
treten" (E. Baur)[1]. In der Regel sind hier nicht die Eltern, sondern
die Kinder der Ausgangspunkt der Untersuchung. Wir haben kein
Experiment anzustellen, sondern die uns von der Natur gelieferten
Experimente zu verarbeiten und richtig zu deuten. Da es sich bei den
Mendelschen Zahlenverhältnissen, wie sie sich aus den Vererbungs-
gesetzen ergeben, um Gesetze der großen Zahlen handelt, also um solche,
die nichts für den Einzelfall besagen, sondern nur für den großen Durch-

---

[1] E. Baur: Einige Ergebnisse der experimentellen Vererbungslehre. Beihefte
zur Med. Klinik. 1908. Heft 10.

schnitt gelten, so ist es klar, daß die einzig richtige, hier in Betracht
kommende Methode die statistische sein muß. „Die gegebene Methode
zur nachträglichen Bearbeitung von Naturexperimenten ist die statistische. Die Kasuistik vermag wohl Anschauungen, die sich auf Grund
der bisherigen Erfahrungen gebildet haben, umzuwerfen und zur Untersuchung in neuer Richtung anzuregen, ihre heuristische Bedeutung
darf daher nicht unterschätzt werden; aber endgültig feststehende
Resultate vermag sie nicht zu liefern" (Weinberg) [1]. Mit dieser Erkenntnis haben sich leider noch nicht viele Ärzte vertraut gemacht,
weshalb man vielfach der Publikation von besonders reich mit positiven Fällen gespickten Stammbäumen begegnet, die jedoch durchaus
irreführend sind. Es muß unbedingt jede Erfahrung, positive und negative, gleich hoch eingeschätzt werden, wenn verwertbare allgemeine
Regeln gefunden und das Spiel des Zufalls ausgeschaltet werden sollen.
Es ist das heute noch nicht genügend gewürdigte Verdienst Weinbergs,
uns die Wege gewiesen zu haben, welche die menschliche Vererbungslehre zu gehen hat, um zu richtigen Ergebnissen zu gelangen.

Das vorliegende statistische Problem besteht offenkundig darin,
festzustellen, inwieweit die Häufigkeit oder durchschnittliche Intensität
eines Merkmals in einer Bevölkerung oder Bevölkerungsgruppe durch
die Bearbeitung ausgelesenen Materials ermittelt werden kann, es ist
also ein Problem der statistischen Auslese. Die einseitige Auslese, wie
sie die Berücksichtigung besonders „interessanter" Stammbäume darstellt, ist dazu offenkundig ungeeignet. Aber auch die repräsentative
oder Stichprobenauslese, d. h. eine solche, die eine bestimmte Anzahl
von Erfahrungen berücksichtigt, welche in verkleinertem Maßstab die
Gesamterfahrungen der betreffenden Population repräsentiert, welche
also eine exakt zufällige Auslese darstellt, bedarf in ihrer Anwendung
auf die menschlichen Vererbungsprobleme einer bestimmten Korrektur,
welche Weinberg in seiner „Geschwister"- und „Probandenmethode" angegeben hat [2]. Ihre Notwendigkeit ist aus folgender
Überlegung klar.

Werden zwei heterozygote Individuen gekreuzt — und das ist
beim Menschen infolge der Panmixie und auf Grund des Prinzips
der steten Neukombination des Keimplasmas in der Mehrzahl der
Konjugationen der Fall —, so tritt das rezessive Merkmal durchschnittlich bei $1/4$ der Nachkommen auf, während sein Vorhandensein bei
den Eltern selbst nicht erkennbar ist. Um nun die klassische Zahl $1/4$
zu erhalten, müßte man alle Fälle von Heterozygoten-Kreuzung in einer
Bevölkerung oder eine repräsentative Auslese derselben erfassen. Das
ist aber unmöglich, weil bei der Kleinheit der menschlichen Familie zahlreiche solche Kreuzungen unserer Kenntnis entgehen müssen, bei welchen

---

[1] W. Weinberg: Auslesewirkungen bei biologisch-statistischen Problemen.
Arch. f. Rassen- u. Gesellschaftsbiol. 1913. Heft 4. S. 418.

[2] W. Weinberg: Über Vererbungsgesetze beim Menschen. Zeitschr. f. indukt.
Abstammungs- und Vererbungslehre. Bd. 1, Heft 4, S. 377. 1909. Weitere Beiträge
zur Theorie der Vererbung. Arch. f. Rassen- u. Gesellschaftsbiol. 1912. Heft 2,
S. 165 und l. c.

nämlich unter der spärlichen Nachkommenschaft ein rezessiver Homozygot überhaupt nicht vorkommt. Wenn man also, wie das allein möglich ist, nur alle jene Fälle berücksichtigt, in welchen mindestens ein Kind homozygot rezessiv ausfiel, so kann man bei Gegenüberstellung der Zahlen der erkrankten und der gesunden Nachkommenschaft gar nicht das Verhältnis $1/_4$, sondern muß ein weit höheres erwarten.

Mathematisch gefaßt ergibt sich folgendes: Haben wir bei insgesamt m Familien mit Kreuzung heterozygoter Eltern und einer durchschnittlichen Kinderzahl p zusammen mp Kinder, darunter $\dfrac{mp}{4}$ rezessiv homozygote, also kranke, und sind unter diesen m Familien n mit durchschnittlich q Kindern ohne rezessiv-homozygote, also ohne kranke Kinder, die der Auslese demnach vollkommen entgehen, so erhalten wir m—n Familien mit zusammen mp—nq Kindern, welche wir mit unserer Auslese zu erfassen vermögen und unter denen sich die $\dfrac{mp}{4}$ homozygot - rezessiven, also kranken Fälle befinden. Die relative Häufigkeit des rezessiven Merkmals werden wir dann berechnen mit $\dfrac{mp}{4} : (mp - nq)$ oder $mp : 4 (mp - nq)$ statt mit $\dfrac{mp}{4} : mp$, d. h. wir erhalten einen Wert, der viel größer sein muß als $1/_4$, und werden dadurch irregeführt.

Dieser Fehler läßt sich nun durch die ingeniöse „Geschwistermethode" vermeiden. Da die Geschwister der homozygot-rezessiven, also kranken Fälle in ihrer Beschaffenheit von diesen unabhängig und nur von der Beschaffenheit der Eltern abhängig sind, so muß die Summe der Geschwister der homozygot-rezessiven Fälle das Resultat der Kreuzung heterozygoter Eltern (in unserem Beispiel), also $1/_4$ kranke und $3/_4$ gesunde Kinder ergeben. Man braucht also bloß die Geschwister-Erfahrungen [1]) aller einzeln ermittelten kranken Kinder zu summieren und muß unter diesen sämtlichen Geschwister-Erfahrungen $1/_4$ rezessiv-homozygote, also kranke erhalten, vorausgesetzt, daß das Material groß genug ist und wirklich ein einfacher rezessiver Erbgang vorliegt. Statt also die Summe der kranken Individuen zur Summe sämtlicher Individuen in Relation zu bringen, berechnet man von allen kranken Individuen die Anzahl ihrer kranken und die Anzahl ihrer sämtlichen Geschwister. Das Verhältnis dieser beiden Summen entspricht dem zu erwartenden Verhältnis bei representativer Auslese. Hätten wir also beispielsweise eine Reihe von Familien mit p_1, p_2, p_3 usw. Kindern, unter denen sich r_1, r_2, r_3 usw. homozygot-rezessive, also kranke befinden, so gilt nicht das Verhältnis

$(r_1 + r_2 + r_3 + \ldots) : (p_1 + p_2 + p_3 + \ldots)$, sondern es gilt das Verhältnis
$$[r_1 (r_1 - 1) + r_2 (r_2 - 1) + r_3 (r_3 - 1) + \ldots] : [r_1 (p_1 - 1) + r_2 (p_2 - 1) + r_3 (p_3 - 1) + \ldots].$$

---

[1]) Unter „Geschwister-Erfahrungen" ist im Sinne der Statistik die Summe der Geschwister des betreffenden Individuums zu verstehen.

Am besten wird die Anwendung der Geschwistermethode an einem Beispiel klar werden, das wir Weinberg [1]) entnehmen und das sich auf Lundborgs Material von Myoklonusepilepsie in Schweden bezieht.

Familie Nr.	Größe der Familie p	Zahl der homozygot-rezessiven Kinder r	Zahl der Erfahrungen über Geschwister überhaupt $r \cdot (p - 1)$	Zahl der Erfahrungen über homozygot-rezessive Geschwister $r \cdot (r - 1)$
1	6	3	3 . 5 = 15	3 . 2 = 6
2	8	1	1 . 7 = 7	1 . 0 = 0
3	6	2	2 . 5 = 10	2 . 1 = 2
4	9	3	3 . 8 = 24	3 . 2 = 6
5	9	1	1 . 8 = 8	1 . 0 = 0
6	5	2	2 . 4 = 8	2 . 1 = 2
7	6	2	2 . 5 = 10	2 . 1 = 2
8	4	2	2 . 3 = 6	2 . 1 = 2
9	1	1	1 . 0 = 0	1 . 0 = 0
Summe	54	17	88	20

Man erhält demnach ohne Korrektur das Verhältnis der Rezessiven

$$17 : 54 \text{ oder } 31{,}5 : 100,$$

nach Korrektur das Verhältnis der Rezessiven

$$20 : 88 \text{ oder } 22{,}7 : 100.$$

Während ersteres Verhältnis den zu erwartenden Wert $\frac{1}{4}$ übertrifft, ist letzteres etwas zu klein. Dieses mußte aber erwartet werden, da die Abgrenzung [2]) der in Beobachtung gezogenen Kinder beim zehnten Jahre liegt, die Myoklonusepilepsie aber nach einzelnen Erfahrungen auch erst weit später auftreten kann. Die späte Manifestationszeit des homozygot-rezessiven Zustandes hat also zu einer irrtümlichen Unterschätzung der Zahl kranker Individuen geführt. Nimmt man also an, daß die Abgrenzung etwas zu niedrig erfolgt ist, so darf man erwarten, daß sich bei richtiger Abgrenzung genau das Verhältnis $\frac{1}{4}$ ergeben würde. Das Material Lundborgs kann als repräsentativ gelten, da er sich bemüht hat, alle Fälle von Myoklonusepilepsie in Schweden ohne Rücksicht auf Familienhäufung festzustellen und mehr eben nicht beobachtet sind.

Die Geschwister-Methode korrigiert somit den Fehler einseitiger Familienauslese.

Dort, wo man nicht wie in dem obigen Beispiel der Myoklonusepilepsie entweder die gesamten homozygot-rezessiven Individuen einer Population

---

[1]) W. Weinberg: Arch. f. Rassen- u. Gesellschaftsbiol. **9**, Heft 2. 169. 1912.

[2]) Das bedeutet, daß nur Individuen über 10 Jahre in die Statistik aufgenommen wurden, da unterhalb dieses Alters die Myoklonusepilepsie noch nicht immer zum Ausbruch gekommen ist, daher also viele homozygot-rezessive Kinder gar nicht als solche erkannt werden können.

oder wenigstens deren repräsentative Auslese erfaßt, wird aber noch ein weiterer Fehler störend hinzukommen, der auch das Resultat der Geschwister-Methode zu groß erscheinen läßt. Wenn wir nämlich von sämtlichen homozygot-rezessiven Merkmalsträgern der gesamten Population nur einen kleinen Bruchteil zu erfassen vermögen und wenn für jeden Merkmalsträger der Population ceteris paribus die gleiche Wahrscheinlichkeit besteht, von uns erfaßt zu werden, dann müssen Familien mit mehreren Merkmalsträgern mit höherer Wahrscheinlichkeit zu unserer Kenntnis gelangen als solche mit nur einem Merkmalsträger. Oder anders ausgedrückt, je mehr Kranke in einer Familie vorkommen, desto größere Chancen hat gerade diese Familie, durch einen ihrer Angehörigen zufällig in unsere Statistik zu geraten. Diesen zweiten statistischen Fehler der einseitigen Individualauslese vermeidet nun neben dem ersten die Weinbergsche Probandenmethode.

Unter Probanden versteht der Statistiker die direkt durch die Individualauslese erfaßten Merkmalsträger, denen als Sekundärfälle Träger des gleichen Merkmals gegenüberstehen, welche nicht durch direkte Beobachtung bzw. Zählung, sondern erst sekundär bei Erhebung der Familienanamnese bzw. durch Familienforschung erfaßt werden. Probanden sind also lediglich Subjekte, Sekundärfälle bloß Objekte der Erfahrung. Bei der Probandenmethode dürfen nun zum Unterschied von der Geschwistermethode ausschließlich die Erfahrungen der Probanden über ihre Geschwister, nicht aber auch die Geschwistererfahrungen der Sekundärfälle verwertet werden [1]. Es werden also die Zahlen der kranken Geschwister und der gesamten Geschwister der Probanden zueinander in Relation gesetzt. Bedeuten also wiederum p_1, p_2, p_3 usw. die Gesamtkinderzahlen, r_1, r_2, r_3 usw. die Zahlen der homozygotrezessiven, also kranken Kinder und P_1, P_2, P_3 usw. die Zahl der Probanden unter diesen, dann lautet die Formel:

$$[P_1\,(r_1-1) + P_2\,(r_2-1) + P_3\,(r_3-1) + \ldots] : [P_1\,(p_1-1) + P_2\,(p_2-1) + P_3\,(p_3-1) + \ldots].$$

Wären in einem besonderen Falle sämtliche Merkmalsträger gleichzeitig Probanden, dann würde die Formel von selbst in jene der Geschwistermethode übergehen, denn dann wäre eben P gleich r. Stellen hingegen die Probanden nur einen sehr kleinen Teil aller Merkmalsträger der Gesamtpopulation dar und ist demzufolge keine Familie durch mehr als einen einzigen Probanden vertreten, dann ist P überall gleich 1 und die Formel lautet:

$$[(r_1-1) + (r_2-1) + (r_3-1) + \ldots] : [(p_1-1) + (p_2-1) + (p_3-1) + \ldots].$$

Auf diese Weise lassen sich also die statistischen Fehler korrigieren,

---

[1] Bezüglich der etwas komplizierten Begründung der Probandenmethode sei auf die Darstellung von Weinberg: Arch. f. Rassen- u. Gesellschaftsbiol. 1913 l. c., und von E. Rüdin: Studien über Vererbung und Entstehung geistiger Störungen. I. Zur Vererbung und Neuentstehung der Dementia praecox. Monogr. aus d. Gesamtgeb. d. Neurol. u. Psych. Heft 12. Berlin: Julius Springer 1916, verwiesen.

die dadurch entstehen, daß durch Nichterfassung sämtlicher Hetero-
zygotenkreuzungen ohne homozygot-rezessive Nachkommen und durch
die größere Wahrscheinlichkeit der Erfassung von Familien mit besonders
zahlreichen Merkmalsträgern das berechnete Verhältnis zwischen kranken
und gesunden Individuen zu hoch gefunden werden muß.

Die beiden Weinbergschen biologisch-statistischen Verfahren ermöglichen also auch beim Menschen die Erforschung der Mendelschen
Zahlenverhältnisse bei bestimmten Kreuzungstypen — allerdings nur
unter der Voraussetzung, daß die zu erforschende Erbanlage entweder
schon bei der Geburt oder wenigstens, wie wir es bei der Myoklonusepilepsie gesehen haben, in früher Jugend manifest wird. Ist dagegen
die Manifestationszeit über die erste Jugend hinausgerückt — und das
gilt ja für die meisten konstitutionellen Krankheitsanlagen —, dann
sind wir nicht imstande alle Träger der krankhaften Anlage von Nicht-
trägern zu unterscheiden und müßten viele Geschwister der Probanden
als gesund zählen, die in Wirklichkeit später doch noch erkranken.
Diesen dritten Fehler, der sich aus der Verschiedenheit der
Manifestationszeit bestimmter Erbanlagen ergibt, vermeidet die von mir und Berta Aschner ausgearbeitete „Kompensationsmethode“ sowie deren von Aschner angegebene
Modifikation, die „Exklusionsmethode“ [2]).

Das Prinzip der Kompensationsmethode ist folgendes: Haben
wir an einer genügend großen Zahl von Fällen die relative Häufigkeit
des Manifestationsalters einer bestimmten Erbanlage ermittelt, so
können wir die Wahrscheinlichkeit angeben, mit der ein Individuum,
das Träger dieser Erbanlage ist, sie in einem bestimmten Alter auch
schon phänotypisch aufweist, d. h. wenn es sich um krankhafte Erbanlagen handelt, schon erkrankt ist. Wir können so kurvenmäßig zur
Darstellung bringen, wieviel von allen ermittelten Probandengeschwistern
in einer bestimmten Altersklasse im Zeitpunkte ihrer statistischen
Erfassung erwartungsgemäß schon krank sein und wie viele erwartungsgemäß erst nach diesem Zeitpunkte erkranken müßten, wenn jedes
dieser Probandengeschwister die krankhafte Erbanlage besäße und
diese in jedem Falle auch manifest würde. Die Form dieser Kurve
wird also ausschließlich durch die statistisch ermittelte Manifestationszeit der krankhaften Erbanlage und durch die ermittelte Zahl der Probandengeschwister, die in einer bestimmten Altersklasse vertreten sind,
bestimmt. Daß unsere Voraussetzung, als wären alle Probandengeschwister Träger der in jedem Falle manifest werdenden krankhaften
Erbanlage, nicht zutrifft, ist völlig belanglos, da sie an der Form der
Kurven nichts ändert. Der Schnittpunkt der beiden Kurven ergibt,

---

[2]) J. Bauer und B. Aschner: Konstitution und Vererbung bei Ulcus pepticum ventriculi und duodeni. Klin. Wochenschr. 1922. Nr. 25 u. 26, S. 1250 u.
1298. B. Aschner: Beiträge zur klinischen Konstitutionspathologie. VIII. Über
Konstitution und Vererbung beim Ulcus ventriculi und duodeni. Zeitschr. f. d.
ges. Anat., Abt. 2: Zeitschr. f. Konstitutionslehre. Bd. 9, S. 6. 1923. — Die
folgende Darstellung weicht in einem unwesentlichen Punkte von den ursprünglich in diesen Arbeiten enthaltenen Angaben ab.

Im Alter von		0—12	13—18	19—24	25, 26	27, 28	29, 30	31, 32	33, 34	35, 36	37, 38	39, 40	41, 42	43, 44	45—50	51—56	57—62	über 62 Jahren	Summe
erkrankten unter 128 Ulcusträgern zum 1. Male	Zahl der Fälle	θ	5	10	2	10	12	13	6	6	9	10	9	3	16	10	7	θ	
	%	θ	4	8	1	8	9	10	5	5	7	8	7	2	13	8	5	θ	
standen unter den Geschwistern unserer Ulcuskranken, also unter den Probandengeschwistern	a) aus Ehen zweier Heterozygoter (Gesunder)		12	30	17	13	25	15	15	22	15	26	17	8	45	26	23	6	315
	b) aus Ehen eines Heterozygoten mit einem rezessiven Homozygoten (Kranken)		5	13	12	11	13	8	8	13	10	7	3	6	15	10	8	2	144

wie das unten angeführte Beispiel klar erkennen lassen wird, jenes Alter („kritisches Alter"), in welchem die Zahl der bis dahin erwartungsgemäß schon erkrankten und der erst nach diesem Alter erwartungsgemäß erkrankenden Individuen gleich groß ist. Wir können also den Fehler, den wir begehen, wenn wir alle im Zeitpunkte ihrer Erfassung durch unsere Statistik gesunden Geschwister der Probanden wirklich als gesund zählen, dadurch kompensieren, daß wir von den Probandengeschwistern, die unter dem kritischen Alter stehen, die gesunden vernachlässigen und nur die kranken mitzählen.

Die Begründung ist einfach: Wir dürfen, wofern es sich um eine Erbanlage handelt, deren Manifestation die Lebensdauer ihres Trägers nicht wesentlich beeinträchtigt (z. B. Ulcus pepticum gegenüber Sarkom), Geschwister unterhalb eines beliebig gewählten Alters vernachlässigen, ohne das gesuchte statistische Ergebnis der angewendeten Probandenmethode zu beeinflussen. Wir dürfen also auch in unserem Falle die Geschwister unter dem kritischen Alter vernachlässigen. Nun sind bis zu diesem Alter gerade ebenso viele Individuen schon erkrankt, als von den älteren, vorläufig gesunden Geschwistern erwartungsgemäß später noch erkranken werden. Wir ersetzen also die uns unmittelbar nicht zugängliche Zahl dieser letzteren durch die faßbare Anzahl der bis zum kritischen Alter bereits erkrankten Probandengeschwister.

Das folgende Beispiel möge dies an Hand der bei der Ätiologie des Ulcus pepticum beteiligten pathologischen Erbanlage (Organminderwertigkeit des Magens)[1] illustrieren. Die nebenstehende Tabelle gibt in ihrem oberen Abschnitt an, wie viele Fälle absolut und prozentuell unter 128 Ulcuskranken in einem bestimmten Alter zum ersten Male erkrankten. Der untere Abschnitt der Tabelle zeigt, wie viele von den Geschwistern der ulcuskranken Probanden zur Zeit ihrer Erfassung durch unsere Statistik in der betreffenden Altersstufe standen. Auf Grund dieser Zahlen läßt sich

[1]) Vgl. S. 9, sowie Bauer und Aschner, l. c. und Aschner l. c.

nun berechnen, wie viele Probandengeschwister einer bestimmten Altersklasse wahrscheinlich schon erkrankt sein, bzw. wieviele erst in einem späteren Alter noch erkranken müßten, wenn sämtliche Probandengeschwister auch wirklich irgend einmal ulcuskrank würden.

Es erkranken z. B. nach unserer Tabelle 4% aller Ulcusträger zwischen dem 13. und 18. Jahr; in diesem Alter standen unter den Probandengeschwistern aus Ehen zweier Heterozygoter 12 Personen. Wenn diese alle potentiell Ulcusträger wären, so müßten erwartungsgemäß 4% davon, also $\dfrac{4 \cdot 12}{100} = 0{,}48$ bis zum 18. Jahr erkrankt sein. Zwischen dem 18. und 24. Jahr erkranken 8% aller Ulcusträger; es müssen daher im ganzen 4% + 8% = 12% der 30 Probandengeschwister dieses Alters bereits ihre Organminderwertigkeit manifestiert haben, also $\dfrac{12 \cdot 30}{100} = 3{,}6$; insgesamt müßten also zur Zeit ihrer Aufnahme in die Statistik 0,48 + 3,6 = 4,08 von den 42 Probandengeschwistern bis zum 24. Lebensjahr bereits erkrankt sein. Wenn nun aber, wie das in Wirklichkeit natürlich immer der Fall ist, nicht alle Geschwister erkranken, sondern bloß ein Teil, z. B. bei einem einfach-rezessiven Erbgang ein Viertel, so bleibt das gegenseitige Verhältnis der in den einzelnen Altersabschnitten bereits erkrankten Geschwister das gleiche und es ändern sich bloß die absoluten Zahlen, da ja jede Zahl durch dieselbe Größe, also z. B. durch vier, dividiert wird. Setzen wir nun diese Rechnung fort und tragen die Anzahl der Jahre als Abszissen, die Anzahl der in dem betreffenden Alter als schon erkrankt zu erwartenden Geschwister als Ordinaten auf, so bekommen wir eine unregelmäßig ansteigende Kurve (A) (s. Abb. 28), deren Steigung, d. h. der Winkel, den die Tangente in jedem einzelnen Punkt der Kurve mit der Abszissenachse bildet, unabhängig ist von dem Verhältnis der homozygot-rezessiven zu der Gesamtzahl der Geschwister, falls dieses für die ganze Kurve konstant ist. Dieses Verhältnis ist aber nur vom Vererbungsmodus abhängig und muß daher auch für alle Altersklassen dasselbe sein.

In analoger Weise läßt sich die Anzahl der bis zu einem bestimmten Alter wahrscheinlich gesunden und erst nachher erkrankenden Geschwister berechnen. Wir fanden, daß 5% aller Ulcusträger zwischen dem 56. und 62. Lebensjahr erkranken; unter den 23 in diesem Alter stehenden Probandengeschwistern müßten also $\dfrac{5 \cdot 23}{100} = 1{,}15$ noch erkranken, die übrigen bereits erkrankt sein, wenn alle mit Sicherheit ein Ulcus bekämen. Zwischen dem 50. und 56. Jahr erkranken 8% Ulcusträger, also müssen unter unseren 26 Probandengeschwistern 5% + 8% = 13%, das sind $\dfrac{13 \cdot 26}{100} = 3{,}38$ Individuen noch erkranken.

Im ganzen werden also 1,15 + 3,38 = 4,53 von den Probandengeschwistern über 50 Jahren später, d. h. nach ihrer Erfassung durch die Statistik, noch erkranken. Setzen wir diese Berechnung weiter fort, so bekommen wir die Ordinaten einer zweiten Kurve (B), deren Steigung

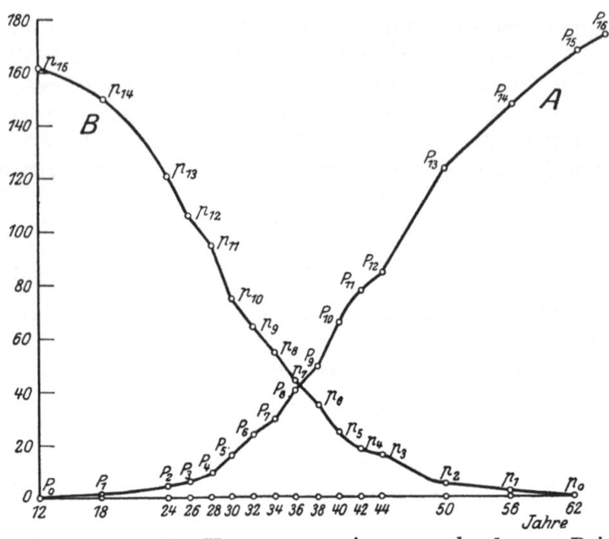

Abb. 28. Anwendung der Kompensationsmethode am Beispiele des Ulcus pepticum (nach Aschner).

<table>
<tr><td colspan="2">Kurve A:</td><td colspan="2">Kurve B:</td></tr>
</table>

$$P_0 \begin{cases} 12 \\ 0 \end{cases} \qquad\qquad p_0 \begin{cases} 62 \\ 0 \end{cases}$$

$$P_1 \begin{cases} 18 \\ 12 \cdot \dfrac{4}{100} = 0{,}48 \end{cases} \qquad\qquad p_1 \begin{cases} 56 \\ 23 \cdot \dfrac{5}{100} = 1{,}15 \end{cases}$$

$$P_2 \begin{cases} 24 \\ 0{,}48 + 30 \cdot \dfrac{12}{100} = 4{,}08 \end{cases} \qquad\qquad p_2 \begin{cases} 50 \\ 1{,}15 + 26 \cdot \dfrac{13}{100} = 4{,}53 \end{cases}$$

$$P_3 \begin{cases} 26 \\ 4{,}08 + 17 \cdot \dfrac{13}{100} = 6{,}29 \end{cases} \qquad\qquad p_3 \begin{cases} 44 \\ 4{,}53 + 45 \cdot \dfrac{26}{100} = 16{,}23 \end{cases}$$

$$P_4 \begin{cases} 28 \\ 6{,}29 + 13 \cdot \dfrac{21}{100} = 9{,}02 \end{cases} \qquad\qquad p_4 \begin{cases} 42 \\ 16{,}23 + 8 \cdot \dfrac{28}{100} = 18{,}47 \end{cases}$$

$$P_5 \begin{cases} 30 \\ 9{,}02 + 25 \cdot \dfrac{30}{100} = 16{,}52 \end{cases} \qquad\qquad p_5 \begin{cases} 40 \\ 18{,}47 + 17 \cdot \dfrac{35}{100} = 24{,}42 \end{cases}$$

$$P_6 \begin{cases} 32 \\ 16{,}52 + 15 \cdot \dfrac{40}{100} = 22{,}52 \end{cases} \qquad\qquad p_6 \begin{cases} 38 \\ 24{,}42 + 26 \cdot \dfrac{43}{100} = 35{,}60 \end{cases}$$

$$P_7 \begin{cases} 34 \\ 22{,}52 + 15 \cdot \dfrac{45}{100} = 29{,}27 \end{cases} \qquad\qquad p_7 \begin{cases} 36 \\ 35{,}60 + 15 \cdot \dfrac{50}{100} = 43{,}10 \end{cases}$$

$$P_8 \begin{cases} 36 \\ 29{,}27 + 22 \cdot \dfrac{50}{100} = 40{,}27 \end{cases} \qquad\qquad p_8 \begin{cases} 34 \\ 43{,}1 + 22 \cdot \dfrac{55}{100} = 55{,}20 \end{cases}$$

$$P_9 \begin{cases} 38 \\ 40{,}27 + 15 \cdot \dfrac{57}{100} = 48{,}82 \end{cases} \qquad\qquad p_9 \begin{cases} 32 \\ 55{,}2 + 15 \cdot \dfrac{60}{100} = 64{,}20 \end{cases}$$

$$P_{10} \begin{cases} 40 \\ 48{,}82 + 26 \cdot \dfrac{65}{100} = 65{,}72 \end{cases} \qquad\qquad p_{10} \begin{cases} 30 \\ 64{,}2 + 15 \cdot \dfrac{70}{100} = 74{,}70 \end{cases}$$

$$P_{11} \begin{cases} 42 \\ 65{,}72 + 17 \cdot \dfrac{72}{100} = 77{,}96 \end{cases} \qquad\qquad p_{11} \begin{cases} 28 \\ 74{,}7 + 25 \cdot \dfrac{79}{100} = 94{,}45 \end{cases}$$

$$P_{12} \begin{cases} 44 \\ 77{,}96 + 8 \cdot \dfrac{74}{100} = 83{,}88 \end{cases} \qquad\qquad p_{12} \begin{cases} 26 \\ 94{,}45 + 13 \cdot \dfrac{87}{100} = 1C5{,}76 \end{cases}$$

$$P_{13} \begin{cases} 50 \\ 83{,}88 + 45 \cdot \dfrac{87}{100} = 123{,}03 \end{cases} \qquad\qquad p_{13} \begin{cases} 24 \\ 105{,}76 + 17 \cdot \dfrac{88}{100} = 120{,}72 \end{cases}$$

$$P_{14} \begin{cases} 56 \\ 123{,}03 + 26 \cdot \dfrac{95}{100} = 147{,}73 \end{cases} \qquad\qquad p_{14} \begin{cases} 18 \\ 120{,}72 + 30 \cdot \dfrac{96}{100} = 149{,}52 \end{cases}$$

$$P_{15} \begin{cases} 62 \\ 147{,}73 + 23 \cdot \dfrac{100}{100} = 170{,}73 \end{cases} \qquad\qquad p_{15} \begin{cases} 12 \\ 149{,}52 + 12 \cdot \dfrac{100}{100} = 161{,}52 \end{cases}$$

$$P_{16} \begin{cases} \text{üb. } 62 \\ 170{,}73 + 6 \cdot \dfrac{100}{100} = 176{,}73 \end{cases}$$

ebenfalls von dem Verhältnis der homozygot-rezessiven zur Gesamtzahl der Geschwister unabhängig ist. Daher ist auch die Abszisse des Schnittpunktes der beiden Kurven von dieser Verhältniszahl unabhängig und hängt ausschließlich von der Manifestationshäufigkeit der betreffenden Erkrankung in den verschiedenen Altersklassen und der Anzahl der Vertreter dieser Altersklassen unter den Probandengeschwistern ab. Die Ordinate des Schnittpunktes aber stellt, da sie beiden Kurven zugleich angehört, einerseits die Zahl der bis zu diesem Alter, zur Zeit ihrer statistischen Erfassung wahrscheinlich schon erkrankten, andererseits die der jenseits dieses Alters, nach ihrer Aufnahme in die Statistik wahrscheinlich noch erkrankenden Geschwister dar. Sie gibt somit das „kritische Alter" an.

Wenn wir also die Geschwistererfahrungen unserer Probanden nur oberhalb des durch die Abszisse des Schnittpunktes angezeigten kritischen Alters (36 Jahre) berücksichtigen, so ist die Zahl der nach ihrer Aufnahme in die Statistik erwartungsgemäß noch erkrankenden unter den vorläufig gesunden Individuen, welche wir ja direkt nicht bestimmen können, ebenso groß wie die Zahl der unterhalb dieser Altersgrenze zur Zeit der statistischen Auslese schon erkrankten Geschwister, mithin durch die letztere, welche ja empirisch gegeben ist, ersetzbar. Wir müssen also die positiven Fälle vor dieser Altersgrenze mitrechnen, die negativen dagegen vernachlässigen und kompensieren auf diese Art den Fehler, welchen wir durch einseitige Nichtbeachtung einer Reihe von potentiell-positiven Fällen machen würden.

Beifolgende Tabelle zeigt nun die Anwendung der durch die Kompensationsmethode korrigierten Probandenmethode. Es entfallen somit auf 175 Gesamtgeschwister über dem kritischen Alter von 36 Jahren 18 kranke Geschwister, das sind etwa 10,3%.

Auf dieselbe Weise wird natürlich die Kurvenkonstruktion und Berechnung für die ulcuskranken Probanden aus der Ehe eines kranken mit einem gesunden Elter durchgeführt.

Die Exklusionsmethode gründet sich auf folgende Überlegung: Gesetzt den Fall, alle Geschwister der Probanden besäßen die krankhafte Erbanlage. Wäre es in unserem Ulcusbeispiel eine Erbanlage, die etwa schon vor dem 12. Jahre manifest wird, dann hätten wir im ganzen 315 im Zeitpunkte der Erfassung durch unsere Statistik kranke Geschwister gezählt (vgl. Tabelle auf S. 108). Da es aber eine Erbanlage ist, deren Manifestationszeit zwischen dem 13. und 62. Jahr schwankt, so zählen wir im ganzen laut Kurve A Ordinate P_{16} nur 176,73 erwartungsgemäß im Zeitpunkte ihrer Erfassung durch die Statistik kranke Geschwister. Die Differenz zwischen der errechneten Zahl 176,73 und der Gesamtzahl 315 der Geschwister ist somit ausschließlich bedingt durch das Moment der Manifestationszeit, da für beide Fälle die Annahme gemacht wurde, es handle sich um eine krankhafte Erbanlage, die bei sämtlichen Geschwistern vorhanden wäre. Wenn wir nun nicht 176,73 sondern nur 18 kranke Geschwister wirklich gefunden haben, dann ist die Relation 18:176,73 ein unmittelbarer Ausdruck für die Häufigkeit der krankhaften Erbanlage unter den

Geschwistern, die demnach 10,2 % beträgt. Eine Exklusionsmethode ist
dieses Verfahren deshalb, weil von der Gesamtzahl der Probandengeschwister nur ein bestimmter Teil in Rechnung gestellt, ein anderer
Teil abgezogen, ausgeschlossen wird. Wie wir sehen, ergeben Kompen-
sations- und Exklusionsmethode genau übereinstimmende Resultate.

Die großzügige Anwendung der besprochenen biologisch-statistischen
Verfahren gestattet also auch beim Menschen die Einsicht in den Ver-
erbungsmechanismus einzelner Merkmale und Eigenschaften, seien sie
nun physiologischer oder pathologischer Natur. Allerdings ist auch
da noch eine Reihe von Schwierigkeiten und Fehlerquellen nicht zu
übersehen, so die Beurteilung der genotypischen Beschaffenheit der
Eltern, die durch die späte Manifestationszeit einer Erbanlage oder

Familie Nr.	Sämtliche über 36 Jahre alte Geschwister der ulcuskranken Probanden p — 1	Kranke Geschwister der ulcuskranken Probanden r — 1	Familie Nr.	Sämtliche über 36 Jahre alte Geschwister der ulcuskranken Probanden p — 1	Kranke Geschwister der ulcuskranken Probanden r — 1
1	1	0	Übertrag:	94	18
2	1	1	34	2	0
3	3	0	35	1	0
4	4	2	36	7	0
5	3	1	37	2	0
6	5	1	38	5	0
7	8	1	39	3	0
8	6	1	40	4	0
9	2	0	41	4	0
10	4	1	42	5	0
11	2	0	43	4	0
12	1	0	44	2	0
13	2	0	45	3	0
14	3	0	46	1	0
15	4	0	47	2	0
16	4	0	48	1	0
17	2	1	49	2	0
18	3	1	50	4	0
19	1	1	51	2	0
20	1	0	52	1	0
21	2	0	53	1	0
22	2	1	54	2	0
23	3	2	55	1	0
24	1	0	56	7	0
25	2	2	57	3	0
26	7	0	58	2	0
27	2	2	59	2	0
28	3	0	60	1	0
29	3	0	61	1	0
30	1	0	62	2	0
31	2	0	63	2	0
32	3	0	64	1	0
33	3	0	65	1	0
	94	18		175	18

durch Polygenie eines Merkmales erschwert wird [1]), oder die Mitwirkung konditioneller, exogener oder endogener Faktoren bei der Phänogenese einer krankhaften Erbanlage. Selbstverständlich sind auch die Fehler in den familienanamnestischen Angaben der Probanden nicht gering einzuschätzen und durch entsprechende Kontrolluntersuchungen an Nichtmerkmalsträgern in Rechnung zu stellen, wie wir dies in den oben angeführten Studien über das peptische Geschwür getan haben. Um aus den Ergebnissen der angewandten statistischen Verfahren bindende Schlußfolgerungen ziehen zu können, müssen auch andere Untersuchungsmethoden und Gesichtspunkte herangezogen werden.

Wenn wir z. B. in den angeführten Ulcusuntersuchungen den Prozentsatz kranker Geschwister von ulcuskranken Probanden aus der Ehe gesunder, also wahrscheinlich heterozygoter Eltern mit über 10%, den Prozentsatz kranker Geschwister ulcuskranker Probanden aus der Ehe eines kranken, also wahrscheinlich homozygot-rezessiven, mit einem gesunden, also wahrscheinlich heterozygoten Elter mit ca. 25% errechnet haben, so bleiben diese Zahlen hinter den bei einfach-rezessivem Erbgang erwarteten von 25% und 50% (vgl. S. 98) erheblich zurück. Es sind nun zwei Erklärungsmöglichkeiten vorhanden: entweder liegt der betreffenden krankhaften Erbanlage (Organminderwertigkeit des Magens) ein einfach-rezessiver Erbgang zugrunde, wobei aber nur etwa die Hälfte aller homozygot-rezessiver Individuen tatsächlich erkrankt, also phänotypisch als Träger der homozygot-rezessiven Anlage manifest wird, oder sie beruht auf einer digen-rezessiven Anlage, wobei dann ein großer Teil, wenn nicht alle homozygot-rezessiven Individuen auch manifest krank werden. Die Entscheidung zwischen diesen Alternativen kann nur die Heranziehung klinischer Erfahrungen bringen und diese sprechen für die erste Möglichkeit, welche auch konditionellen, substituierbaren Bedingungen in der Ätiologie des Ulcus Raum läßt [2]). Mit etwa 50% wäre also dann die Beteiligung der konstitutionellen Organminderwertigkeit an der Ätiologie eines Ulcus einzuschätzen.

Aus unseren bisherigen Darlegungen geht schon hervor, was Haecker [3]) als entwicklungsgeschichtliche Vererbungsregel formuliert hat: „Merkmale mit (relativ) einfach verursachter, frühzeitig autonomer Entwicklung weisen klare Spaltungsverhältnisse auf. Merkmale mit (relativ) komplex verursachter, durch Korrelationen gebundener Entwicklung zeigen häufig die Erscheinung der unregelmäßigen Dominanz und der Kreuzungsvariabilität, ungewöhnliche Zahlenverhältnisse und, wie für eigentliche Anomalien hinzugefügt werden soll, gleichzeitiges Vorkommen und Alternanz mit anderen Anomalien." Auf das Gebiet der Krankheiten übertragen heißt dies: „Eine Krankheit zeigt eine regelmäßigere Vererbungsweise, wenn sie auf ein Organ von stark ausgeprägter Minderwertigkeit lokalisiert ist und wenn die Organanomalie ihrerseits infolge

---

[1]) Betreffs der rechnerischen Folgerungen bei Polygenie vgl. Aschner: l. c.
[2]) Vgl. J. Bauer: Konstitutionelle Disposition bei inneren Krankheiten. 3. Aufl. Berlin: Julius Springer 1923.
[3]) V. Haecker, Eine medizinische Formulierung der entwicklungsgeschichtlichen Vererbungsregel. Deutsche med. Wochenschr. 1918. Nr. 5.

einer einfach verursachten, frühzeitig autonomen Entwicklung einem regelmäßigen Vererbungsmodus folgt."

Wir sind im Laufe unserer bisherigen Ausführungen schon mehrfach genötigt gewesen, auf Beziehungen zwischen gewissen Erbanlagen und dem Geschlechte hinzuweisen. Es gibt eine ganze Reihe krankhafter Zustände, die in einer offenkundigen Relation zum Geschlecht stehen. So gilt beispielsweise für die Hämophilie, die progressive neurotische Muskelatrophie, die Rot-Grünblindheit (Daltonismus), die erbliche Sehnervenatrophie, die mit Myopie einhergehende Form der Nachtblindheit, den mit Nystagmus einhergehenden Albinismus des Auges u. a. ein Vererbungsmodus, der als Hornersche oder auch Nassesche Regel bezeichnet wird. Das Leiden vererbt sich vom Großvater durch die selbst verschont bleibende Tochter auf einen Teil der Enkel. Frauen sind im Gegensatz zu den Männern nur ganz ausnahmsweise mit diesen Anomalien behaftet. Latent kann aber die Anlage nur durch das weibliche, nicht auch durch das männliche Geschlecht weitergegeben werden. Vom Vater allein auf den Sohn kann also die Anlage weder latent noch manifest übergehen. Man spricht daher auch von einer gynephoren Vererbung. Eine Erklärung für diesen Erbgang kann nur darin gefunden werden, daß die betreffenden pathologischen Erbanlagen in engster Beziehung zu der Erbanlage des Geschlechtes stehen. Wir müssen hier zunächst etwas weiter ausholen.

Schon Gregor Mendel hatte vermutet, daß die Bestimmung des Geschlechtes von einem selbständig spaltenden Erbfaktor abhängig sei. Nach der Wiederentdeckung der Mendelschen Gesetze wurde auch alsbald diese Vermutung zu einer festgefügten, mit experimentellem Tatsachenmaterial reichlich gestützten Theorie ausgebaut (Castle, Correns), deren Richtigkeit ebenso wie die Mendelschen Gesetze überhaupt durch die Ergebnisse der zytologischen Chromosomenforschung schließlich in glänzendster Weise erwiesen wurde. Die Tatsache, daß im allgemeinen beide Geschlechter in ziemlich gleicher Anzahl gebildet werden, legt sogleich den Gedanken nahe, daß es sich bei der Vererbung des Geschlechts um einen monohybriden Bastardierungsvorgang zwischen einem heterozygotischen und einem rezessiv-homozygotischen Individuum handeln müsse, denn DR × RR = 2 DR + 2 RR, d. h. bei diesem Kreuzungstypus resultieren ebenso viel Individuen von der Beschaffenheit der Mutter wie des Vaters. Es muß demnach das eine Geschlecht mit Bezug auf den Geschlechtsfaktor heterozygot, das andere rezessiv-homozygot sein. In der Mehrzahl der Fälle, und so höchstwahrscheinlich auch beim Menschen, ist das weibliche Geschlecht das homozygote (homogamete), das männliche das heterozygote (heterogamete).

Wir haben früher erfahren, daß die Zahl der Chromosomen in den Somazellen der einzelnen Organismenarten eine für die betreffende Art charakteristische und konstante ist. Bei einigen Arten ist nun festgestellt worden, daß die Zellen des einen Geschlechtes um ein Chromosom mehr besitzen als die Zellen des anderen (Wilson). In der Mehrzahl

dieser Fälle, bei vielen Gliederfüßlern, Würmern, aber auch Säugetieren, wahrscheinlich auch beim Menschen führt das ♀ um ein Chromosom mehr als das ♂, und zwar besitzt es stets eine gerade Zahl, das
♂ eine ungerade Zahl von Chromosomen. Das ♂ hat also neben allen
anderen paarweise gleichen Chromosomen in den Somazellen je eines,

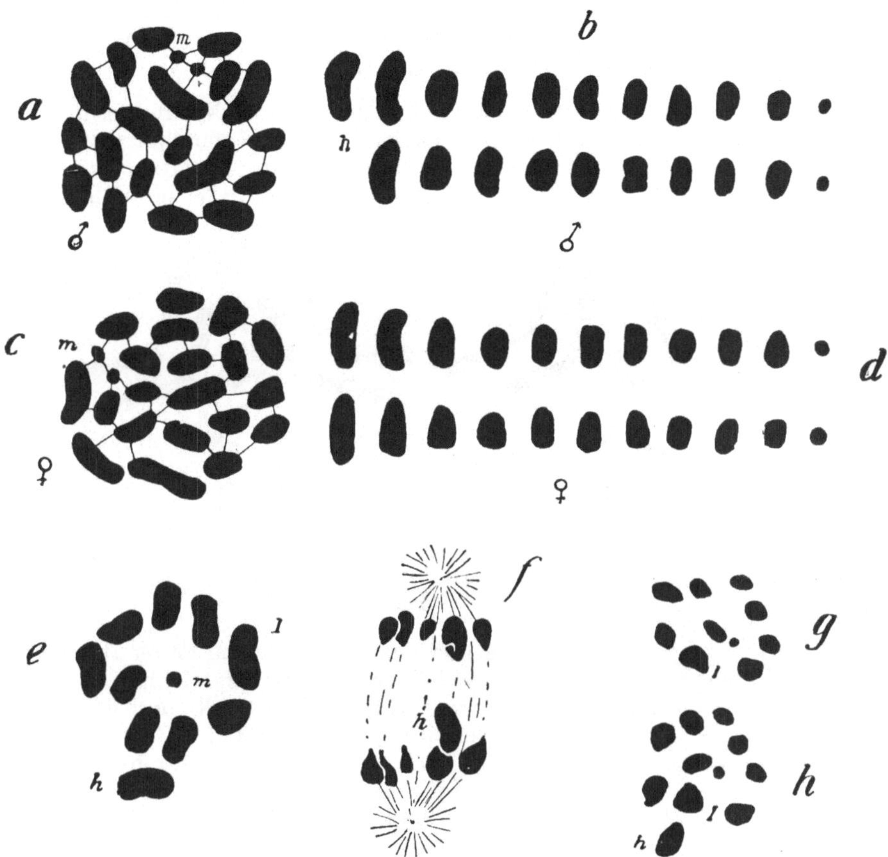

Abb. 29. Chromosomenverhältnisse von Anasa tristis. a die Chromosomengarnitur
der Ursamenzellen. b die gleichen Chromosomen paarweise geordnet. c die Garnitur
einer Ureizelle, d paarweise geordnet. e Metaphase der 1. Spermatozytenteilung.
f die zweite Reifeteilung. g, h die beiden Tochtergruppen einer Teilungsfigur vom
Pol gesehen. h besitzt allein das unpaare Heterochromosom h. (Nach Wilson
aus V. Haecker.)

das ohne Partner ist und sich häufig auch morphologisch von den übrigen
unterscheidet. Dieses Einzelchromosom nennt man das X - Chromosom oder Heterochromosom gegenüber den übrigen paarweise vorhandenen Autochromosomen. Beim ♀ ist das X-Chromosom gleichfalls als Paar vorhanden. Ist die Zahl der Autochromosomen 2 n, so

enthalten die Somazellen des ♀ 2 n + 2 X, die des ♂ 2 n + X. Bei
der Reduktionsteilung der Urgeschlechtszellen entstehen demnach beim
♀ lauter Gameten n + X, beim ♂ aber zweierlei Gameten, solche
von der Formel n und solche von der Formel n + X. Diese Verhältnisse sind in Abb. 29 bei der Wanze klar ersichtlich. Die Befruchtung
ergibt demnach:

$$\text{Spermie n} \qquad + \text{Eizelle (n + X)} = 2\,\text{n} + \text{X} \;(\♂)$$
$$\text{Spermie (n + X)} + \text{Eizelle (n + X)} = 2\,\text{n} + 2\,\text{X}\;(\♀).$$

Es gibt auch Organismenarten, bei denen dem X-Chromosom in
den Zellen des heterogametischen Geschlechtes ein von ihm und den
Autochromosomen morphologisch differentes sog. Y-Chromosom als
Partner gegenübersteht. Das ist z. B. bei der Taufliege der Fall (vgl.

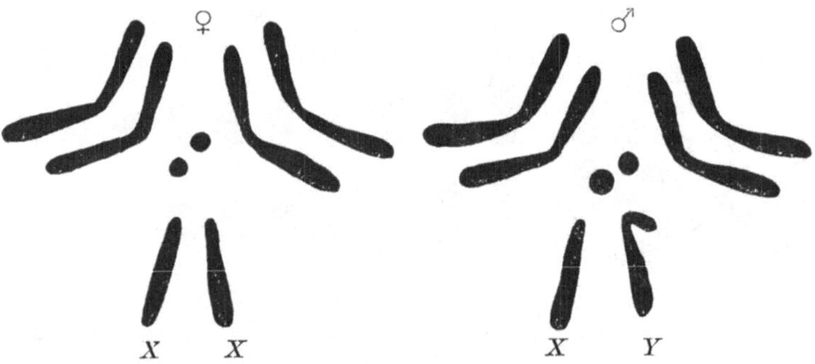

Abb. 30. Die Chromosomen der Taufliege in beiden Geschlechtern schematisch
dargestellt. (Nach Morgan.)

Abb. 30). Nicht bei allen Spezies ist das X-Chromosom getrennt sichtbar und morphologisch different; bei anderen ist es offenbar an ein
Autochromosom angegliedert. Zweifellos steht das X-Chromosom
mit der Geschlechtsbestimmung in engster Beziehung.
Seine Quantität, ob einfach oder doppelt in der befruchteten Eizelle und damit in jeder einzelnen Körperzelle enthalten, entscheidet über die Geschlechtsdifferenzierung des
Individuums. Der genauere Mechanismus des Zusammenhanges
zwischen Heterochromosomen und dem Erbfaktorenpaar der Geschlechtsdifferenzierung ist allerdings noch strittig[1]).

Es muß angenommen werden, daß jedes Geschlecht die Merkmale
und Eigenschaften des anderen latent in sich trägt. Das Hauptargu-
ment für diese Annahme ist die Tatsache, daß durch männliche Individuen die spezifisch weiblichen Merkmale und Eigenschaften der Vorfahren auf die weiblichen Nachkommen übertragen werden können

---

[1]) Vgl. u. a. T. Péterfi: Der jetzige Stand der Lehre vom Mechanismus der
Geschlechtsvererbung. Dtsch. med. Wochenschr. 1921. Nr. 24. Der jetzige Stand
der Physiologie der Geschlechtsbestimmung. Dtsch. med. Wochenschr. 1921.
Nr. 42/45.

und umgekehrt. So hat schon Darwin bemerkt, daß ein Stier die Milchergiebigkeit seiner Mutter auf die Nachkommen überträgt, oder daß ein Kampfhahn seine Eigenschaften auch durch seine weiblichen Nachkommen weitergibt. Derlei Beispiele sind ja auch für den Menschen leicht beizubringen. Es ist ferner bekannt, daß bei einem Individuum im Laufe des Lebens unter bestimmten Bedingungen Merkmale und Eigenschaften des anderen Geschlechtes zum Vorschein kommen können, wie z. B. nach Kastration oder bei Erkrankungen gewisser Blutdrüsen. Im Genotypus müssen somit die Erbanlagen für beide Geschlechter enthalten sein. Wir dürfen also in bezug auf die Geschlechtszugehörigkeit folgende Erbformeln aufstellen:

$♀ = (M < F) \cdot (M < F)$, womit ausgedrückt ist, daß erstens das weibliche Geschlecht in bezug auf den Geschlechtsfaktor homozygot (homogamet) ist, zweitens der Erbfaktor M (maskulin) und F (feminin) miteinander gekoppelt sind und drittens F epistatisch ist über M, also bei dem in der Formel angezeigten gleichen quantitativen Verhältnis der beiden Gen-Enzyme M und F das M überdeckt wird.

$♂ = (MF) \cdot (Mf)$, d. h., wie wir schon auf S. 86 ausgeführt haben, 2 M stehen hier nur 1 F gegenüber und überdecken es.

♀ bilden demnach lauter gleiche Geschlechtszellen vom Typus $(M < F)$, ♂ dagegen zur Hälfte solche vom gleichen Typus $(M < F)$, zur Hälfte aber solche von der Struktur (Mf). Als Geschlechtsbestimmer fungiert also ausschließlich das heterogamete, in der Mehrzahl der Fälle und beim Menschen somit das männliche Geschlecht, welches zur Hälfte männlich, zur Hälfte weiblich determinierende Samenzellen produziert. Man nennt diesen Geschlechtsstrukturtypus nach der zuerst studierten Taufliege den Drosophilatypus. Es ist aber auch der entgegengesetzte Typus im Tierreich festgestellt worden, wo die ♀ heterogam und die ♂ homogam sind. Man bezeichnet ihn als den Abraxastypus nach dem Schmetterling Abraxas.

Das gewichtigste Argument zugunsten der eben dargelegten, ziemlich allgemein vertretenen Auffassung, daß die Geschlechtsbestimmung von einem bestimmten quantitativen Verhältnis der beiden Enzyme der Geschlechtsdifferenzierung, also kurz der Enzyme männlich-weiblich abhängt, bilden die epochalen Untersuchungen Goldschmidts über experimentelle Züchtung von Intersexualität beim Schwammspinner (Lymantria dispar)[1]. Es gelang Goldschmidt durch Kreuzung verschiedener Rassen der Lymantria ganz bestimmte Formen und Grade von Intersexualität zu erzeugen, also deren Züchtung ganz unter experimentelle Kontrolle zu bekommen. Seine Erklärung ist folgende: Die absoluten und relativen Quanten der beiden Geschlechtsenzyme sind festgelegte Erbcharaktere einer Rasse. Nicht von der absoluten Menge eines Enzyms sondern von der gegenseitigen Relation beider Enzyme hängt es ab, welches Enzym die Führung bekommt, also das Geschlecht

---

[1] R. Goldschmidt: Untersuchungen über Intersexualität. Zeitschr. f. indukt. Abstammungs- u. Vererbungsl. Bd. 23, S. 1. 1920.

bestimmt. Wenn de norma 1 M durch 1 F überdeckt, 1 F aber durch 2 M überdeckt wird, so setzt das ein bestimmtes Quantitätsverhältnis zwischen M und F voraus, welches für die betreffende Rasse ebenso wie die absoluten Mengen von M und F charakteristisch ist. Werden nun verschiedene Rassen mit verschiedenen rassencharakteristischen absoluten Enzymmengen gekreuzt, so kann die Relation der Enzymmengen von M und F verschoben werden, derart, daß 1 M nicht mehr vollständig von 1 F überdeckt wird oder daß selbst 2 M nicht genügen, um 1 F vollständig zu überdecken. So entstehen Interferenzprodukte verschiedener Grade, Intersexe verschiedener Form, je nach der geno-

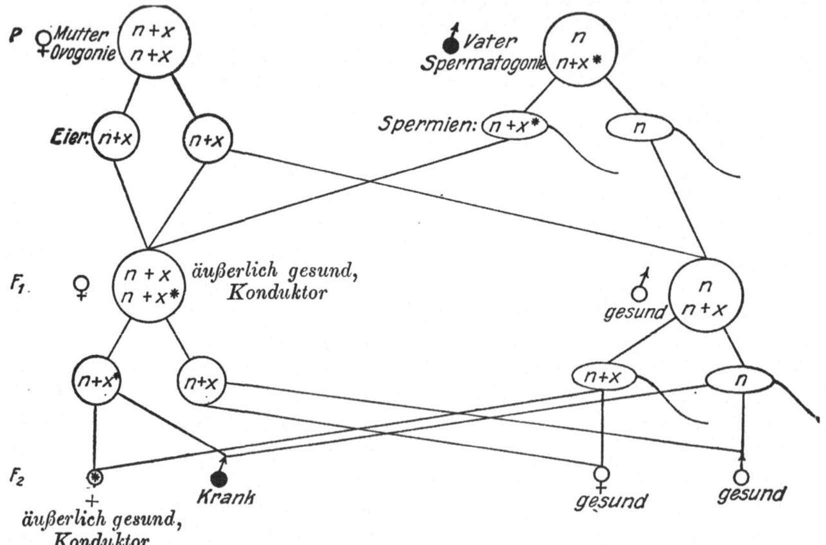

Abb. 31. Schema der gynephoren Vererbung (nach Wilson). n = Autochromosomen. x = Chromosomen ohne Krankheitsanlage. x* = Chromosomen mit der Krankheitsanlage.

typischen Beschaffenheit der gekreuzten Rassen. Goldschmidt meint, solche Intersexe entwickelten sich bis zu einem gewissen Zeitpunkt, dem sog. Drehpunkt, unter dem Einfluß des einen, von da ab unter dem Einfluß des anderen Geschlechtsenzyms. Normalerweise würden nämlich die Produkte der Geschlechtsenzyme des hypostatischen Geschlechtes so langsam erzeugt, daß sie erst nach Abschluß der Entwicklung eine entscheidende, wirksame Quantität erreichen könnten. Bei Intersexen würde dagegen das Produkt des relativ zu konzentrierten Enzyms des hypostatischen Geschlechtes zu schnell gebildet, seine wirksame Quantität noch innerhalb der Entwicklungsperiode erreicht. „Das ansteigende Maß der Intersexualität ist ein Ausdruck der fortschreitenden Rückverlegung des Drehpunktes". Ob man sich nun diese Anschauung Goldschmidts zu eigen macht oder ob man eher an eine simultane Interferenzwirkung der beiden Geschlechtsenzyme denkt, ist nicht von prinzipieller Bedeutung. Wesentlich ist stets das Prävalenzverhältnis zwischen F und M. Weicht es von der Norm ab, so entstehen Intersexe. Bei höher organisierten Tieren ist es, wie wir später hören werden, von dem Einfluß gewisser Blutdrüsen mit abhängig.

Betrachten wir nach diesen Auseinandersetzungen über die Erbanlage des Geschlechtes das Verhalten jener (krankhaften) Erbanlagen, welche der Hornerschen Regel folgen, so wird es klar, daß hier eine idioplasmatische Korrelation zwischen Geschlecht und der betreffenden (pathologischen) Anlage vorhanden sein muß. Der Krankheitsfaktor muß irgendwie an das geschlechtsbestimmende Chromosom gebunden sein, und zwar offenbar derart, daß er nur dann manifest wird, wenn kein zweites Heterochromosom vorhanden ist, während er durch die Gegenwart eines solchen zweiten Geschlechtschromosoms verdeckt wird. Das ist bei den sog. weiblichen Konduktoren der Fall. Das folgende Schema (Abb. 31) illustriert diese Verhältnisse vollkommen klar. Ist die pathologische Erbanlage an beide X-Chromosomen gebunden — das kann selbstverständlich nur beim weiblichen Geschlechte der Fall sein, da ja nur dieses zwei X-Chromosomen führt —, dann wird sie natürlich auch manifest und wir erhalten den seltenen Fall des Auftretens der betreffenden Krankheit bei einem Weibe. Dieser Fall kann, wie aus dem Schema zu ersehen, nur eintreten, wenn sich ein Kranker mit einem weiblichen Konduktor verbindet.

Das von Lenz [1]) aufgestellte Schema dieses Erbganges (Abb. 32) zeigt alle sich ergebenden Möglichkeiten, vor allem auch die Bedeutung der Verwandtenehe für diese Anomalien. Schwarz bedeutet krank, weiß gesund, die latente Anlage ist durch einen Punkt im Kreise gekennzeichnet. Um die Mendelschen Zahlenverhältnisse zum Ausdruck zu bringen, sind für jedes Elternpaar vier Kinder, und zwar zwei Söhne und zwei Töchter angenommen. Es ist also bei jeder Kreuzung der nach dem Gesetz der großen Zahlen häufigste, also wahrscheinlichste Fall dargestellt, ohne daß damit gesagt wäre, daß diese Verteilung in jedem Einzelfall zutreffen muß. Wenn also z. B. zu erwarten ist, daß die Hälfte der Nachkommen ein bestimmtes Leiden aufweist, daß also für jeden Nachkommen die Wahrscheinlichkeit $\frac{1}{2}$ besteht, krank zu sein, so werden doch unter 16 Fällen je einmal alle vier Kinder krank oder alle vier Kinder gesund sein. Denn wenn die Wahrscheinlichkeit für jedes einzelne Kind $\frac{1}{2}$ beträgt, das Leiden zu bekommen, so ist die Wahrscheinlichkeit, daß alle vier Kinder erkranken, $\frac{1}{2^4} = \frac{1}{16}$ und unter 16 Fällen wird nach den Darlegungen auf S. 99 nur 6 mal das wahrscheinlichste Ereignis zutreffen, daß je zwei Kinder krank und zwei gesund sind. Die im Schema angedeuteten Zahlenverhältnisse

---

[1]) F. Lenz: Die dominant geschlechtsbegrenzte Vererbung und die Erblichkeit der Basedowdiathese. Arch. f. Rassen- und Gesellschaftsbiol. Bd. 13, S. 1. 1918.

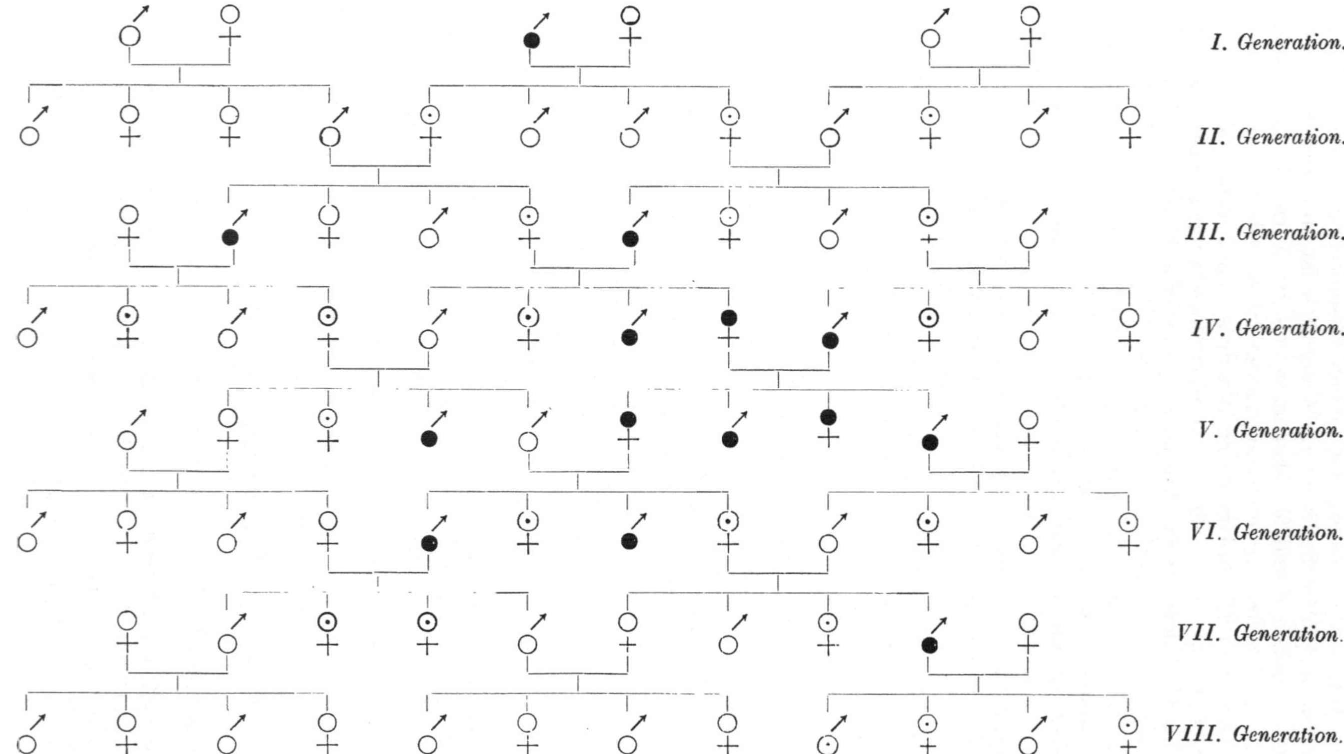

Abb. 32. Schema des Erbganges einer rezessiv-geschlechtsgebundenen krankhaften Erbanlage. Beispiel: Rotgrünblindheit. Zugleich die Bedeutung der Verwandtenehe für diese Anomalie zeigend (nach Lenz).

sind demnach wie in allen Mendelschemen ideale, d. h. solche, welche nach den Wahrscheinlichkeitsgesetzen am häufigsten zu erwarten sind.

Wir sehen in diesem idealen Stammbaum, dessen Ergebnisse sich an Hand der Abb. 31 leicht ableiten lassen, die Forderungen der empirischen Hornerschen Regel erfüllt. Die Ehe einer latent kranken Frau, also eines sogenannten Konduktors mit einem gesunden Mann ergibt — und das ist ja auch aus Abb. 31 zu ersehen — unter den männlichen Nachkommen zur Hälfte kranke, zur Hälfte gesunde, unter den weiblichen zur Hälfte latent kranke (Konduktoren), zur Hälfte gesunde. Die weibliche Nachkommenschaft aus der Ehe eines affizierten Mannes mit einem Konduktor ist zur Hälfte latent, zur Hälfte aber manifest krank (4. Generation in Abb. 32), die männliche zur Hälfte krank, zur Hälfte gesund. Der hier geschilderte, für die oben bereits angeführten krankhaften Erbanlagen (Daltonismus, neurotische Muskelatrophie usw.) gültige Modus einer geschlechtsgebundenen, gynephoren Vererbung wird als **rezessiv-geschlechtsgebundene Vererbung** bezeichnet und zwar deshalb, weil überall, wo eine Erbanlage latent durch ein Individuum übertragen wird, nur rezessive Erblichkeit vorliegen kann. Von einer dominanten Vererbung wäre nur dort zu sprechen, wo ein Merkmal durch eine ununterbrochene Reihe von Ahnen zurückverfolgt werden kann.

Nun scheint auch ein **geschlechtsgebundener dominanter Vererbungstypus** vorzukommen, wenngleich er bisher bei keiner Krankheit mit Sicherheit und konstant nachgewiesen werden konnte. Dominant und rezessiv sind ja relative Begriffe, die nur in der Beziehung aufeinander einen Sinn haben. Wenn ein Leiden rezessiv ist, so heißt das zugleich, daß der normale Zustand dominant ist; es ist eben nur eine Betrachtung des gleichen Sachverhaltes von der anderen Seite. Da also z. B. die Rot-Grün-Blindheit rezessiv-geschlechtsgebunden ist, so muß der normale Farbensinn dominant-geschlechtsgebunden erblich sein. Wir können uns das an Hand des in Abb. 31 gegebenen Schemas auch so vorstellen, daß der an ein Heterochromosom gekoppelte Krankheitsfaktor stets manifest werden muß, auch dann, wenn noch ein zweites Heterochromosom vorhanden ist. Es handelt sich bei dieser Verschiedenartigkeit der Durchschlagskraft der pathologischen, an das X-Chromosom gebundenen Erbanlagen — Verdeckung durch ein zweites X-Chromosom bei der rezessiv-geschlechtsgebundenen Vererbung, Durchbruch in jedem Fall trotz Gegenwart eines zweiten X-Chromosoms bei dominant-geschlechtsgebundener Vererbung — weder um das Verhältnis dominant-rezessiv, da die betreffende pathologische Erbanlage und die Geschlechtsanlage sich nicht voneinander trennen, also nicht spalten und nicht in verschiedene Keimzellen wandern, noch auch um das Verhältnis epistatisch-hypostatisch, da die pathologische Erbanlage niemals die Geschlechtsanlage verdeckt, sondern neben ihr entweder stets manifest wird (dominant-geschlechtsgebundene Vererbung) oder nur dann manifest wird, wenn kein zweites Heterochromosom vorhanden ist, sonst aber latent bleibt (rezessiv-geschlechtsgebundenen Vererbung). Abb. 33 stellt ein von Lenz entworfenes Schema der dominant-geschlechtsgebundenen

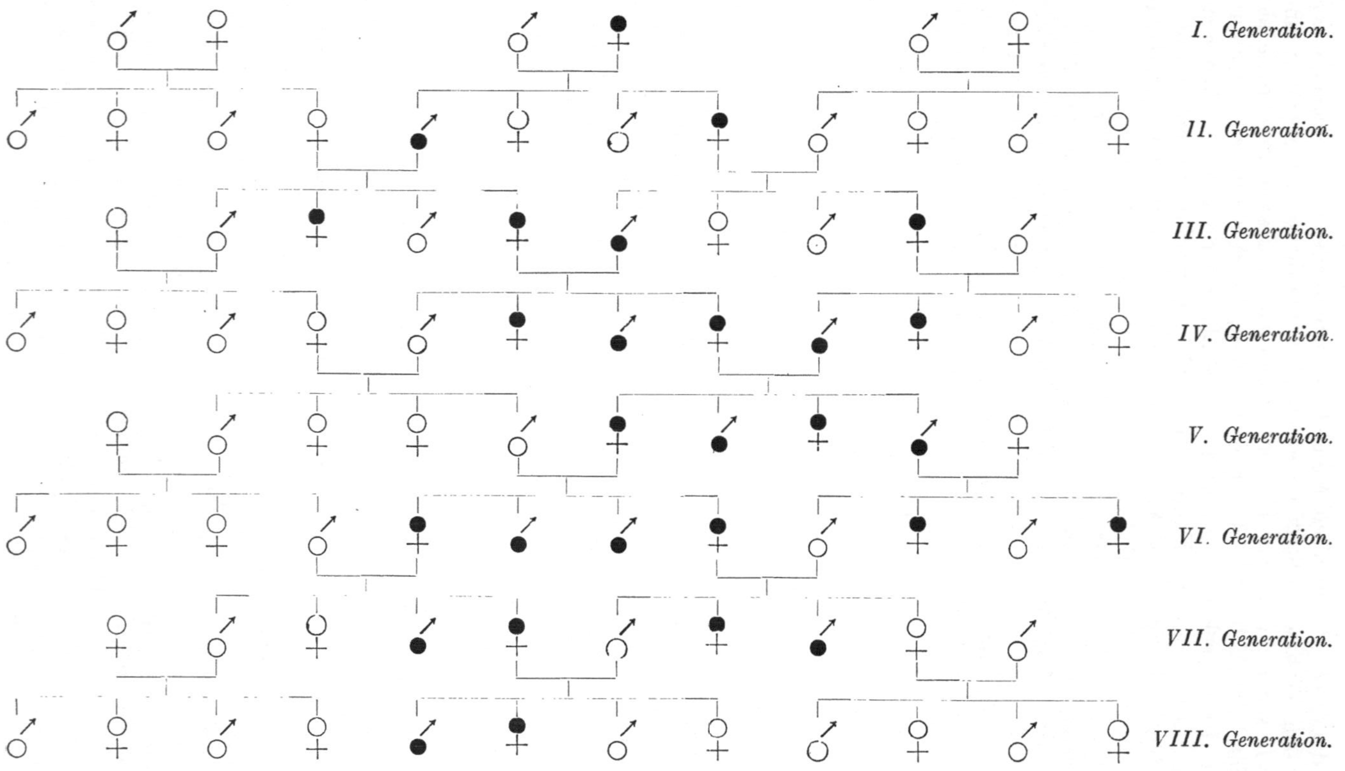

Abb 33. Schema des Erbganges einer dominant-geschlechtsgebundenen krankhaften Erbanlage. Beispiel: Basedowdiathese (nach Lenz).

Vererbung dar. Wenn man sich das eben Gesagte und das Schema der Abb. 31 vor Augen hält, so macht es dem Verständnis keinerlei Schwierigkeiten.

Während bei der rezessiv-geschlechtsgebundenen Vererbung die Krankheit im weiblichen Geschlecht nur höchst selten manifest wird (Verbindung zwischen krankem Mann und Konduktor), so sehen wir als Gegenstück das starke Überwiegen der dominant-geschlechtsgebundenen vererbbaren Leiden bei der Frau. Daher hat man den geschlechtsgebundenen-dominanten Erbgang bei Thyreotoxikosen, Kropf, manisch-depressivem Irresein, bei der Veranlagung zu endokarditischen Herzklappenfehlern, konstitutioneller Fettleibigkeit und auch bei Hysterie in Erwägung gezogen. Den Hauptunterschied zwischen dem gewöhnlich-rezessiven und dem geschlechtsgebunden-rezessiven Erbgang bildet der Umstand, daß in dem letzteren Falle kranke Töchter bei zwei gesunden Eltern nicht vorkommen können, während dies bei einfach rezessiver Vererbung möglich ist (vgl. Abb. 26 und 27). Die Unterscheidung zwischen einfach dominantem und geschlechtsgebunden-dominantem Erbgang wird hauptsächlich dadurch ermöglicht, daß bei dem letzteren ein kranker Vater einerseits niemals gesunde Töchter haben, andererseits bei Paarung mit einer gesunden Frau niemals kranke, sondern immer nur gesunde Söhne zeugen kann.

Widerspricht eine Erfahrung diesen beiden Forderungen, so kann eine rein dominant-geschlechtsgebundene Vererbung nicht vorliegen. Im übrigen gilt auch für diese der Satz: „Einmal frei, immer frei", denn eine Latenz der pathologischen Erbanlage kommt hier, wie schon aus dem Schema Abb. 33 zu ersehen ist, nicht vor. Inzucht zwischen gesunden Vertretern einer derartigen pathologischen Familie ist demnach unbedenklich und ohne Gefahr für die Nachkommenschaft.

Viel Kopfzerbrechen hat früher der Erbgang der Hämophilie verursacht (vgl. Abb. 34). Er unterscheidet sich vom Typus der rezessiv-geschlechts-gebundenen Vererbung aber bloß darin, daß bei einer Frau noch niemals Hämophilie beobachtet wurde. Dies erklärt sich offenbar in der Weise, daß bei Homozygotie der hämophilen Erbanlage ihr Träger nicht lebensfähig ist und noch vor seiner Entwicklung abstirbt. Wenn man den hier recht überflüssigen Begriff des Letalfaktors einführen will, so kann man auch mit K. H. Bauer [1]) sagen: Der Hämophiliefaktor ist in heterozygoter Form ein bedingter, d. h. das entwickelte Individuum gefährdender, in homozygoter Form aber ein unbedingter, d. h. schon die Entwicklung verhindernder Letalfaktor. In diesem Sinne wären allerdings die meisten krankhaften Erbanlagen bedingte Letalfaktoren.

---

[1]) K. H. Bauer: Zur Vererbungs- und Konstitutionspathologie der Hämophilie. Dtsch. Zeitschr. f. Chirurg. Bd. 176, S. 109. 1922. — Die als Lossensche Regel bezeichnete Angabe, daß Männer ihre hämophile Anlage niemals weitervererben, daß also auch weibliche Konduktoren ihre krankhafte Erbanlagen niemals vom Vater, sondern immer nur von der Mutter geerbt haben können, trifft offenbar nicht zu, wie ein von K. H. Bauer abgebildeter Blutstammbaum nach H. Fischer deutlich erkennen läßt. Daher ist also auch Bauers Formulierung (l. c. S. 119) nicht zutreffend.

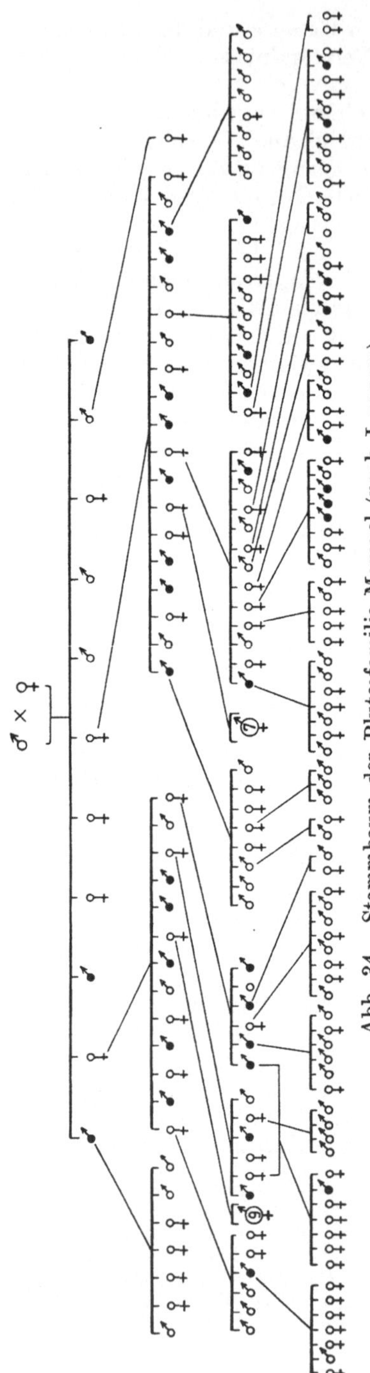

Abb. 34. Stammbaum der Bluterfamilie Mampel (nach Lossen).

Man unterscheidet neben dem rezessiven und dominanten geschlechtsgebundenen (geschlechtsgekoppelten, sex-linked) Vererbungsmodus, bei dem die betreffende Erbanlage im Geschlechtschromosom lokalisiert, also an dieses gebunden ist und mit ihm übertragen wird, noch einen rezessiven und dominanten geschlechtsbegrenzten (sex-limited) Erbgang (Siemens). Bei diesem Vererbungsmodus wird die Manifestation der betreffenden Erbanlage durch das geschlechtsbestimmende Erbanlagenpaar beeinflußt, sie ist gegenüber dem Erbfaktor des einen oder anderen Geschlechtes hypostatisch, wird also bei diesem Geschlecht überhaupt nicht oder, wenn die Überdeckung keine vollständige ist, nur erschwert zum Vorschein kommen. Dominant-geschlechtsbegrenzter Erbgang scheint z. B. bei Hypospadie gelegentlich vorzukommen, wo Frauen die Erbanlage zwar weiter übertragen, aber selbst natürlich nicht manifest betroffen sein können[1]). Ob ein rezessivgeschlechtsbegrenzter Erbgang vorkommt, ist bisher nicht erwiesen.

Es gibt eine große Anzahl verschiedener konstitutioneller Krankheitszustände, deren genotypische Wurzel in Korrelation zum Geschlecht steht, ohne daß wir heute in der Lage wären, ihren Erbmechanismus zu übersehen. Wir erinnern nur daran, daß z. B. Gicht und Diabetes, erbliche Kahlköpfigkeit, der Krebs der Speiseröhre oder der Bronchien häufiger beim männlichen, die angeborene Hüftgelenksluxation, die Chlorose, Osteomalazie u. a. viel öfter beim weiblichen Geschlechte vorkommen. In vielen solchen Fällen spielen in den Erbmechanismus endokrine Einflüsse mit herein, zur Koppelung und gegen-

---

[1]) Vgl. auch S. 116.

seitigen Beeinflussung der Gene, also zur idioplasmatischen Korrelation gesellt sich eine endokrin-hormonale. Auf derlei Interferenzerscheinungen chromosomaler Enzyme, wenn wir uns Goldschmidts Vorstellung auch hier wieder zu eigen machen, mit endokrinen Hormonen werden wir in einem späteren Kapitel noch eingehend zu sprechen kommen (vgl. S. 205). Gelegentlich kann vielleicht auch bei polygener, eventuell homomerer Bedingtheit eines Merkmals eine bloß partielle Korrelation zum Geschlecht vorkommen, wie dies Hoffmann[1]) für die mannigfachen graduellen Abstufungen der zirkulären (manisch-depressiven) Anlage in Erwägung gezogen hat. Dadurch ergeben sich naturgemäß schwer übersehbare, komplizierte Verhältnisse.

Unsere bisherigen Darlegungen haben die allgemeinen Gesetzmäßigkeiten und den Mechanismus der Vererbungsvorgänge zum Gegenstand gehabt, soweit sie nach dem heutigen Stande der rasch vorwärtsschreitenden Vererbungswissenschaft unserem Einblick einigermaßen erschlossen sind. Aufgabe der speziellen menschlichen Vererbungs- und Konstitutionslehre ist es, die einzelnen Erbanlagen und Erbanlagenkomplexe aus der ungeheueren Fülle des uns von der Natur dargebotenen Materials herauszufinden und zu isolieren, ihren Erbgang zu bestimmen, ihren gegenseitigen Korrelationen nachzuspüren, die Abhängigkeit ihrer Manifestation und Manifestationsform von anderen Erbanlagen, von endokrin-hormonalen und nervösen Einflüssen, von äußeren Umweltbedingungen kennen zu lernen. Es ist nicht meine Absicht das auf diese Weise erhobene Tatsachenmaterial im Rahmen dieser Vorlesungen vorzulegen. Diesbezüglich sei auf die 3. Auflage meiner „konstitutionellen Disposition zu inneren Krankheiten", ferner, was den Erbgang der einzelnen physiologischen und pathologischen Gene anlangt, insbesondere auf die Werke von Baur-Fischer-Lenz sowie Scheidt (l. c. auf S. 47 u. 71) verwiesen. Die Komplexität der Vererbungsverhältnisse beim Menschen, Polygenie und Polymerie, Koppelung und Faktorenaustausch, Valenzunterschiede und Valenzwechsel, Abhängigkeit von äußeren Einflüssen und all das übrige, was wir im vorangehenden als erschwerende Umstände für die menschliche Erbforschung kennen gelernt haben, weist uns in erster Linie auf die Analyse und Isolierung der Erbfaktoren und die Erforschung ihrer korrelativen Bindungen und Manifestationsbedingungen hin, während wir bei der Suche nach dem Erbgang wohl vielfach auf dem Wege stecken bleiben.

Für die Kenntnis des Verhaltens physiologischer Erbanlagen sind von besonderer Bedeutung die umfassenden Untersuchungen Eugen Fischers an den sogenannten Rehobother Bastards, einem abgesondert lebenden Mischlingsvolk in Deutsch-Südwest-Afrika, das aus der Kreuzung zwischen Buren und Hottentotten hervorgegangen ist und ein

---

[1]) H. Hoffmann: Inzuchtergebnisse in der Naturwissenschaft und ihre Anwendung auf das manisch-depressive Irresein. Zeitschr. f. d. ges. Neurol. u. Psychiatrie. Bd. 57, S. 92. 1920. — Vererbung und Seelenleben. Berlin: Julius Springer 1922.

verhältnismäßig reines Naturexperiment darstellt [1]). Gemäß unseren
obigen Auseinandersetzungen entspricht dieses Mischlingsvolk annähernd
einer F_2-Generation im Vererbungsversuch. Da zwischen der Bastardierung zweier Rassen und zweier verschiedener Individuen einer
Rasse ein prinzipieller Unterschied nicht besteht, die Verhältnisse im
ersteren Falle aber viel klarer zugänglich sind, so sind derartige Untersuchungen über Rassenkreuzungen von besonderem Wert. Die in England und Amerika bestehenden Institute für Eugenik haben in jüngster
Zeit auch in Rußland [2]) und in München [3]) Nachahmung gefunden und
werden im Laufe der Jahre wohl manches wertvolle Ergebnis über die
normalen Erbanlagen zutage fördern.

Wir dürfen heute annehmen, daß dunkle Augen- und Haarfarbe
im allgemeinen über helle dominiert. Es liegen aber da ziemlich ver-
wickelte Verhältnisse mit Polymerie vor, die noch keineswegs genügend
geklärt sind. Die mehrfach angenommene Geschlechtsgebundenheit eines
Pigmentfaktors wird von Philiptschenko und Liepin in Abrede
gestellt. Auch die Rothaarigkeit ist ein rezessives bzw. hypostatisches
Merkmal, das sehr schön quantitative Abstufungen sowie nach
meinen Erfahrungen eine ausgesprochene Koppelung an den Erbfaktor
für Epheliden erkennen läßt. Das Nachdunkeln der Haare in der Kindheit ist als Dominanzwechsel anzusehen. Schlichtes Haar ist rezessiv
gegenüber krausem. Am Grade der Kräuselung wäre die homo- oder
heterozygote Natur bis zu einem gewissen Grade ersichtlich. Lockiges,
also mäßig krauses Haar ist meist heterozygot. Auch für dieses Merkmal der menschlichen Haare gilt der Dominanzwechsel, d. h. die Dominanz
nimmt während der Kindheit zu. Gerade Augenspalte ist nach Fischer
dominant über die schiefe, schmale, hohe Nase dominant über die breite,
und zwar entwickelt sich die Dominanz in dem letzteren Falle gleichfalls erst während des extrauterinen Lebens. Das angewachsene Ohrläppchen ist rezessiv gegenüber dem freien [4]). Die Studien an dem
Rehobother Bastardvolk ergaben, daß auch die Hautfarbe, eine Reihe
von physiognomischen Merkmalen, psychische Eigentümlichkeiten bei
ihrer Übertragung auf die Nachkommen den Mendelschen Gesetzen
folgen und spalten, ohne daß sich jedoch die Gesetzmäßigkeiten dieser
Spaltung wegen ihrer Kompliziertheit näher präzisieren ließen. Bemerkenswert ist, daß sich nach Beobachtungen an Mischehen und Rück-
kreuzungen im allgemeinen der nicht-jüdische Gesichtstypus dominant
verhalten soll gegenüber dem jüdischen [5]). Die in den Hautleisten
(Daktylogrammen) zum Ausdruck kommende Hautstruktur ist auch

---

[1]) E. Fischer: Die Rehobother Bastards und das Bastardierungsproblem
beim Menschen. Jena: Fischer 1913.

[2]) Vgl. J. Philiptschenko: Bulletins of the bureau of eugenics. No. 1. Petro-
grad 1923.

[3]) Beratungsstelle für biologische Familienforschung am Anthropologischen
Universitätsinstitut München. Vgl. Scheidt: l. c.

[4]) K. Hildén: Über die Form des Ohrläppchens beim Menschen und ihre
Abhängigkeit von Erbanlagen. Hereditas. Bd. 3, S. 351. 1922.

[5]) R. N. Salaman: Zit. nach Scheidt: l. c.

nach meinen eigenen Untersuchungen unzweifelhaft vererbbar und beruht wahrscheinlich auf der Wirkung polymerer Erbfaktoren [1]).

Aber nicht nur ganz bestimmte morphologische Kennzeichen des Organismus oder bestimmte funktionelle Eigentümlichkeiten seiner Organe sondern, wie wir aus der exakten Analyse botanischer Vererbungsforscher wissen, selbst Merkmale, die durch eine Verschiebung im Entwicklungsablauf, durch eine Verspätung in der Entfaltung, durch ein offensichtliches „Verirren" eines Organs zustande kommen, selbst die Lebensdauer und vor allem ganz bestimmte Dispositionen äußeren Krankheitsfaktoren gegenüber besitzen ihr keimplasmatisches Korrelat [2]). Die Kenntnis dieser an Pflanzen gewonnenen und experimentell gesicherten Ergebnisse sind für das Verständnis vieler Fragen aus der menschlichen Konstitutionspathologie ungeheuer wichtig. Die spezifische Empfänglichkeit gewisser Getreidearten gegenüber schädlichen Rostpilzen oder gegenüber Kälteeinwirkung („Auswintern") kann den einzigen erbbiologischen (genotypischen, konstitutionellen) Unterschied zweier sonst in allen Punkten gleichen Sippen ausmachen. Diese bei Pflanzen vorkommende Disposition für Pilzkrankheiten oder für „Erkältung" mendelt und kann gelegentlich das Vorhandensein mehrerer Erbanlagen zur Voraussetzung haben, also ein polygenes Merkmal darstellen [2]). So gibt es, wie Nilsson-Ehle [3]) gezeigt hat, Gerstensorten, welche für das Haferälchen (Heterodera Schachti), einen die Wurzel schädigenden Wurm aus der Spezies der Nematoden, empfänglich, andere, welche vollkommen immun sind. Diese Unterschiede in der Disposition einem bestimmten exogenen Krankheitsfaktor gegenüber sind typisch erblich, kennzeichnen die betreffende Varietät und mendeln. Der immune Zustand ist dominant, die konstitutionelle Disposition rezessiv. In der Agrikultur kommt der Kenntnis dieser Verhältnisse eine nicht geringe praktische Bedeutung zu. Viele Fälle offenkundiger konstitutioneller Krankheitsdisposition beim Menschen, auch bei obligater Mitwirkung exogener ätiologischer Faktoren (Infektionskrankheiten), werden durch diese Beobachtungen an Pflanzen in einem ganz neuen Lichte erscheinen.

Aber auch für die Geschwindigkeit des Lebensablaufes (Lebensdauer), für die Abwicklung der evolutiven Periode innerhalb einer bestimmten, rassecharakteristischen Frist und den Ablauf der physiologischen Rückbildungsvorgänge in einem bestimmten Zeitraum sind bestimmte Erbanlagen maßgebend. Daher können nicht nur Abweichungen der Körpergröße, sondern auch solche vom normalen Evolutions- und Involutionsvorgang konstitutioneller, genotypischer Natur sein. Wir müssen mit der Existenz von Evolutions- und Involutionsgenen ebenso rechnen wie mit derjenigen von Wachstumsgenen. Wie anders wäre familiäres

---

[1]) Kristine Bonnevie: Zur Analyse der Vererbungsfaktoren der Papillarmuster. Hereditas. Bd. 4, S. 221. 1923. Vgl. auch S. 43.

[2]) C. Correns: Pathologie und Vererbung bei Pflanzen und Schlüsse daraus für die vergleichende Pathologie. Med. Klinik. 1920. Nr. 15, S. 372.

[3]) H. Nilsson-Ehle: Über Resistenz gegen Heterodera Schachti bei gewissen Gerstensorten, ihre Vererbungsweise und Bedeutung für die Praxis. Hereditas Bd. 1, S. 1. 1921.

Vorkommen von Infantilismus, Pubertas praecox [1]), Senium praecox [2])
zu deuten? Auch der physiologische vierwöchige Menstruationszyklus
ist durch eine entsprechende Erbanlage verbürgt, da z. B. Kermauner [3])
bei Mutter und fünf Töchtern einen 21 tägigen Zyklus als Konstitutions-
merkmal beobachten konnte. Situs viscerum inversus ist mehrfach
familiär gesehen worden. Die Veranlagung zu Zwillingsschwangerschaften ist ausgesprochen erblich, und zwar sowohl zu eineiigen wie
die zu zweieiigen [4]). Dabei ist der Übertragungsmodus des in diesen
beiden Fällen ganz verschiedenen Mechanismus vollkommen unklar.

Wie aus unseren bisherigen Auseinandersetzungen hervorgeht, müssen
wir uns sämtliche Erbanlagen in jeder einzelnen Körperzelle enthalten
denken, denn die mitotische Zellteilung sorgt für die ungeschmälerte
Zuteilung des Chromosomenmateriales an jede neu entstehende Zelle.
Der Differenzierungsprozeß der Zellen vollzieht sich unter dem Einfluß
der Erbanlagen, der chromosomalen Enzyme, die je nach Art und Zeit
in verschiedener Reihenfolge in den fortschreitenden Entwicklungsprozeß eingreifen. Die Erbanlage für rote Haare oder lange Nase z. B.
ist in jeder einzelnen Zelle enthalten, ihren Einfluß auf die Zelldifferenzierung macht sie aber nur in einer verhältnismäßig geringen Zahl bestimmter Zellen geltend, in den übrigen verhält sie sich passiv. Es ist
nur Folge des in der Stammesgeschichte allmählich abnehmenden
Regenerationsvermögens, daß mit fortschreitender Zelldifferenzierung
die Mehrzahl der betreffenden Zell-Gene gewissermaßen atrophiert und
abstirbt. Bestände vollkommene Regenerationsfähigkeit, dann müßte
jede einzelne Zelle die Potenzen für die Rekonstruktion eines ganzen
neuen Individuums beibehalten, so wie sie bei den komplizierter gebauten
Metazoen eben nur die Geschlechtszellen besitzen. Mit fortschreitender
Stammesentwicklung spezialisieren sich also gewissermaßen die Geschlechtszellen als dauernde Hüter und Bewahrer aller ursprünglichen
erbanlagemäßigen Potenzen.

Es spezialisieren sich aber auch andere Zellkomplexe zum Zwecke
der erforderlichen Regulation und Kontrolle über die nebeneinander
und in gegenseitiger Abhängigkeit verlaufenden Differenzierungsvorgänge an den Zellen. Diese Zellkomplexe entsprechen Teilen des Blut-
drüsen- und Nervensystems. Auch im fertigen Organismus bleiben sie
Organ der Korrelation und überwachen die gegenseitigen funktionellen
Beziehungen der Teile. Wir werden später noch auf diese Interferenz
chromosomaler Potenzen mit den Hormonen der Blutdrüsen und mit

---

[1]) Eigene Beobachtung an zwei Brüdern, die mit ausgesprochener Pubertas
praecox im Alter von 3 bzw. 3 $\frac{1}{2}$ Jahren an der Klinik Pirquet in Behandlung
standen und jedes Anzeichen einer Zirbeldrüsen- oder Nebennierenerkrankung
vermissen ließen.

[2]) H. Zondek: Über pluriglanduläre Insuffizienz. Dtsch. med. Wochenschr.
1923. Nr. 11.

[3]) F. Kermauner: Über Pubertätsblutungen. Med. Klinik 1920. Nr. 37.

[4]) H. E. Jordan: Hereditary lefthandedness, with a note on twinning. Journ.
of genetics. Vol. 4, p. 67, 1914. — G. Dahlberg: Twins and heredity. Hereditas.
Vol. 4, p. 27. 1923.

den Einflüssen seitens des Nervensystems zu sprechen kommen (Prinzip der dreifachen Sicherung S. 144).

In welcher Weise bestimmte Gene den Aufbau des Organismus überwachen, illustriert vielleicht besonders schön die Analyse jener interessanten und ausgesprochen hereditär auftretenden Fälle von multiplen kleinen und größeren Nierenzysten und Leberzysten [1]). Die Zysten entstehen nämlich sowohl in der Niere wie in der Leber durch mangelhafte Vereinigung zweier die Niere bzw. die Leber formierenden embryonalen Schlauchanlagen. Es untersteht also auch der Anschluß getrennt sich entwickelnder und später zu einem drüsigen Organ mit Ausführungsgang verschmelzender Röhrensysteme der Kontrolle eines Gens.

Bei einer langen Reihe von Erbeigenschaften läßt sich die quantitativ differente Wirksamkeit der Gene beobachten. Am deutlichsten vielleicht bei psychischen Merkmalen, bei bestimmten Begabungen und Talenten, ferner bei der Rot-Grün-Schwäche, bei bestimmten Sonderformen der Ohrmuschel, bei der Epidermolysis bullosa u. v. a. Die meisten Leute bekommen erst auf sehr intensive mechanische Reize Blasen an der Haut, z. B. nach langem Rudern oder bei Schuhdruck, bei den mit Epidermolysis bullosa hereditaria behafteten Individuen treten die Blasen schon bei sehr geringfügigen und kurzdauernden mechanischen Reizen auf. Selbst das Hämophilie-Gen oder, was ja dasselbe bedeutet, die konstitutionell herabgesetzte Gerinnungsfähigkeit des Blutes zeigt quantitative Differenzen und nur bei quantitativ extremer Wirksamkeit scheint der Hämophiliefaktor in homozygotem Zustand die Lebensfähigkeit des Keimes auszuschließen. Es gibt nämlich, wie ich in der 3. Auflage meines Buches über „Konstitutionelle Disposition" ausgeführt habe, Fälle, welche gewissermaßen Übergangs- oder Kombinationsformen echter Hämophilie mit thrombopenischer Purpura darstellen, bei denen — es können auch weibliche Individuen sein — stark herabgesetzte Blutgerinnbarkeit mit Thrombopenie einhergeht oder mit dieser in einer Familie alterniert. Es ist dies ein Beispiel, wie gleichen oder ähnlichen biologischen Zwecken dienende Mechanismen auch in der Erbanlage eng miteinander verknüpft, in ihren Genrepräsentanten aneinander gekoppelt sind. Ich habe diesen Mechanismus a. a. O. auch an dem Beispiel des hereditären hämolytischen Ikterus, an den Beziehungen zwischen renalem und echtem Diabetes mellitus, zwischen diesem und anderen Stoffwechselstörungen u. a. dargelegt. Schließlich beruht ja auch der Arthritismus, von dem später noch die Rede sein soll, auf einer Koppelung einer Reihe von pathologischen Erbanlagen mit mehr oder minder differenten klinischen Manifestationsformen.

Sehr schön läßt sich die bis zur Lebensunfähigkeit führende quantitative Wandelbarkeit eines Erbfaktors bzw. Erbanlagenkomplexes an den folgenden Beobachtungen von Mohr und Wriedt sowie von Feller verfolgen. Mohr und Wriedt beobachteten die Resultate einer

---

[1]) Vgl. J. Bauer: Konstitutionelle Disposition zu inneren Krankheiten. 3. Aufl. Berlin: Julius Springer 1923.

Verwandtenehe zweier mit Brachyphalangie, einer ausgesprochen dominant mendelnden Anomalie behafteter Individuen. Ein Kind dieser Ehe
zeigte gleichfalls Brachyphalangie, ein zweites hatte aber derart schwere
Defekte des ganzen Skelettsystems, daß es im Alter von 1 Jahr starb.
Es fehlten ihm u. a. alle Finger und Zehen. Mit Recht vermuten die
Autoren, daß in diesem Falle die dominante krankhafte Erbanlage
homozygot vorhanden gewesen sein dürfte. In einer zweiten Ehe mit
einer normalen Frau hatte derselbe brachyphalange Vater vier ebensolche
und zwei normale Kinder. Diese Beobachtung wirft ein Streiflicht
auf das Wesen der Erbanlagen überhaupt. Nicht weniger interessant
ist von demselben Gesichtspunkt eine Beobachtung Fellers. Phokomelie
linkerseits infolge hochgradigen Defektes der drei langen Röhrenknochen
mit Ausbildung von nur zwei Fingern, Radiusdefekt, Daumendefekt,
Syndaktylie zwischen zweitem und drittem Finger rechterseits. Die
Eltern dieses mißbildeten Kindes sind Geschwisterkinder, d. h. ihre
Väter sind Brüder. Eine Schwester des Vaters der Mißbildung hat
einen doppelten Daumen, der Sohn eines Bruders des Vaters hat einen
rudimentären Unterarm mit Fingerdefekten. Es muß also wohl ein
durch die Verwandtenehe homozygot gewordener krankhafter Erbanlagenkomplex für die schwere Mißbildung verantwortlich gemacht
werden. Eine einzelne rezessive Erbanlage kann ja hier nicht in Betracht gezogen werden.

Da die haploide Chromosomenzahl des Menschen einschließlich des
Heterochromosoms wahrscheinlich 12 beträgt, so ließe sich erwarten,
daß etwa der 12. Teil aller menschlichen Erbanlagen im Geschlechtschromosom lokalisiert sein, also geschlechtsgebundenen Erbgang zeigen
dürfte. Das scheint nun nach den vorliegenden Erfahrungen tatsächlich
zuzutreffen. Von seelischen Anlagen dürfte nach Lenz' Urteil eher noch
ein größerer Teil an das Geschlechtschromosom gebunden sein. Auch
die tabellarische Zusammenstellung auf S. 133 läßt erkennen, daß speziell
krankhafte Erbanlagen des Nervensystems und der Augen geschlechts-
gebunden vererbt werden. Aus dem Mechanismus der Geschlechtsvererbung ergibt sich ferner die interessante Tatsache, daß die Söhne
weniger Erbanlagen vom Vater als von der Mutter empfangen und
zwar entfallen für die Söhne alle im X-Chromosom des Vaters enthaltenen Erbanlagen, die ja ausschließlich von der Mutter geliefert werden
können. Daher wäre im Durchschnitt eine größere Ähnlichkeit zwischen
Vätern und Töchtern als zwischen Vätern und Söhnen sowie eine größere
Ähnlichkeit zwischen Müttern und Söhnen als zwischen Vätern und
Söhnen zu erwarten. Die psychologischen Familienuntersuchungen von
Peters[1]) haben diese Forderungen tatsächlich bestätigt und damit
gezeigt, in wie weitgehendem Maße sich seelische Anlagen geschlechts-
gebunden erweisen. Die Gleichheit des Geschlechtes zwischen Mutter
und Tochter verstärkt dazu noch deren erbanlagemäßige Ähnlichkeit,
die Gleichheit des Geschlechtes zwischen Vater und Sohn vermag da-

---

[1]) W. Peters: Über Vererbung psychischer Fähigkeiten. Leipzig 1915.

gegen den Mangel der gemeinsamen im X-Chromosom lokalisierten Erbanlagen keineswegs auszugleichen.

Wir haben schon früher dargelegt, daß abnorme Erbanlagen durch eine Änderung bzw. Schädigung oder auch Ausschaltung eines normalen Gens, also durch Idiokinese als sog. Mutationen zustande kommen. Es ist verständlich, daß einerseits solche abnorme Erbanlagen meist gegenüber ihren normalen Allelomorphen rezessiv sind und daß andererseits derartige Änderungen in der Regel nur an dem einen Chromosom des zusammengehörigen Paares auftreten. Eine Mutation wird also oft erst dann manifest werden, wenn zufällig zwei heterozygote Träger zusammentreffen. Die abnorme Erbanlage mag also schon viele Generationen vorher entstanden und in einer Familie fortgeschleppt worden sein, bevor sie eines Tages durch eine Verwandtenehe homozygot und damit erst phänotypisch manifest wird. Besonders bemerkenswert sind da die gelegentlich beobachteten Folgen eines Inzestes: Auftreten von Albinismus, Ichthyosis congenita, Retinitis pigmentosa, Klumpfuß u. v. a.

Wir können aus der Häufigkeit eines rezessiv mendelnden Merkmals in einer Population, also aus der Häufigkeit des homozygoten Zustandes auf die Häufigkeit der betreffenden Erbanlage überhaupt schließen (L e n z). Beträgt die Häufigkeit des phänotypischen Merkmals $\dfrac{1}{n}$ so muß die entsprechende Erbanlage bei $\dfrac{1}{\sqrt{n}}$ Individuen vorhanden sein. Es ist daher auch bei den Eltern und Kindern der Merkmalsträger das Merkmal mit der Häufigkeit von etwa $\dfrac{1}{\sqrt{n}}$ zu erwarten, denn, wie L e n z ausführt, alle Eltern und alle Kinder der Merkmalsträger besitzen ja die betreffende Erbanlage mindestens einmal und eine zweite gleiche wird mit ihr nach Maßgabe der allgemeinen Häufigkeit der Anlage $\left(=\dfrac{1}{\sqrt{n}}\right)$ zusammentreffen. Betrüge also z. B. die Häufigkeit eines rezessiv mendelnden Merkmals in einer Bevölkerung $\dfrac{1}{100}$, so wäre die Häufigkeit der betreffenden Erbanlage $\dfrac{1}{10}$ und nur in etwa $10\,\%$ der Fälle könnte man daher bei einem der Eltern oder bei den Kindern des Merkmalsträgers das gleiche Merkmal erwarten.

Die gleiche Überlegung gilt auch für die Häufigkeit geschlechtsgebundener Erbanlagen in beiden Geschlechtern. Beträgt sie z. B. für eine geschlechtsgebunden-rezessive Anlage beim Mann $\dfrac{1}{n}$, so ist sie bei der Frau mit $\dfrac{1}{n^2}$ zu bestimmen, denn wenn die Zahl der behafteten

X-Chromosomen $\dfrac{1}{n}$ beträgt, so werden mit der Wahrscheinlichkeit

$\dfrac{1}{n} \cdot \dfrac{1}{n} = \dfrac{1}{n^2}$ zwei behaftete X-Chromosomen zusammentreffen. Für geschlechtsgebunden-dominanten Erbgang dagegen ergibt sich: Ist die Häufigkeit des Merkmals beim Mann $\dfrac{1}{n}$, dann ist sie bei der Frau $\dfrac{2}{n} - \dfrac{1}{n^2}$. Die Häufigkeit des Merkmals beim Manne ist ja genau so groß wie die Häufigkeit des die betreffende abnorme Erbanlage enthaltenden Geschlechtschromosoms X′. Beträgt diese $\dfrac{1}{n}$, dann muß für Frauen die Chance, ein X′ zu erhalten, doppelt so groß sein wie für einen Mann, $\left(\text{also} = \dfrac{2}{n}\right)$, da ja die Frau 2 Geschlechtschromosomen führt. Von dieser Zahl $\dfrac{2}{n}$ muß aber die Anzahl jener Fälle abgezogen werden, in welchen beide Geschlechtschromosomen zufällig X′ sind, und diese Anzahl beträgt nach der Formel für die zusammengefaßte Wahrscheinlichkeit $\dfrac{1}{n^2}$. Fände sich also beispielsweise das Merkmal bei der Hälfte aller Männer $\left(\text{Häufigkeit} = \dfrac{1}{2}\right)$, dann wäre es bei drei Vierteln

aller Frauen zu erwarten. Das ist ja schon aus den vier möglichen und gleich wahrscheinlichen Chromosomenkombinationen (XX, X′X, XX′, X′X′) zu entnehmen, deren erste einer merkmalsfreien, deren drei weitere einer merkmalbehafteten Frau bei geschlechtsgebunden-dominantem Erbgang entsprechen. Wäre ein Merkmal sehr selten, n also sehr groß, dann fände es sich bei Frauen nahezu doppelt so häufig wie bei Männern, weil $\dfrac{1}{n^2}$ verschwindend klein würde.

Zum Schlusse sei noch eine nach den vorliegenden Beobachtungen halbwegs gesichert erscheinende, aber unseren Ausführungen zufolge dennoch mit der notwendigen Reserve aufzunehmende tabellarische Zusammenstellung des Erbganges krankhafter Anlagen angeführt.

Dominant:	Rezessiv:	Geschlechtsgebunden-rezessiv:
	Skelettsystem.	
Brachydaktylie.	Achondroplasie (digen?)[1].	
Hyperdaktylie.	Luxatio coxae congenita.	
Ankylose der Finger- gelenke.	Klumpfuß.	
Multiple kartilaginäre Ex- ostosen.		

---

[1] W. Weinberg: Zur Vererbung des Zwergwuchses. Arch. f. Rassen- u. Gesellschaftsbiol. 1912. Heft 6, S. 710.

Dominant:	Rezessiv:	Geschlechtsgebunden-rezessiv:
	Haut [1].	
Keratoma palmare et plantare hered.	Xeroderma pigmentosum.	
Porokeratosis.	Epidermolysis bullosa hered. dystrophica.	
Andere familiäre Hyper- und Dyskeratosen.	Albinismus [4].	
Moniletrix.	Rutilismus.	
Epheliden.		
Xanthom.		
Multiple Teleangiektasien.		
Epidermolysis bullosa hered.		
Multiple Atherome [2].		
Hered. chron. Trophödem.		
Hypotrichosis congen.		
Canities praecox [3].		
Leukonychie [2].		
	Augen [5].	
Irideremia (Aniridie).	Retinitis pigmentosa.	Hereditäre Optikusatrophie.
Kolobom der Iris.	Maculaatrophie.	Isolierter Albinismus des Auges mit Nystagmus.
Angeborene und juvenile Katarakt.	Hydrophthalmus.	Rot-Grünblindheit (Daltonismus).
Einfache Hemeralopie.	Tagblindheit (totale Farbenblindheit).	Myopische Hemeralopie.
Distichiasis.		
Hereditäre Ophthalmoplegie.		
Nystagmus heredit.		
	Nervensystem.	
Chorea hereditaria (Huntington).	Myoklonus-Epilepsie.	Progressive neurotische Muskelatrophie.
Myotonia congenita (Thomsen).	Dementia praecox(digen[1]).	Aplasia axialis extracorticalis congenita (Pelizäus-Merzbacher).
Familiäre periodische Myoplegie.	Epilepsie.	
Hereditärer Tremor.	Amaurotische Idiotie.	
	Stoffwechsel.	
Zystinurie.	Alkaptonurie.	Hämophilie.
Konstitutioneller hämolytischer Ikterus.		
	Übriges.	
Konstitutioneller Diabetes insipidus.	Konstitutionelle Magenminderwertigkeit (Ulkusdisposition) [6].	
Permanenter arterieller Hochdruck?	Hereditäre Taubheit und Taubstummheit.	
Hypospadie.		

---

[1] H. W. Siemens: Die spezielle Vererbungspathologie der Haut. Virchows Arch. f. pathol. Anat. u. Physiol. Bd. 238. 1922.

[2] A. W. Bauer: Beitr. z. klin. Konstitutionspathol. V. Heredofamiliäre Leukonychie und multiple Atherombildung der Kopfhaut. Zeitschr. f. angew. Anat. u. Konstitutionslehre. Bd. 5, S. 47. 1919.

[3] Eigene Beobachtungen an mehreren Familien.

[4] C. Seyffarth: Beiträge zum totalen Albinismus usw. Virchows Arch. f. pathol. Anat. u. Physiol. Bd. 228, S. 483. 1920.

[5] A. Groenouw: Beziehungen der Allgemeinleiden und Organerkrankungen zu Veränderungen und Krankheiten des Sehorgans. In Graefe-Sämischs Handb. d. Augenheilk. 3. Aufl. Berlin: Julius Springer 1920.

[6] Vgl. S. 108 ff.

Achte Vorlesung.

Die Phänomenologie der Konstitution.
Die Konstitutionsanomalien. Abartung und Entartung. Status degenerativus.

M. H.! Nachdem wir uns nunmehr mit der Genese der individuellen Konstitution, mit den Gesetzen vertraut gemacht haben, welche die Entstehung der genotypischen Individualität, der Persönlichkeit beherrschen, so können wir nunmehr darangehen, die Erscheinungsformen der Konstitution, also ihre Phänomenologie einer näheren Betrachtung zu unterziehen, insonderheit aber deren Zusammenhang mit der Pathologie zu studieren. Wir müssen uns natürlich immer vor Augen halten, was wir früher schon hervorgehoben haben, daß wir die konstitutionelle Quote der gesamten individuellen Körperverfassung, also den genotypischen Bestand eines Phänotypus kaum jemals rein und vollständig herauszuarbeiten und zu erkennen imstande sind, denn konstitutionell sind eben immer nur die Anlagen, die Entfaltungs- und Entwicklungsmöglichkeiten, an dem wirklich Gewordenen und Entstandenen sind aber immer auch äußere, konditionelle Einflüsse mitbeteiligt oder mit den Worten E. Kahns [1]): „Es gibt keinen äußeren Reiz, der nicht in der Konstitution eine charakteristische Resonanz fände; und es gibt keine erworbene Eigenschaft, die nicht durch die Konstitution an die gesamte Körperverfassung des Organismus adaptiert würde.“

Die Konstitution manifestiert sich in morphologischen Merkmalen und in funktionellen Eigenschaften. Will man den Versuch machen, eine „normale Konstitution“ zu definieren und „Anomalien der Konstitution“ von der Norm abzugrenzen, so muß man sich natürlich darüber klar sein, daß hier wieder nur fiktive Begriffe vorliegen und scharfe Grenzen nicht zu ziehen sind. Das ergibt sich ja schon aus allen unseren bisherigen Erörterungen über die individuelle Variabilität und ihre Gesetzmäßigkeiten. Normal heißt der Durchschnitt; normal ist die Ausbildung eines Merkmals oder einer Eigenschaft, wenn sie dem Mittelwert ihrer Variationskurve entspricht oder ihm nahesteht. Wären wir über die Variabilität aller Merkmale und Eigenschaften einer Population genau unterrichtet, so könnten wir den Begriff des Normalen auch exakter definieren. Wir könnten uns z. B. dahin einigen, als normal jenen Grad oder jenes Maß der Ausbildung eines Merkmals oder einer Eigenschaft zu bezeichnen, welches bei fluktuierender Variabilität zwischen $\pm 1\sigma$, $\pm 1{,}5\sigma$ oder $\pm 2\sigma$ usw. der Variationskurve gelegen ist. Jenseits dieser Grenzwerte hätten wir es mit „Anomalien“ zu tun. Unter der Voraussetzung einer exakt binomialen Variationskurve würden den angeführten Grenzwerten folgende Prozentzahlen der gesamten Population entsprechen: Innerhalb des Spielraumes

---

[1]) E. Kahn: Erbbiologisch-klinische Betrachtungen und Versuche. Zeitschr. f. d. ges. Neurol. u. Psychiatrie. Bd. 61, S. 264. 1920.

$$\pm\, 1 \ \sigma \ \text{befinden sich} \ 68,3\,{}^0\!/_0$$
$$\pm\, 1,5 \ \sigma \quad \text{,,} \qquad \text{,,} \quad 86,6\,{}^0\!/_0$$
$$\pm\, 2 \ \sigma \quad \text{,,} \qquad \text{,,} \quad 95,5\,{}^0\!/_0$$
$$\pm\, 3 \ \sigma \quad \text{,,} \qquad \text{,,} \quad 99,7\,{}^0\!/_0$$

aller Individuen der Variationsreihe. Für die Fälle von alternativer Variabilität würden wir uns dementsprechend an diese Prozentzahlen statt an σ zu halten haben. Auf diese Weise hätten wir eine gewisse Handhabe, um uns über den Begriff einer Konstitutionsanomalie zu verständigen. Wir könnten also für sämtliche konstitutionellen Merkmale und Eigenschaften, ob nun ihre Variabilität eine bipolare oder unipolare, ob sie fluktuierend-kontinuierlich oder alternativ ist, ob es sich um Grad- oder Klassenvarianten handelt, festsetzen, daß z. B. mindestens $95,5\,{}^0\!/_0$ ($= \pm\, 2 \ \sigma$) aller Individuen in bezug auf jedes einzelne Merkmal als normal, höchstens $4,5\,{}^0\!/_0$ als anomal zu gelten hätten. Welche Individuen unter diese $4,5\,{}^0\!/_0$ fallen, das könnten wir natürlich erst bestimmen, wenn wir über das Maß der Variabilität des betreffenden Merkmals unterrichtet wären. Wäre bei alternativer Variabilität die Häufigkeit der selteneren Alternative größer als $4,5\,{}^0\!/_0$, dann könnte in bezug auf dieses Merkmal eben noch nicht von einer Anomalie gesprochen werden.

Rautmann[1] hat dann unabhängig von mir den gleichen Gedanken verfolgt und in analoger, wenn auch weit komplizierterer Weise Normalwerte für eine Reihe von Merkmalen wie Körpergröße, Körpergewicht, Brustumfang, Brustspielraum, orthodiagraphische Herzgröße, Pulszahl und Blutdruck errechnet. Auch Günther[2] hat sich meinem Vorschlage zur Definition der Norm angeschlossen.

Unsere Überlegung führt uns sogleich zu einer weiteren Fragestellung. Ist ein Individuum in bezug auf eine konstitutionelle Eigenschaft oder ein konstitutionelles Merkmal eine extreme Variante, d. h. also anomal, wie verhält es sich in bezug auf andere Eigenschaften und Merkmale? Gibt es überhaupt Menschen, welche in bezug auf kein einziges Merkmal, keine einzige Eigenschaft eine extreme Variante darstellen? Es gibt gewiß solche Menschen, solche Normalindividuen, nur darf der Arzt aus später zu besprechenden Gründen nicht erstaunt sein, wenn gerade er es mit diesen Exemplaren nur höchst ausnahmsweise zu tun bekommt. Ribbert bezeichnet einen Menschen dann als normal, wenn alle seine „Organe so regelrecht gebaut sind, wie wir es auf Grund allgemein anerkannter wissenschaftlicher Erfahrung als physiologisch kennen, wenn ferner alle diese Organe so funktionieren, wie wir es an ihnen voraussetzen müssen, wenn sie weiterhin alle in voller Harmonie miteinander arbeiten, wenn keine funktionelle Tätigkeit hinter dem Durchschnitt, den wir ebenfalls erfahrungsgemäß abschätzen, wesentlich zurückbleibt oder ihn erheblich überragt. Entspricht ein Mensch diesen

---

[1] H. Rautmann: Untersuchungen über die Norm, ihre Bedeutung und Bestimmung. Veröff. a. d. Geb. d. Kriegs- u. Konstitutionspathol. Bd. 2, H. 2. Jena: H. Fischer 1921.

[2] H. Günther: Die Grundlagen der biologischen Konstitutionslehre. Leipzig: G. Thieme 1922.

Anforderungen, dann können wir ihn normal nennen. Aber eine scharfe Umgrenzung dieser idealen Beschaffenheit ist selbstverständlich unmöglich. Sie ist durch alle nur denkbaren Zwischenstufen mit den Zuständen verbunden, die nicht mehr als normal angesehen werden können" [1]).

Von diesem Normalmenschen gibt es also kontinuierliche Übergänge zu jenen Individuen, die in bezug auf eine große Anzahl von konstitutionellen Merkmalen und Eigenschaften extreme Varianten darstellen. Wir hätten somit eine Reihe vor uns vom Normalmenschen über die extremen Singulärvarianten zu den extremen Kollektivvarianten. Wenn uns derlei extreme Kollektivvarianten ohne weiteres als abnorme Konstitutionen in die Augen fallen, so müssen wir uns doch auch darüber klar sein, daß es zwischen ihnen und den extremen Singulärvarianten eine scharfe Grenze nicht gibt. Wir kommen damit zugleich auf die von Martius zuerst geprägten Begriffe der Gesamtkonstitution und Partialkonstitution. Die Gesamtkonstitution eines Individuums ist eben die Summe sämtlicher Partial- oder Teilkonstitutionen der einzelnen Gewebe und Organe, wobei wir allerdings wieder im Auge behalten müssen, daß diese Teilkonstitutionen in der Regel nicht ganz unabhängig voneinander variieren, sondern meist mehr oder minder innig miteinander korreliert sind. Über die Art dieser Korrelation werden wir weiter unten zu sprechen haben.

Was von der durchschnittlich häufigsten Beschaffenheit der Spezies, vom Arttypus abweicht, bedeutet folgerichtig eine Abartung. Abartung heißt Degeneration. Extreme Varianten, die Träger von Konstitutionsanomalien, sind demnach abgeartet, degenerativ, und zwar singulär oder mehr minder kollektiv. Gewöhnlich verbindet man nun mit dem Worte Degeneration ein Werturteil, man meint nicht bloß Abartung, sondern Entartung, meint eine gegenüber dem Durchschnittstypus minderwertige, defektuöse Konstitution. Man hat auch, um diesen Unterschied prägnant hervorzuheben, vorgeschlagen, die Abartung ohne Werturteil einfach als Deviation oder als Despeziation zu bezeichnen und Degeneration für den Begriff Entartung zu reservieren. Sind nun wirklich Abartung und Entartung scharf voneinander zu scheidende Begriffe?

Für gewisse Abartungszeichen liegt es auf der Hand, daß sie unmittelbar als solche schon eine Minderwertigkeit einhalten, wie zum Beispiel Engbrüstigkeit, Hypoplasie des Herzens und der Gefäße, mangelhafte Salzsäureproduktion des Magens, ferner Entwicklungshemmungen, wie Wolfsrachen, Kryptorchismus, Kolobome u. v. a. Nicht nur wegen ihrer direkt deletären Konsequenzen für den mit ihnen behafteten Organismus, sondern vor allem auch aus dem biologischen Grunde, weil das Nichterreichen des physiologischen, rassencharakteristischen Entwicklungsgipfels eine Minderwertigkeit bedeutet, wären diese Merkmale als Entartungszeichen anzusprechen. Ganz anders ist es mit jener großen Zahl extremer Varianten, die keine unmittelbar schädigende

---

[1]) Vgl. auch R. Geigel: Der Kanon des jungen Soldaten. Münch. med. Wochenschr. 1919. Nr. 52. S. 1491.

Wirkung auf den Organismus ausüben und keine Entwicklungshemmung darstellen, wie Heterochromie der Iris, Schwimmhautbildung, Skaphoidskapula, akzessorische Brustwarzen, Deformitäten der Ohrmuschel, Behaarungsanomalien am Stamm und viele andere. Es ist klar, daß jedes einzelne dieser Abartungszeichen als solches für den Organismus völlig belanglos ist, daß es für den Ablauf der Lebensvorgänge im Organismus zunächst gänzlich irrelevant ist, ob die Skapula ihres Trägers eine konvexe oder konkave innere Begrenzung aufweist, ob sein Ohrläppchen wohlgeformt oder angewachsen ist, oder ob sich unter seiner Brustwarze noch eine akzessorische Mamilla findet oder nicht. Man wird auch begreiflicherweise nur höchst ausnahmsweise einem Menschen begegnen, der nicht das eine oder andere Abartungszeichen aufweist, der nicht bezüglich der einen oder anderen Eigenschaft vom Mittelwert der Spezies erheblich abweicht. Also nicht die betreffende extreme Variante als solche bedeutet da unmittelbar eine Schädigung des Individuums oder eine Minderwertigkeit seiner Konstitution, wohl aber bringt die Häufung solcher Abartungszeichen an einem Individuum, der von mir sogenannte Status degenerativus, der ja der Ausdruck dafür ist, daß sein Träger eine extreme Kollektivvariante darstellt, eine gewisse biologische Inferiorität mit sich, und zwar offenbar aus demselben Grunde, warum extreme Varianten allenthalben in der Natur das Stigma des biologisch Minderwertigen an sich tragen. Überall in der Natur stellt ja der Typus einer Rasse das Ergebnis einer langwierigen Anpassung an die jeweiligen Umwelteinflüsse dar. Er bedeutet also bis zu einem gewissen Grade ein biologisches Optimum. Abweichungen vom Typus sind demnach Abweichungen von diesem Optimum und daher biologisch minderwertig. Diese letztere Feststellung mag durch einige Beispiele erläutert werden.

Der amerikanische Zoologe Bumpus unterzog sich der Mühe, die nach einem starken Sturm tot aufgefundenen Sperlinge zu sammeln und einer genauen Untersuchung zu unterziehen. Er fand nun, daß diese die abweichendsten Varianten in der größten Frequenz aufwiesen. Die extremen Varianten unter den Sperlingen waren also gegenüber der deletären Wirkung des auf alle Sperlinge mehr oder minder gleichmäßig wirksamen Sturmes am wenigsten widerstandsfähig, sie waren also gegenüber den Vertretern des Typus biologisch minderwertig. Es ist bekannt, wie empfindlich und anfällig die Vollblutrennpferde, also eine künstlich gezüchtete extreme Variante der Spezies, zu sein pflegen. Die reinrassigen, sehr nervösen englischen Foxterriers, gleichfalls eine extreme Variante der Spezies Hund, sind die einzigen Hunde, bei denen sich durch Injektion von Schilddrüsenpreßsaft Erscheinungen der Basedowschen Krankheit erzeugen lassen [1]. Die Zwergrattler, ebenfalls eine extreme Hundevariante, sind die einzigen ihrer Spezies, welche spontan an Alveolarpyorrhöe zu erkranken pflegen. v. Nathusius stellte im landwirtschaftlichen Institut zu Halle folgenden Versuch an. Er ließ von je zwei Ferkeln des gleichen Wurfes vom gewöhnlichen

---

[1] Vgl. H. Klose, A. E. Lampé und R. E. Liesegang: Die Basedowsche Krankheit. Beitr. z. klin. Chir. Bd. 77, S. 601. 1912.

hannoverschen Landschwein und von der hochgezüchteten Kulturrasse der Berkshire-Schweine das ·eine hungern, bzw. ernährte es mit einem ganz unzureichenden Futterquantum. Es zeigte sich nun, daß das Ferkel dieser Kulturrasse das Hungern viel schlechter vertrug als das andere. Es verkümmerte vollständig, während das hannoversche nur im Wachstum zurückblieb, aber munter war und nicht erkennen ließ, daß es Not litt. Also auch hier eine geringere Widerstandsfähigkeit, eine biologische Minderwertigkeit der extremen Variante der Spezies Schwein. In allen diesen Beispielen mit Ausnahme des ersten handelt es sich um extreme Kollektivvarianten, die in bestimmten Beziehungen gegenüber dem Typus im Vorteil sind, die also in bezug auf gewisse Eigenschaften Plusvarianten darstellen. Trotzdem stellt sich ihre Minderwertigkeit vom allgemein-biologischen Standpunkt, der hier mit dem medizinisch-klinischen zusammenfällt, klar heraus.

Auch im Pflanzenreich können wir vollkommen entsprechende Beobachtungen machen. So gibt es eine Brennesselrasse, deren Blätter ganzrandig sind und die sich gegenüber der gesägtrandigen Rasse rezessiv verhält. Solche ganzrandige, also homozygote Formen sind nun gegenüber Pilzkrankheiten so wenig widerstandsfähig, daß sie durch die natürliche Selektion ausgemerzt werden.

Gehen wir jetzt zu den Verhältnissen beim Menschen über. Wenn die Statistiken der Lebensversicherungsanstalten ergeben, daß Individuen mit besonders geringem Körpergewicht und geringem Bauchumfang der Tuberkulose in besonders hohem Maße zum Opfer fallen [1]), so zeigt dies wiederum die biologische Minderwertigkeit dieser extremen Varianten. Daß es sich aber auch hier nicht bloß um extreme Minusvarianten handeln muß, demonstriert eine große Statistik von Baxter [2]) über die Morbidität von über 330 000 versicherten Individuen. Bei den über 185,42 cm großen Individuen betrug sie 323,8 %, während sie bei den unter 154,94 cm großen nur 226,8 % ausmachte. Die in dieser hohen Morbidität zum Ausdruck kommende Minderwertigkeit der bezüglich ihrer Körpergröße extremen Plusvarianten ist, wie man angenommen hat, mit deren Lebensfähigkeit nur vereinbar infolge der mannigfaltigen kompensatorischen Einflüsse der Domestikation. Im Naturzustand würden derartige Varianten durch natürliche Auslese eliminiert.

In Schweden überwiegen bekanntlich die helläugigen Individuen bedeutend über die dunkeläugigen, und zwar unter den Männern noch etwas mehr als unter den Frauen. Eine Untersuchungsreihe von Lundborg [3]) ergab nun, daß die Dunkeläugigen — und das sind eben in der

---

[1]) Vgl. G. Florschütz: Allgemeine Lebensversicherungsmedizin. Berlin: E. S. Mittler 1914.

[2]) Zit. nach Jens Paulsen, Die Pigmentarmut der nordischen Rasse, eine konstitutionelle Abartung infolge Domestikation. Korrespondenzbl. d. deutsch. Ges. f. Anthr., Ethn. u. Urgeschichte. Bd. 49, S. 12. 1918.

[3]) H. Lundborg: Kultur- und Rassenprobleme in medizinisch-biologischer Beleuchtung. I. Sozialanthropologische Untersuchungen in Schweden zur Beleuchtung der Volksstruktur und gewisser damit im Zusammenhang stehender sozialer Fragen. Svenska läkaresällskapets handl. Bd. 46, S. 65, Heft 2. 1920. Ref. Kongreßzentralbl. f. inn. Med. Bd. 14, S. 497.

schwedischen Population die „extremen Varianten“ — in Schweden im allgemeinen eine geringere Lebenstüchtigkeit und größere Sterblichkeit aufweisen als die Hellen. So zeigen die Lungensanatorien, aber auch die Gefängnisse, Besserungsanstalten und Taubstummeninstitute einen erheblich größeren Prozentsatz Dunkeläugiger, als dem allgemeinen Häufigkeitsverhältnisse entspricht. Genau das Gleiche wurde in Italien und Frankreich für die dort die Minorität bildenden helläugigen Individuen festgestellt. Für die Rothaarigen gilt in Schweden dasselbe wie für die Dunkeläugigen.

Die Rothaarigkeit (Rutilismus, Erythrismus) beruht auf der Anwesenheit eines gelösten roten Farbstoffes unbekannter Natur in jeder erdenklichen Kombination mit den körnigen Haarpigmenten. Der Orang - Utan ist durch diese Eigentümlichkeit normalerweise ausgezeichnet. Unter den Menschenrassen findet man bei den stark variierenden einen höheren Prozentsatz an Rothaarigen. So wird unter den Iren 2,7$^0/_0$, unter den Deutschen 1,9$^0/_0$ angegeben, während unter den Magyaren und Nordslaven gar keine Rothaarigen vorkommen sollen. Unter den Juden ist die Rothaarigkeit bekanntlich besonders häufig. In manchen Gegenden wurden selbst 4—5$^0/_0$ Rothaarige unter den Juden gefunden. Nun läßt die extreme Variante der Rothaarigkeit sehr schön ihre biologische Minderwertigkeit nach verschiedenen Richtungen hin erkennen. Die alten französischen Kliniker haben mehrfach auf die Disposition der Rothaarigen zur Tuberkulose und namentlich zu malignen Formen derselben hingewiesen, sie haben auch ihre geringe Widerstandsfähigkeit gegenüber einer Pneumonie hervorgehoben und wir können alltäglich die Wahrnehmung machen, daß wir bei rothaarigen, insbesondere rotblonden Kranken mit allerhand ungewöhnlichen Reaktionen und Komplikationen im Verlaufe verschiedener Erkrankungen zu rechnen haben. Auch im Volksglauben schneiden die Rothaarigen schlecht ab, was auf ihre charakterologische Minderwertigkeit hinweist.

Die hier angeführten Beispiele vom Menschen betreffen nur Singulärvarianten, d. h. Varianten in bezug auf ein Merkmal oder eine Eigenschaft. In weit höherem Grade gilt natürlich das Prinzip der biologischen Minderwertigkeit extremer Varianten von den Kollektivvarianten, die also in bezug auf eine ganze Reihe von Merkmalen und Eigenschaften an einem der beiden Enden der bipolaren oder an dem einen Ende der unipolaren Variationskurve stehen. Immer und immer wieder können wir die Beobachtung machen, daß der degenerativ veranlagte, also in bezug auf zahlreiche Merkmale und Eigenschaften eine mehr oder minder extreme Variante darstellende Mensch sich bezüglich seiner Morbidität und bezüglich des Verlaufes mancher Krankheiten vielfach anders verhält als der Durchschnittstypus; in der Mehrzahl der Fälle ist er anfälliger, der Verlauf der Krankheit ist schwerer, er selbst kann also mit Rücksicht auf dieses Verhalten als gegenüber dem Durchschnittstypus minderwertig bezeichnet werden. Es ist kein Zweifel, daß wir den Status degenerativus am häufigsten unter gewissen endogenen Geisteskranken, bei Hysterie, Morbus Basedowi, chronischem

Gelenkrheumatismus, Ulcus ventriculi, Leberzirrhose und anderen krankhaften Zuständen antreffen, zu deren Entstehung ein hohes Maß konstitutioneller Disposition erforderlich ist, und es ist meines Erachtens gar keine andere Deutung dieses Zusammentreffens möglich, als daß eben die abgearteten Menschen, die mehr oder minder extremen Varianten unter ihnen, diese konstitutionelle Disposition in höherem Maße besitzen, also minderwertiger sind als der Durchschnittstypus. Abartung bedeutet hier also wiederum Entartung. Und auch hier ist es gleichgültig, ob es sich um extreme Minus- oder Plusvarianten handelt. An den einseitigen Plusvarianten, den rechnerischen, linguistischen, künstlerischen, rednerischen Genies ist nur zu oft ihre allgemein-biologische Minderwertigkeit zu erkennen, eine Minderwertigkeit, die, wie wir später noch sehen werden, ihrer kulturellen Bedeutung keinen Abbruch tut. Es kommt eben stets auf den Standpunkt an, von dem aus man ein Werturteil über die Abgearteten fällt. Wir können Jens Paulsen [1]) vollkommen beipflichten, wenn er meint, ein und derselbe Zustand — er spricht von Pigmentarmut — könne für die Vererbungswissenschaft eine Verlustmutation, für die Anthropologie eine rassenmäßige Abartung, eine Variation, für die Medizin eine Entartung, Degeneration, für die völkische Politik eine Edelrasse sein.

Extreme Varianten kommen auf folgende Arten zustande:

1. Durch Zufall. Wir haben früher erfahren, daß es bei der Reduktionsteilung der menschlichen Geschlechtszellen 4096 verschiedene aber ungleich wahrscheinliche Mischungsmöglichkeiten bei der Chromosomenauslese gibt und daß unter diesen 4096 Fällen ein einziges Mal die vollkommene Ausschaltung des einen Elters bei der Auswahl der Erbanlagen zu erwarten ist. Dieses eine zufällige Vorkommnis läuft somit dem allgemeinen Prinzip der steten Neukombination des Keimplasmas, der steten Ausgleichung zuwider. Es führt bei mehrmaliger Wiederholung unter Umständen zur Entstehung extremer Varianten, deren Deviation vom Mittelwert sonst ausgeglichen worden wäre.

2. Durch Selektion, also durch willkürliche Auswahl und Paarung entsprechender Varianten.

3. Durch Inzucht, also durch Steigerung der Wahrscheinlichkeit für das Manifestwerden latenter Erbanlagen durch Paarung von Individuen, deren Erbmassen einander nach mancher Richtung nahestehen, bzw. teilweise übereinstimmen. Durch fortdauernde Inzucht wird allmählich die Zahl der heterozygoten Genepaare verringert, es kommt zu einer zunehmenden Annäherung an den Zustand allgemeiner Homozygotie; das ist bei Betrachtung der Abb. 18—20, in welchen die Mendelschen Vererbungsgesetze in reinen Linien, also bei vollkommener Inzucht dargestellt sind, ohne weiteres klar. Die Inzucht als solche muß bei genügend langer Fortsetzung zu einer idealen Konstanz der Individuen führen, diese Konstanz muß aber durchaus nicht identisch sein mit dem Typus der Art, sie kann vielmehr irgend einer Sonderform, einer Unterrasse, z. B. einer künstlichen Zucht- und Kulturrasse entsprechen, sie kann also zur Entstehung mehr minder extremer Varianten

---

[1]) Jens Paulsen: l. c.

und Variantengruppen führen. Jedenfalls steht also auch die Inzucht im Widerspruch mit dem ausgleichenden und arterhaltenden Prinzip der steten Neukombination des Keimplasmas und es hat den Anschein, daß alles, was diesem Prinzip zuwiderläuft und eine vom Standpunkt des Arttypus zentrifugale Tendenz offenbart, die biologische Wertigkeit der Individuen herabsetzt. Tatsächlich weiß man ja längst, daß länger fortgesetzte Inzucht artschädigend wirkt, und zwar ganz unabhängig davon, ob durch sie eine Kumulation krankhafter Erbanlagen zustande kommt oder nicht, indem sie zur Abnahme der Widerstandskraft gegen äußere Schädlichkeiten und zum Nachlassen, ja zur Aufhebung der Fruchtbarkeit führt [1]). Diese den Züchtern geläufige Tatsache dürfte allerdings beim Menschen nur ausnahmsweise zur Geltung kommen, da hier Inzucht nur selten in so weitgehendem Maße getrieben wird.

4. Extreme Varianten können schließlich noch entstehen durch Keimänderung (Idiokinese) bzw. Keimschädigung (Blastophthorie). Unter diese Begriffe fällt offenbar der eine Teil der sog. Mutationen, während der andere, die sog. Hybridmutationen in das Gebiet der Amphimixis gehören (vgl. IV. Vorlesung). Solche Mutationen durch Neuerscheinen oder Ausfall eines mendelnden Faktors, durch Veränderungen an einer bestimmten Stelle eines Chromosoms infolge irgendwelcher bekannter oder unbekannter Einflüsse sind naturgemäß artwidrig. Viele Forscher führen ja die Entstehung neuer Arten auf sie zurück, andere, die ihnen nur eine geringe Rolle für die Evolution der Arten beimessen, halten die meisten derartigen Mutationen von Haus aus für pathologisch und meinen, daß sie durch Zuchtwahl wieder verloren gehen [2]). Jedenfalls bedingen sie dort, wo sie nicht zur Bildung neuer Arten führen, und das wäre beim Menschen der Fall, wofern sie hier überhaupt eine Rolle spielen (vgl. Martius), eine biologische Inferiorität, weil eine solche eben überall dort vorliegt, wo der Abstand von den Mittelwerten der Art zu groß ist.

Wie wir oben schon gesagt haben, sind es nicht die einzelnen degenerativen Stigmen der extremen Kollektivvarianten als solche, sondern es ist das ganze Milieu, in dem sie vorkommen und das sie kennzeichnen, welches die Minderwertigkeit bedingt, die Stigmen sind nur äußere Zeichen einer weiter reichenden Anomalie des Organismus, sie zeigen nur an, daß auch die Reaktionsfähigkeit des Organismus auf äußere oder innere Reize und vor allem auf krankmachende Einflüsse vom Durchschnittstypus ebenso abweicht, wie sie selbst Abweichungen vom Durchschnittstypus darstellen. Je zahlreicher die degenerativen Stigmen an einem Individuum sind, d. h. in bezug auf je zahlreichere erkennbare Merk-

---

[1]) Vgl. W. Schallmayer: Vererbung und Auslese. 3. Aufl. Jena: G. Fischer 1918. S. 69 und 474. — D. v. Hansemann: Deszendenz und Pathologie. Berlin: A. Hirschwald 1909 u. a.

[2]) Vgl. R. Goldschmidt: l. c.

male und Eigenschaften ein Individuum eine extreme Variante darstellt, desto größer ist die Wahrscheinlichkeit, daß es auch in bezug
auf Eigenschaften, deren Natur uns nicht so leicht und nicht ohne
weiteres zugänglich ist, an einem Ende der betreffenden Variationskurve stehen dürfte. Bei einem Status degenerativus werden wir also
auf ungewöhnliche, abnorme Reaktionen gefaßt sein müssen, was immer
für Reize auf ihren Träger einwirken. Diese Schlußfolgerung ergibt
sich vor allem auch schon daraus, daß der individuelle Organismus
ein einheitliches Ganzes darstellt, dessen Teile nicht isoliert voneinander
bestehen und dessen Funktionen nicht unabhängig voneinander
ablaufen. Die mehr oder minder enge Synergie aller Teile, die Korrelation aller Funktionen bringt es mit sich, daß hinter einzelnen degenerativen Stigmen, wie sie der klinischen Untersuchung zugänglich
sind, sich Abartungen zu verbergen pflegen, von denen wir erst a posteriori
Kenntnis bekommen können, nämlich dann, wenn entsprechende Reize,
wie psychische Erregungen, Infektionen, Intoxikationen, Traumen u. dgl.
zur Wirkung gelangt sind. Darin liegt die Bedeutung der Erkenntnis
des Status degenerativus für den Arzt.

Die Art der Wechselbeziehungen zwischen den einzelnen Teilen des
Organismus und dessen Funktionen kann dabei eine verschiedene sein
und wir stehen erst im Beginne ihrer genaueren Erforschung. Folgende,
im Wesen verschiedene Formen solcher Wechselbeziehungen können
wir auseinanderhalten:

1. Die **idioplasmatische Korrelation** oder die **Korrelation
der Erbanlagen**, also jene Form von gegenseitiger Beziehung, wie
wir sie als Faktorenkoppelung in den beiden vorigen Vorlesungen ein-
gehender besprochen haben.

2. Die **morphogenetische Relation** oder die sogenannte **abhängige Differenzierung**, d. h. die Abhängigkeit der Entwicklung
und Differenzierung eines Organs oder Organteils von der Gegenwart
und Ausbildung eines zweiten. So ist die Entwicklung der Augenlinse
von der Gegenwart des Augenbechers, die Entwicklung der Hornhaut
von jener der Linse, die Entwicklung der Pigmentschicht des Augenbechers von der normalen Lagerung und Richtung des Augenbechers
zum Ektoderm abhängig. An verschiedenen Organen sehen wir ein
primär sich differenzierendes Keimblattderivat, z. B. das Endokard-
säckchen, sekundär die Differenzierung der ihm anliegenden, später
mit ihm ein Ganzes bildenden Gewebselemente, z. B. des Myo- und
Ektokards, bestimmen. Die für jedes Organ charakteristischen Binde-
gewebsformationen entstehen durch abhängige Differenzierung aus dem
ursprünglich indifferenten embryonalen Bindegewebe durch Einflüsse,
welche von den epithelialen Anlagen der Organe auf dieses Gewebe
ausgeübt werden (A. Fischel)[1]. Während sich Herz und große Gefäße

---

[1] A. Fischel: Die Bedeutung der entwicklungsmechanischen Forschung für
die Embryologie und Pathologie des Menschen. Roux's Vorträge und Aufsätze
über Entwicklungsmechanik der Organismen. Heft 16. 1912. — Zur Frage der
Bildungsursachen des Auges. Arch. f. Entwicklungsmech. d. Organismen, Bd. 44,
S. 647. 1918. — B. Dürken: Einführung in die Experimentalzoologie. Berlin;
Julius Springer 1919.

nach dem ererbten präformierten Bauplan entwickeln, sind die peripheren Organgefäße von sogenannten epigenetischen, d. h. später erst im Laufe der Embryogenese wirksam werdenden Momenten abhängig. Die verschiedene Ausbildung der Organe bestimmt nämlich erst das Erhaltenbleiben oder die Rückbildung der ursprünglich viel zahlreicheren Gefäße des Embryo (A. Fischel). Auf diese Art erweisen sich also allerhand Verschiedenheiten im Bau und in der Anlage der Organe abhängig von primären Verschiedenheiten bestimmter anderer Organe bzw. Organteile. Wir werden uns daher nicht wundern können, wenn äußere Stigmen abwegiger Entwicklung, degenerativer Konstitution, zugleich den Indikator anderweitiger, nicht ohne weiteres erkennbarer Abartung abgeben.

3. Die nervöse Korrelation besteht darin, daß mehrere Organe, Organsysteme oder Organteile durch eine einheitliche, gemeinsame Innervation in gegenseitiger Verbindung stehen. Infolgedessen können sich primäre Anomalien der nervösen Steuerung des einen Organs leicht mit solchen anderer Organe kombinieren, infolgedessen sehen wir auch derartige Anomalien recht oft nicht auf ein einziges Organ oder Organsystem beschränkt, sondern mehr oder minder generalisiert.

4. Die hormonale Korrelation endlich ist die gegenseitige Verknüpfung der verschiedensten Teile des Organismus und seiner Funktionen durch Vermittlung der Drüsen mit innerer Sekretion. Es ist jene Form der Korrelation, die heutigentags das meiste Interesse an sich fesselt und deren nähere Betrachtung auch vom Standpunkte der Konstitutionspathologie unbedingt notwendig erscheint.

Neunte Vorlesung.

Die Blutdrüsen. Das Prinzip der dreifachen Sicherung. Die individuelle Blutdrüsenformel.

M. H.! Wir haben bereits davon Kenntnis genommen, daß sich die Gesamtkonstitution eines Individuums aus einer Summe von Partialkonstitutionen der einzelnen Gewebe und Organe (Martius) zusammensetzt. Die Wechselbeziehungen der Teile des Organismus bedingen die Wechselbeziehungen der Anomalien der verschiedenen Partialkonstitutionen. Die nervöse und speziell die hormonale Korrelation bewirkt aber vor allem, daß gewisse konstitutionelle Eigentümlichkeiten morphologischer oder funktioneller Natur nur zum Teil Besonderheiten der Partialkonstitution jener Gewebe und Organe darstellen, an welchen sie sich äußerlich manifestieren, zum Teil aber auf eine vom gewöhnlichen Durchschnitt abweichende morphologische oder funktionelle Beschaffenheit des Nervensystems oder des innersekretorischen Apparates zu beziehen sind. Da die innersekretorischen Drüsen sich im Laufe der Stammesgeschichte gewissermaßen für die Aufgabe spezialisiert haben, auf humoral-chemischem Wege die einzelnen Organe und Gewebe in ihrem Wachstum und in ihrer Funktion zu beeinflussen, um dadurch deren gegenseitige Beziehung zu regulieren und damit auch den Habitus und das Temperament des Individuums mit zu bestimmen, so ist es klar, daß wir die autochthone (chromosomale) Partialkonstitution der Organe und Gewebe von den auf nervösem und endokrinem Wege herbeigeführten Einflüssen, d. h. also von der Partialkonstitution des neuroglandulären Systems unterscheiden müssen, wenngleich dieser Aufgabe in vielen Fällen unüberwindliche Schwierigkeiten entgegenstehen.

Zwei Beispiele einer morphologischen und einer funktionellen konstitutionellen Eigentümlichkeit mögen dies veranschaulichen: Ein Individuum besitzt als konstitutionelles Merkmal einen auffallend großen Unterkiefer, mächtige Arcus supraciliares, weite pneumatische Räume des Schädels, eine plumpe, breite Nase und dicke, wulstige Lippen (vgl. Abb. 35). Diese Eigentümlichkeit seines Körperbaues kann auf einer Besonderheit der Partialkonstitution des Schädelskelettes und der Gesichtsweichteile beruhen, sie kann aber unseren Kenntnissen über die Akromegalie zufolge ebensogut durch eine übermäßige Tätigkeit des Hypophysenvorderlappens bedingt sein. Ein Mensch hat konstitutionell eine ganz auffallende Neigung zum Schwitzen, seine Haut ist stets feucht, geringste körperliche Anstrengungen, eine mäßige Erhöhung der Außentemperatur treiben ihm die Schweißperlen ins Gesicht. Diese funktionelle Besonderheit seiner Konstitution kann zurückzuführen sein auf eine besondere Leistungsfähigkeit, eine besondere Ansprechbarkeit und Reaktivität der Schweißdrüsen, sie kann aber ebensogut die Folge einer konstitutionellen Reizbarkeit und Übererregbarkeit des vegetativen Nervensystems

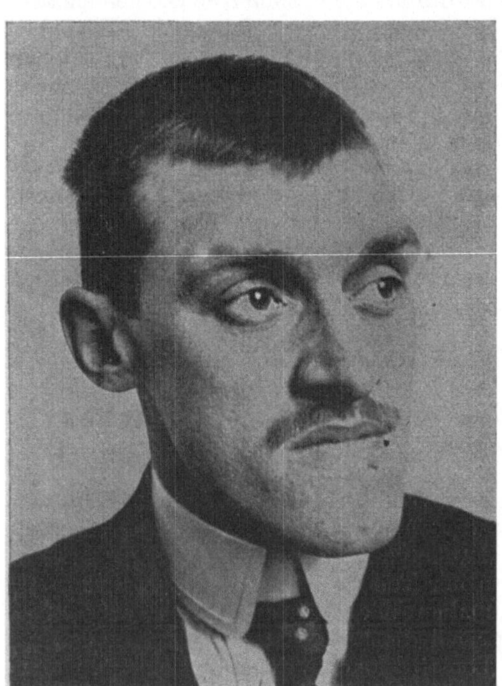

Abb. 35. Akromegaloider Habitus.

oder aber die Konsequenz einer übermäßigen Schilddrüsentätigkeit darstellen. So sehen wir denn bei einer ganzen Reihe vitaler Mechanismen gewissermaßen ein Prinzip der dreifachen Sicherung zur Geltung kommen. Durch die Tätigkeit des Erfolgsorgans selbst, durch jene des Nervensystems und durch die Steuerrung von seiten des endokrinen Apparates wird der regelrechte Ablauf des betreffenden Mechanismus gewährleistet.

So gibt es also konstitutionelle Verschiedenheiten der Individuen in morphologischer und funktioneller Hinsicht, die zwar letzten Endes gleichfalls zellulären Ursprungs, doch auf einer Verschiedenheit der Säftemischung beruhen, also offenkundig humoraler Natur sind. Und hier ergibt sich eine weitere Komplikation dadurch, daß nicht nur das Nervensystem und die Blutdrüsen in reger Wechselwirkung zusammenarbeiten, sondern daß auch die einzelnen Drüsen des endokrinen Systems untereinander in engsten Beziehungen stehen, ihre Wirkungen sich kombinieren, hemmen und kompensieren. So kommt es, daß wir nicht nur die Partialkonstitution der einzelnen Blutdrüsen, sondern auch ihren in der Konstitution begründeten, natürlich auch konditionellen Einflüssen unterworfenen gegenseitigen Konnex zu berücksichtigen haben, daß wir die Möglichkeit verschiedener funktioneller Resultanten im Auge behalten müssen, die sich lediglich aus differenten Kombinationen von an und für sich innerhalb normaler Grenzen liegenden Blutdrüsenfunktionen ergeben.

Es ist nach allem, was wir über die Variabilität morphologischer und funktioneller Eigenschaften des Organismus wissen, nur selbstverständlich, daß auch die Ausbildung und Funktion der einzelnen Blutdrüsen individuellen Schwankungen unterworfen und auch die individuelle Konstellation, die gegenseitige quantitative Einstellung der einzelnen Hormonorgane in einer Variationskurve darstellbar ist. Die „polyglanduläre Formel" (R. Stern) oder, wie wir sagen wollen, die **individuelle Blutdrüsenformel**, welche uns über die individuelle Einstellung und das gegenseitige quantitative Verhältnis der Blutdrüsen mit dem relativen Überwiegen oder der relativen Insuffizienz bald der einen, bald der anderen Drüse unterrichtet, ist somit ein sehr wichtiger Anhaltspunkt für die Beurteilung der individuellen Konstitution. Diesen Anhaltspunkt aber zu gewinnen, halte ich für viel schwieriger, als es beispielsweise neueren amerikanischen Forschern auf diesem Gebiete zu sein scheint [1]).

Über experimentelle Funktionsprüfungen der Hormonorgane verfügen wir vorderhand nicht und haben auch keine Aussicht, hierzu völlig geeignete Methoden in absehbarer Zeit in die Hand zu bekommen, denn die Wirkungen der Hormone zeigen in der Regel eine lange Latenzzeit und es ist nicht zu erwarten, daß sich ihre Änderungen im kurzfristigen Funktionsprüfungsversuch würden beobachten lassen. Die einzige, wahrhaft großartige Funktionsprüfung des endokrinen Apparates, welche die Natur selbst vornimmt, sehen wir in der Schwangerschaft vor uns. Unter den Umwälzungen im Hormonapparat, welche die Gravidität mit sich bringt, stellt sich dessen individuelle Konstellation heraus, nun sieht man, individuell ganz verschiedene, bald ausgesprochen akromegaloide, bald tetanoide, Schilddrüsen- oder Nebennierensymptome zum Vorschein kommen, die nach Ablauf der Gravidität wieder schwinden, bei Eintritt einer neuerlichen Schwangerschaft aber prompt wieder auftreten. Nichts verrät sonst außerhalb der Gravidität die

---

[1]) Vgl. D. M. Kaplan: Endocrine tropisms. New York. med. Journ. Vol. 111. No. 6—7. 1920.

Besonderheit des betreffenden Individuums, von einer manifesten Blutdrüsenstörung durch Insuffizienz, Überfunktion oder Dysfunktion ist keine Rede und doch müssen individuelle Unterschiede in der Konstellation, in der Wertigkeit, in der Ansprechbarkeit und Reaktionsfähigkeit der einzelnen Hormonapparate dauernd vorhanden sein, welche der individuellen Konstitution ein bestimmtes Gepräge geben und erst unter bestimmten Bedingungen, wie sie physiologischerweise die Schwangerschaft liefert, manifest werden.

Solange wir also auf Funktionsprüfungen der Blutdrüsen verzichten müssen, sind wir gezwungen, uns strenge an folgende Kriterien bei der Analyse der individuellen Blutdrüsenformel zu halten. Auf die konstitutionelle Insuffizienz einer Drüse dürfen nur solche Eigenschaften des Organismus bezogen werden, welche dem Symptomenkomplex angehören, der sich nach Entfernung der Drüse einstellt, und welche durch künstlichen Ersatz der Drüsenfunktion, sei es auf dem Wege der Organtherapie, sei es auf dem der Drüsenimplantation sich beheben lassen, wofern natürlich auch der nach Entfernung der Drüse auftretende Symptomcnkomplex auf diese Weise behoben werden kann. Auf eine konstitutionelle Überfunktion oder qualitativ geänderte Dysfunktion der Drüse dürfen dagegen nur solche Eigenschaften des Organismus zurückgeführt werden, welche auch jenen Zuständen glandulärer Erkrankung zukommen, die nach Entfernung bzw. Verkleinerung der betreffenden erkrankten Drüse zurückgehen oder schwinden und die eventuell durch künstliche Zufuhr der Drüsensubstanz sich hervorrufen lassen.

Trotzdem entstehen Schwierigkeiten und Irrtümer auch bei einer solchen Analyse zunächst einmal dadurch, daß opotherapeutische Erfolge an sich gar keinen Schluß auf den Funktionszustand einer Blutdrüse zulassen, da wir bei Verabreichung der Organpräparate auch mit vollkommen unspezifischen Wirkungen rechnen müssen, wie sie z. B. sicherlich die Schilddrüsenpräparate oder das Adrenalin entfalten können. Andererseits können manche Erscheinungen mehr oder minder häufig im Symptomenkomplex der krankhaften Drüseninsuffizienz vorkommen und gelegentlich sogar durch Organtherapie gebessert werden, während sie in der Mehrzahl der Fälle völlig unabhängig von der Drüsenerkrankung auftreten. Wir werden ja stets im Auge behalten müssen, daß die individuellen Unterschiede und die Mannigfaltigkeit des klinischen Krankheitsbildes bei Erkrankungen einer bestimmten Blutdrüse zum größten Teil auf Verschiedenheiten der Erfolgsorgane in bezug auf ihre Beeinflußbarkeit und Reaktivität zurückzuführen sind, daß also schon hier Schwierigkeiten für die Entscheidung erwachsen, wieviel auf die Erkrankung der Blutdrüse und wieviel auf die individuelle, konstitutionelle und konditionelle Beschaffenheit des übrigen Organismus zu beziehen ist. Es ist ja klar, daß die Symptomatologie einer Funktionsänderung des Hormonapparates in einem seiner Teile nicht nur von dieser Funktionsänderung selbst, sondern auch von der jeweiligen Verfassung der Erfolgsorgane, aber auch von der Verfassung des restlichen Hormonsystems und des Nervensystems mitabhängig sein muß. So sehen wir beispielsweise bei Hypoplasie der Geschlechtsdrüsen, im Klimakterium oder nach Kastration durchaus verschiedene Formen von Folgezuständen. Die Träger unterentwickelter Hoden, sogenannte Eunuchoide können zwei vollkommen verschiedene Habitustypen repräsentieren, den eunuchoiden Hochwuchs und den eunuchoiden Fettwuchs. Mit Einsetzen des Klimakteriums — beim Mann ist dieser Zeitpunkt natürlich nicht so scharf begrenzt — wird der eine Typus von Menschen fettleibig, mit mehr oder minder charakteristischer Lokalisation des Fettpolsters an den Hüften, am Gesäß, in der Unterbauchgegend, an der Brust; der andere dagegen wird bei der gleichen Lebensweise und Ernährung dürr und mager, trocknet und schrumpft gewissermaßen ein, verfällt also der eigentlichen senilen Kachexie. Nach Kastration im geschlechtsreifen Alter können sich vollkommen differente Zustandsbilder entwickeln, deren Genese eben nicht bloß vom Wegfall der Keimdrüsentätigkeit, sondern auch von der konstitutionellen und konditionellen Verfassung des übrigen innersekretorischen Apparates, des Nervensystems und sämtlicher anderer Organe abhängig ist.

Sehr instruktiv sind diesbezüglich zwei Beobachtungen, die ich zufällig knapp nacheinander machen konnte. Eine junge Frau suchte die Poliklinik auf, um sich wegen ihrer rasch progredienten Fettleibigkeit Rat zu holen. Trotz äußerst mäßiger Lebensweise wiegt sie nahezu schon an die 100 kg, und zwar hat sich diese Fettsucht im Anschluß an die Entfernung beider zystisch degenerierten Ovarien zu entwickeln begonnen. Die Mutter dieser etwa 30 jährigen Frau steht im Alter von etwa 50 Jahren, hat vor Jahren die gleiche Operation wie ihre Tochter mitgemacht und ist damals ganz ebenso fettleibig geworden wie ihre Tochter. Die gleichzeitige Betrachtung von Mutter und Tochter ergibt eine geradezu verblüffende Ähnlichkeit im Habitus und eine vollkommen übereinstimmende Lokalisation des mächtigen subkutanen Fettpolsters. Irgendwelche sonstige Ausfallserscheinungen, abgesehen natürlich von der Amenorrhöe, waren weder bei der Tochter noch bei der Mutter aufgetreten.

Zur gleichen Zeit sah ich pro consilio eine 30 jährige Dame, der im Alter von 13 Jahren das eine Ovar wegen einer Dermoidzyste, im Alter von 26 Jahren das andere aus dem gleichen Grunde operativ entfernt worden war. Sie ist ein außerordentlich zartes, graziles, mageres und blasses Geschöpf, hat seit der zweiten Operation erheblich an Gewicht abgenommen, indem das Körpergewicht von 56 auf 44 kg gesunken war, und klagt über hochgradige Nervosität, Schwächegfühl, hartnäckige Kopfschmerzen, Herzklopfen, Schlaflosigkeit, psychische Depression und dyspeptische Beschwerden. Die Untersuchung ergibt eine konstitutionell-asthenische Enteroptose, Tachykardie und eine nur geringe hypochrome Anämie (Erythrozyten 4 690 000, Färbeindex 0,81) bei einem degenerativen weißen Blutbild (Leukozyten 6400, darunter 43% polynukleäre Neutrophile, 41,5% Lymphozyten, 11,5% Monozyten, 3,5% Eosinophile und 0,5% Mastzellen). Ihre Mutter hat vor Jahren wegen Myomatosis uteri eine Totalexstirpation der Gebärmutter durchgemacht, bei welcher Gelegenheit auch Zysten der Ovarien gefunden und operativ entfernt wurden. Die Mutter ist eine schlanke, magere Dame.

Die Gegenüberstellung der beiden Beobachtungen ist deshalb so lehrreich, weil sie mit nicht zu überbietender Klarheit zeigt, wie der Symptomenkomplex nach Wegfall der Keimdrüsen — und das gleiche gilt natürlich auch für andere Funktionsänderungen im Hormonapparat — mitbestimmt wird von der Gesamtkonstitution des Individuums, von seiner genotypisch festgelegten Reaktionsweise. v. Dziembowski sah in einem Falle pluriglandulärer Erkrankung die Ausfallserscheinungen von seiten endokriner Drüsen wie Fettansatz und Pigmentierung auf der Seite einer ehemaligen spastischen Hemiparese stärker ausgesprochen als auf der anderen. Also auch konditionelle Änderungen der Körperverfassung, wie sie die überstandene Läsion im Zentralnervensystem mit sich brachte, beeinflussen das Erscheinungsbild endokriner Funktionsänderungen.

Von besonderer Wichtigkeit ist die Berücksichtigung des hier dargelegten Prinzips für die Beurteilung der Abhängigkeit der Geschlechtsmerkmale von der innersekretorischen Keimdrüsentätigkeit. Es ist ja lange bekannt und namentlich durch die Steinachschen Versuche über künstliche Maskulierung bzw. Feminierung durch Implantation der andersgeschlechtlichen Keimdrüse bei kastrierten Tieren endgültig erwiesen, daß das Keimdrüsenhormon die Ausbildung einer ganzen Reihe von somatischen Merkmalen und Eigenschaften, welche für das betreffende Geschlecht charakteristisch sind, fördert bzw. auslöst und zugleich die Entwicklung der andersgeschlechtlichen, also heterologen Geschlechtsmerkmale hemmt. Es wäre aber ein Irrtum anzunehmen, daß unter allen Umständen eine konstante Beziehung zwischen dem Ausbildungsgrad dieser Geschlechtsmerkmale und dem Funktionsgrad der Geschlechtsdrüse bestehen müsse. Wir wissen nämlich heute, daß diese Beziehungen zwischen Geschlechtsmerkmalen und Geschlechtsdrüsen nicht ganz so einfach sind, wie es auf den ersten Blick den Anschein hat, daß vielmehr diesen Beziehungen jene Vorgänge übergeordnet sind, von welchen die Bestimmung des Geschlechtes überhaupt abhängt und welche die sexuelle Differenzierung der Somazellen ebenso wie der Geschlechtsdrüsenanlage beherrschen.

Es gibt zweifellos schon ausgesprochene sekundäre Geschlechtscharaktere und als solche bezeichnen wir mit Darwin jene für das Geschlecht charakteristischen Merkmale, die mit der Fortpflanzung selbst nichts zu tun haben, die schon lange vor der Pubertätszeit vorhanden sind [1]). Sie sind für jeden Beobachter an den psychischen Unterschieden selbst kleiner Kinder am sinnfälligsten wahrnehmbar. Erfahrene Kinderärzte sind sogar imstande, männliche und weibliche Neugeborene

---

[1]) Vgl. J. Halban: Die Entstehung der Geschlechtscharaktere. Arch. f. Gynäkol. Bd. 70, S. 205. 1903. — P. Grosser: Körperliche Geschlechtsunterschiede im Kindesalter. Ergebn. d. inn. Med. u. Kinderheilk. Bd. 22, S. 211. 1922. — J. P. Karplus: Variabilität und Vererbung am Zentralnervensystem. 2. Aufl. Wien und Leipzig: F. Deuticke 1921.

an der Kopf- und Gesichtsform allein mit Sicherheit zu unterscheiden. Wollte man aber sagen, die innersekretorischen Keimdrüsenanteile funktionierten schon vor der Pubertät, ja selbst in der Fötalzeit, dann bliebe zu erklären, warum sich denn mit der mächtigen Entwicklung und Reifung der Keimdrüsen in der Pubertät so eingreifende Änderungen in der Ausbildung der sekundären Geschlechtscharaktere einstellen. Sollte es denn zweierlei innere Sekrete der Keimdrüsen für die Ausbildung sekundärer Geschlechtscharaktere geben, eines schon im Fötus, das andere erst von der Pubertät an? Aber selbst eine solche Auffassung ist unhaltbar angesichts der Tatsache, daß es sekundäre Geschlechtscharaktere schon zu einer Zeit der Fötalentwicklung gibt, zu der noch nicht einmal die primären Geschlechtscharaktere angelegt sind.

Keibel und Mall[1]) bemerken nämlich, daß die vorhandene oder nicht vorhandene Excavatio recto-uterina ein brauchbares Mittel zur Geschlechtsdiagnose darstellt, denn ihre Ausbildung beim weiblichen und ihr Fehlen beim männlichen Geschlecht ist eine regelmäßig auftretende Erscheinung, welche aber bemerkenswerterweise schon zu einem Zeitpunkt nachzuweisen ist, wo eine morphologische Differenzierung der Keimdrüse noch nicht stattgefunden hat. Wir haben also ein morphologisches Geschlechtsmerkmal noch vor der Existenz einer sexuell differenzierten Geschlechtsdrüse. Das Vorkommen von Intersexualität vom echten Hermaphroditismus an bis zu den leichtesten Formen von Pseudohermaphroditismus, wobei in ein und demselben Individuum mehr oder weniger gut ausgebildete somatische, psychische und generative Merkmale beider Geschlechter miteinander verknüpft sind oder zeitlich einander folgen, bliebe völlig unverständlich, wollte man die Entstehung der Geschlechtsmerkmale ausschließlich von den innersekretorischen Geschlechtsdrüsenelementen herleiten. Denn auch der Versuch, derartige Mischungen auf die gleichzeitige Anwesenheit männlicher und weiblicher innersekretorischer Geschlechtsdrüsenelemente in einem Individuum herzuleiten (Steinach, Lipschütz)[2]), ist endgültig gescheitert[3]). Dabei sind einzelne heterosexuelle Geschlechtsmerkmale ein durchaus häufiger Befund, zumal wenn wir auch die psychischen berücksichtigen und die Erotisierung im homosexuellen Sinn mit heranziehen.

Es ist anzunehmen, daß im Momente der Geschlechtsbestimmung nicht nur das Geschlecht der Fortpflanzungsdrüse und ihrer Hilfsorgane sondern zugleich auch dasjenige aller übrigen Somazellen festgelegt wird. Wenn wir in der VII. Vorlesung die Erbformeln für die Geschlechter in der Weise präzisiert haben, daß $♀ = (M < F) \cdot (M < F)$ und $♂ =$

---

[1]) Keibel und Mall: Handb. d. Entwicklungsgeschichte des Menschen. Leipzig 1910—1911.

[2]) Al. Lipschütz: Die Pubertätsdrüse und ihre Wirkungen. Bern: E. Bircher 1919.

[3]) G. Mittasch: Über Hermaphroditismus. Beitr. z. pathol. Anat. u. z. allg. Path. Bd. 67, S., 142. 1920; H. v. Keußler: Über einige Fälle von Hermaphroditismus, mit besonderer Berücksichtigung der Zwischenzellen. Beitr. z. pathol. Anat. u. z. allg. Path. Bd. 67, S. 416. 1920.

(MF) (Mf) darstellt, so können wir jetzt hinzufügen, daß M und F die Erbanlagen nicht nur für die betreffende männliche und weibliche Geschlechtsdrüse, sondern offenbar auch für eine ganze Reihe anderer Geschlechtsmerkmale zum Ausdruck bringt, und können weiter aus unserer dort begründeten Annahme, daß im Genotypus die Erbanlagen für beide Geschlechter enthalten sein müssen, schließen, daß es nur vom Grade und der Konstanz der Prävalenz (Epistase) abhängen muß, ob immer bloß Geschlechtsmerkmale eines Geschlechts an einem Individuum vorkommen oder ob gelegentlich auch eine regelwidrige Mischung verschiedengeschlechtlicher Merkmale und Eigenschaften stattfindet. Der wechselnde Grad der Prävalenz ist ja eine uns auch sonst geläufige Erscheinung. Die Geschlechtsdrüse hat erst im Laufe der Stammesgeschichte die Aufgabe übernommen, durch Produktion eines inneren Sekretes die Ausbildung der übrigen Geschlechtsmerkmale zu fördern bzw. auszulösen, sei es, daß man sich dies in der Weise vorstellt, daß das Hormon den Prävalenzgrad unter den Erbfaktoren M und F beeinflußt, oder aber so, daß es die Entwicklung der Geschlechtsmerkmale in der durch die Erbanlage potentiell determinierten Entfaltungsrichtung in Gang setzt. Die Möglichkeit der künstlichen Maskulierung und Feminierung spricht zweifellos zugunsten der ersteren Vorstellung.

Anomalien dieses komplexen Mechanismus können nun dadurch zustande kommen, daß das Prävalenzverhältnis zwischen den beiden Erbanlagen des Geschlechtes entweder primär von der Norm abweicht, also mehr oder minder unvollkommen oder ungleichmäßig ist, oder aber dadurch, daß es durch das Hormon der Geschlechtsdrüse nicht in entsprechender Weise fixiert und unterstützt wird. Daher können auch Anomalien von seiten der Geschlechtscharaktere unabhängig sein von solchen der Geschlechtsdrüsen und ausschließlich auf abweichenden Vorgängen in der Erbmasse beruhen. Denn nur auf die Weise, daß der normalerweise latente Geschlechtsfaktor zur Wirksamkeit gelangt und heterologe Geschlechtscharaktere, ja eventuell sogar bei höchster Wirksamkeit heterologe Keimzellen hervorbringt, nur auf die Weise können uns die Fälle von mehr oder minder vollkommenem Zwittertum verständlich werden. Fällt die innersekretorische Tätigkeit der Geschlechtsdrüse fort, wie dies bei primärer Hypoplasie, im Klimakterium und nach Kastration der Fall ist, so entfällt damit auch der protektive Einfluß (Halban) auf die Geschlechtsmerkmale und je nach dem Zeitpunkt dieses Fortfalles, je nach dem Grade, in welchem die Geschlechtsmerkmale bereits fixiert waren, und je nach dem primären Prävalenzverhältnis der beiderseitigen Geschlechtsanlagen nähert sich das Individuum der „asexuellen Speziesform" (Tandler und Grosz)[1], der „asexuellen Embryonalform" (Lipschütz) und kann eventuell bei künstlicher Einpflanzung der andersgeschlechtlichen Keimdrüse durch Umkehrung des Prävalenzverhältnisses selbst heterosexuelle Merkmale zum Vorschein kommen lassen.

---

[1] J. Tandler und S. Grosz: Die biologischen Grundlagen der sekundären Geschlechtscharaktere. Berlin: Julius Springer 1913.

So wie im Momente der Befruchtung die Art-, Rassen- und Familienzugehörigkeit des Individuums genotypisch festgelegt ist, so erscheint auch seine Geschlechtszugehörigkeit in diesem Momente determiniert, und zwar in seinem gesamten Zellbestande. Dem geschlechtsspezifischen Hormon der Geschlechtsdrüse kommt also lediglich eine protektive, eine fördernde Wirkung auf die übrigen Geschlechtsmerkmale zu, und zwar scheinen diejenigen von ihnen vom Geschlechtsdrüsenhormon am meisten abhängig zu sein, die in der Ontogenese am spätesten auftreten (Tandler und Grosz). Es sind also auch die Geschlechtsmerkmale wie alle anderen der Einflußsphäre der Hormonorgane unterstehenden Merkmale und Eigenschaften nicht allein vom Funktionszustand der Geschlechtsdrüse sondern auch von der gesamten genotypischen Struktur des Individuums mit abhängig. Übrigens unterstehen sie nicht bloß dem Einfluß der innersekretorischen Geschlechtsdrüse, sondern auch jenem der Nebennierenrinde, der Zirbeldrüse und Hypophyse, wahrscheinlich sogar jenem eines trophischen Zentrums an der Basis des Zwischenhirns[1]). Bei niederen Tierspezies, z. B. bei Schmetterlingen ist erwiesen, daß die Geschlechtsdrüse auf die übrigen Geschlechtsmerkmale keinerlei Einfluß nimmt, denn selbst als Meisenheimer[2]) beim Schwammspinner (Lymantria dispar), dem er schon im Raupenstadium die Geschlechtsdrüse operativ entfernt und die andersgeschlechtliche Drüse implantiert hatte, die Flügelanlagen (Imaginalscheiben) zerstörte und so deren Regeneration erzwang, wurden die Flügel nach dem ursprünglichen Geschlecht gebildet und blieben von der Anwesenheit des heterosexuellen Hormons gänzlich unbeeinflußt. Ja in den Fällen von sogenanntem Halbseitenzwittertum (Lateralhermaphroditismus), wo die eine Seite des Individuums männliche, die andere weibliche Geschlechtsmerkmale aufweist, konnte sogar gezeigt werden, daß durch Besonderheiten des Befruchtungsvorganges eine abnorme Chromosomenverteilung zustande kam, so daß die Zellen der einen Körperhälfte zwei X-Chromosomen, die der anderen nur eines enthalten[2]). Die Organe der inneren Sekretion haben ihren Einfluß auf die Geschlechtsmerkmale und alle übrigen Merkmale und Eigenschaften des Organismus erst im Laufe der Phylogenese allmählich gewonnen und wir dürfen bei der Analyse ihrer Wirkungen niemals aus den Augen verlieren, daß es sich eben immer nur um eine Beeinflussung, nicht aber um eine ausschließliche Abhängigkeit dieser Merkmale und Eigenschaften von ihnen handelt und daher das Ergebnis dieser Beeinflussung nicht von dem betreffenden Hormonorgan allein, sondern auch von der

---

[1]) Vgl. B. Aschner: Die Blutdrüsenerkrankungen des Weibes. S. 320. Wiesbaden: J. F. Bergmann 1918, — H. Bab: Neueres und Kritisches über die Beziehungen der inneren Sekretion zur Sexualität und Psyche. Jahreskurse f. ärztl. Fortbild. Bd. 11, H. 1, S. 3. 1920. W. Blair Bell: An address on the nature of the ovarian function. Lancet. Vol. 199, No. 18. S. 879. 1920. — P. Bailey and F. Bremer: Experimental diabetes insipidus and genital atrophy. Endocrinology. Vol. 5, p. 761. 1921. (Kongreßzentralbl. f. inn. Med. Bd. 22, S. 388.)

[2]) Vgl. R. Goldschmidt: l. c.

konstitutionellen und konditionellen Verfassung des Gesamtorganismus mit abhängig sein muß. Überall im Organismus
interferieren endokrin-hormonale Einflüsse mit autochthon-
chromosomalen, überall handelt es sich, ganz wie bei
der Entstehung der Geschlechtscharaktere, lediglich um
protektive Wirkungen der endokrinen Hormone. Der Blutdrüsenapparat hat sich bei höher organisierten Lebewesen
als Organsystem der Korrelation $\varkappa\alpha\tau'\dot{\epsilon}\xi o\chi\dot{\eta}\nu$ differenziert
und spezialisiert, um gewissermaßen als Kondensator und
Multiplikator bestimmter Erbanlagen (des Wachstums, der
Skelettproportionen, der Entwicklung und senilen Rückbildung, des Stoffwechsels usw.) zu fungieren und die bei
tiefer organisierten Lebewesen bloß im Chromosomen-
apparat jeder einzelnen Körperzelle enthaltenen Potenzen
gewissermaßen zu speichern und das sonst nur autochthon-
zellulär wirksame Agens (Gen-Enzym) der Chromosomen in
der kondensierten Form der inkretorischen (endokrinen)
Hormone dem Organismus auf humoralem Wege zur Verfügung zu stellen [1]).

Nun wollen wir versuchen, jene Anhaltspunkte zusammenzustellen,
welche uns unter den angeführten Kautelen gestatten, eine Analyse
der individuellen Blutdrüsenformel vorzunehmen.

1. Die hypothyreotische Konstitution oder das hypothyreotische Temperament wird von meist kleineren, stämmigen, kurz- und
dickhalsigen, phlegmatischen Individuen repräsentiert mit Neigung
zu Fettleibigkeit, Haarausfall, rheumatoiden und neuralgischen Beschwerden, Erfrierungen der Extremitäten, prämaturer Atherosklerose
und anderen senilen Involutionserscheinungen. Diese Menschen sind
wenig lebhaft und regsam, interesselos, häufig schlafsüchtig, ermüdbar,
klagen über Kältegefühl, besonders in Händen und Füßen, haben stets
eine niedrige Körpertemperatur und Neigung zu mehr oder minder
ausgesprochenen, indolenten, vorübergehenden und derben Haut-
schwellungen besonders im Gesicht und hier vor allem an den Augen-
lidern, leiden an Obstipation und sollen nach Hertoghe und anderen
französischen Autoren einen Defekt des äußeren Drittels der Augenbrauen als charakteristisches Symptom aufweisen. Die dicken, plumpen
Finger sind häufig steif, die Handrücken rundlich gepolstert. Frauen
leiden oft an profusen und langdauernden Menstruationsblutungen, die
jedoch ohne dysmenorrhoische Beschwerden verlaufen und in verhältnismäßig frühem Alter einsetzen. Kinder verraten ihre hypothyreotische
Konstitution durch Zurückbleiben im Wachstum (Hemmung der
Knochenkernbildung), in der physischen und psychischen Entwicklung,
durch geistige Trägheit und Unaufmerksamkeit, durch eine pastöse
und trockene Beschaffenheit der Haut. Dazu kommt eine wulstige
Beschaffenheit der Lippen, eine dicke, plumpe Zunge und eine kurze,
tiefgesattelte Stumpfnase. Die Zahnstellung dieser Individuen ist meist

---

[1]) J. Bauer: Chromosomale und inkretorische Hormone. Med. Klinik. 1923.
Nr. 13.

eine sehr unregelmäßige, insbesondere pflegen die oberen Eckzähne aus der Reihe disloziert zu sein. Als weitere Kennzeichen hypothyreoider Konstitution werden von Engelbach[1] angeführt eine auffallende Körpergröße und hohes Körpergewicht bei der Geburt sowie mangelhafte Heilungstendenz der Nabelwunde. Jedes Kind, bei dem nicht am Ende des sechsten Lebensmonates der erste Zahn zum Vorschein kommt, das mit 12—14 Monaten noch nicht allein stehen und einige Schritte machen, sowie einsilbige Worte sprechen kann, erscheint diesem Autor auf eine Schilddrüseninsuffizienz verdächtig. Der Grundumsatz des Stoffwechsels ist bei hypothyreotischen Individuen herabgesetzt, da die Blasebalgwirkung der Schilddrüse auf den Stoffwechsel vermindert ist, ebenso ist die Anpassungsfähigkeit des Energieumsatzes an habituelle Überernährung herabgesetzt; statt wie normalerweise zu Luxuskonsumption kommt es zu Fettansatz[2]. Gegen Sauerstoffmangel sind Hypothyreosen weniger empfindlich als Normale[3]. Die Kohlehydrattoleranz ist bei Schilddrüseninsuffizienz erhöht, die Harnmenge meist herabgesetzt. Gegen Infektionen sind Individuen von hypothyreotischer Konstitution schlechter gewappnet als Normale, weil die fördernde Wirkung der Schilddrüse auf die Bildung der Immunkörper herabgesetzt ist. Dieses mehr oder weniger vollständige Bild kennzeichnet somit den hypothyreotischen Charakter, es wäre aber verfehlt, einzelne außerordentlich vieldeutige Symptome wie Obstipation, Menorrhagien, Neigung zu Migräne, zu prämaturer Atherosklerose, zu chronischen Dermatosen u. dgl. für sich allein ohne weiteres auf eine Hypothyreose zurückzuführen, wie dies allerdings nicht selten zu geschehen pflegt.

2. Die thyreotoxische Konstitution oder das hyperthyreotische Temperament stellt das Gegenstück der eben besprochenen Konstitutionsform dar. Wir können sie annehmen bei eher großen, mageren, nervösen und reizbaren Menschen mit feuchter Haut, Neigung zu Schweißen, Tachykardie und Diarrhöen, bei Menschen mit lebhaftem Stoffwechsel, mit großen, glänzenden Augen und weiten Lidspalten, mit häufig während eines angeregten Gespräches über den oberen Kornealrand ruckweise sich retrahierenden Oberlidern, bei den Menschen mit lebhaftem Temperament und unstetem Wesen, die bei geringfügigsten Anlässen Temperatursteigerungen bekommen und trotz reichlicher Nahrungsaufnahme stets mehr oder minder mager bleiben (konstitutionelle Magersucht). Solche Menschen sind mehr hitze- als kälteempfindlich und sollen nach Angabe französischer Autoren stark entwickelte Augenbrauen besitzen.

---

[1] W. Engelbach: Endocrine amenorrhea. Comparison of endocrine types. Analysis of the „hormonic signs" . . . Med. clin. of North America. St. Louis Vol. 4, No. 3. p. 665. 1920.

[2] E. Eckstein und E. Grafe: Weitere Beobachtung über Luxuskonsumption und ihre Entstehung. Zeitschr. f. physiol. Chem. Bd. 107, S. 73. 1919. E. Grafe: Weitere Beiträge zur Kenntnis der Anpassung des tierischen Organismus an die Größe der Nahrungszufuhr. Zentralbl. f. inn. Med. 1919. S. 489.

[3] L. Asher: Beiträge zur Physiologie der Drüsen. Nr. 44. M. Duran: Das Verhalten von normalen, mit Schilddrüsensubstanz gefütterten und schilddrüsenlosen Ratten gegen reinen Sauerstoffmangel. Biochem. Zeitschr. Bd. 106, S. 254. 1920.

Regelmäßig zeigen sie eine, wenn auch nur leichte parenchymatöse
Vergrößerung ihrer Schilddrüse, der Grundumsatz ist gesteigert, die
Kohlehydrattoleranz herabgesetzt, die Erregbarkeit des animalischen
und vegetativen Nervensystems erhöht, die durch Phlorrhizin erzeugte
Glykosurie oft vermehrt[1]).

Es ist klar, daß eine entsprechende konstitutionelle Einstellung
der Schilddrüse, sei es im Sinne der Unter- oder Überfunktion, ein
ganzes Menschenleben lang bestehen kann, ohne jemals unmittelbar
mit dem Begriff der Gesundheit unvereinbar zu werden. Es ist aber ebenso
offenkundig, daß sich bei solchen Individuen unter gewissen Umständen
besonders leicht ausgesprochene Krankheitserscheinungen einstellen
können, daß sie also eine konstitutionelle Disposition einerseits zum
Myxödem in seinen verschiedenen Graden, andererseits zur Thyreotoxikose in ihren verschiedenen klinischen und symptomatologischen
Formen besitzen. Ein sehr häufiges Schicksal thyreotoxischer Konstitutionen ist z. B. eine gelegentliche paroxystische Steigerung der charakteristischen Erscheinungen, ein Manifestwerden der der Konstitutionsanomalie eigenen Neigungen. Das sind die Fälle, welche R. Stern als
Basedowoide bezeichnet hat.

Von thyreolabiler Konstitution (instabilité thyréoïdienne nach
Lévi und Rothschild) dürfen wir sprechen, wenn wir Zeichen von
Hypothyreoidismus und Thyreotoxikose gelegentlich an ein und demselben Individuum sukzessiv oder sogar simultan im Rahmen seiner
Konstitution beobachten können, und stellen uns dabei einen Zustand
besonderer konstitutioneller Labilität, Veränderlichkeit, Reizbarkeit und
Erschöpfbarkeit der Schilddrüsenfunktion vor. Vielfach mögen allerdings derartige Kombinationen von Symptomen mit individuellen
Differenzen der Erfolgsorgane zusammenhängen. Zum Bilde dieser
thyreolabilen Konstitutionen gehört auch die Eigentümlichkeit auffallend
großer Schwankungen des Körpergewichtes. Solche Menschen nehmen
leicht und rasch an Gewicht zu, um ebenso leicht und rasch wieder
abzunehmen. Diese zum großen Teil mit Änderungen des Wassergehaltes und Quellungszustandes der Gewebe zusammenhängende Eigentümlichkeit hat zur Folge, daß die Physiognomie solcher Leute außerordentlich veränderlich ist.

3. Die hypoparathyreotische Konstitution. Bei Menschen,
in deren endokrinem System die Epithelkörperchen mit einem relativen
Defizit eingestellt sind, werden wir eine erhöhte Erregbarkeit des animalen und vegetativen Nervensystems, vor allem aber eine gesteigerte
mechanische (Chvosteks Fazialisphänomen) und elektrische (Erbsches
Phänomen) Reizbarkeit der peripheren Nerven erwarten. Die Assimilationsgrenze für Traubenzucker ist herabgesetzt. In der Jugend kommt
eine solche Konstitution in der sogenannten spasmophilen Diathese zum Ausdruck, in der Neigung zu tetanoiden und tetanischen

---

[1]) Vgl. L. R. Grote: Verhandl. d. 33. Kongr. d. dtsch. Ges. f. inn. Med. 1921.
S. 291. — J. Bauer und F. Kerti: Die Phlorrhizinglykosurie bei Leberkranken.
Klin. Wochenschr. 1923. Nr. 20, S. 927.

Anfällen, zu eklamptischen Paroxysmen und Laryngospasmen. Als wertvolle Stütze für die Diagnose der hypoparathyreotischen Konstitution wird man den Nachweis von Zahnschmelzhypoplasien (vgl. Abb. 36), Kataraktbildungen, einer überstandenen schweren Rachitis, einer Anomalie des Kalkstoffwechsels im Sinne einer Kalkverarmung des Organismus eventuell die Feststellung von Tetanie in der Familie des Betreffenden heranziehen. Hypoparathyreotische Konstitutionen sind zur Entstehung einer Tetanie disponiert, welche sich also bei ihnen leichter als bei anderen Individuen unter dem Einfluß der Schwanger-schaft und Laktation, ge-wisser chronischer Magen-Darmaffektionen, Infek-tionen, Intoxikationen usw. entwickelt. Sie sind auch ceteris paribus dis-poniert zur Entwicklung einer Epilepsie sowie eines Asthma bronchiale[1]).

4. Die hyperpitui-täre (akromegaloide) Konstitution. Auf diese hochgewachsenen, grob-knochigen Menschen mit mächtigem Unterkiefer, starken Arcus supracilia-res, weiten pneumatischen Räumen des Schädels,

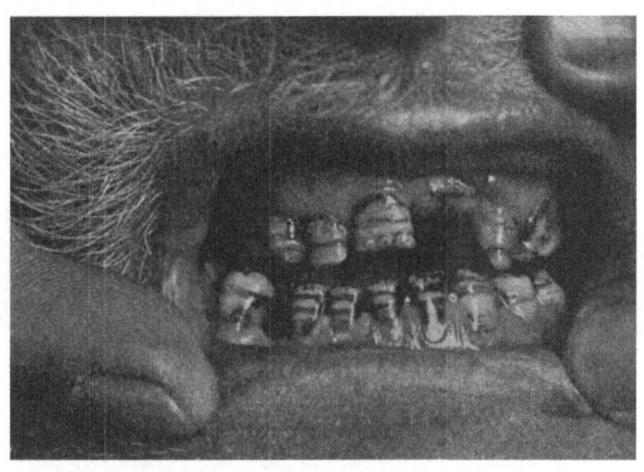

Abb. 36. Zahnschmelzdefekte bei Tetanie. (Nach Phleps.)

großer, plumper Nase, dicken, wulstigen Lippen und tatzenartigen Extremitäten haben wir oben schon hingewiesen (vgl. Abb. 35 und 48) und zugleich die Schwierigkeit, ja Unmöglichkeit hervorgehoben, zu unterscheiden, ob dieser eigenartige Habitus auf einer konstitu-tionellen, absolut oder relativ zu intensiven Tätigkeit des Hypo-physenvorderlappens oder aber auf einer autochthonen Besonderheit des Skelettes und der übrigen beteiligten Gewebe beruht. Vielleicht werden sich aus Stoffwechseluntersuchungen entsprechende Kriterien gewinnen lassen. Herabgesetzte Kohlehydrattoleranz und hoher endo-gener Harnsäurewert[2]) dürften die Annahme einer hyperpituitären Konstitution stützen. Mitunter sieht man einzelne Erscheinungen der hyperpituitären Konstitution, wie die tatzenartige Plumpheit der Hände und Füße im Pubertätsalter vorübergehend auftreten und im Laufe der weiteren Entwicklung wieder schwinden. Es handelt sich bei diesem von mir als „Pubertätsakromegaloidie" bezeichneten Zustand um eine konstitutionell begründete Wachstumsinkongruenz, wie wir sie auch sonst z. B. beim „Pubertätseunuchoidismus" oder der Cardiopathia adolescentium beobachten können.

---

[1]) Vgl. darüber J. Bauer: Die konstitutionelle Disposition zu inneren Krank-heiten. 3. Aufl. Berlin: Julius Springer 1923.

[2]) Vgl. W. Falta: Die Erkrankungen der Blutdrüsen. Berlin: Julius Springer 1913.

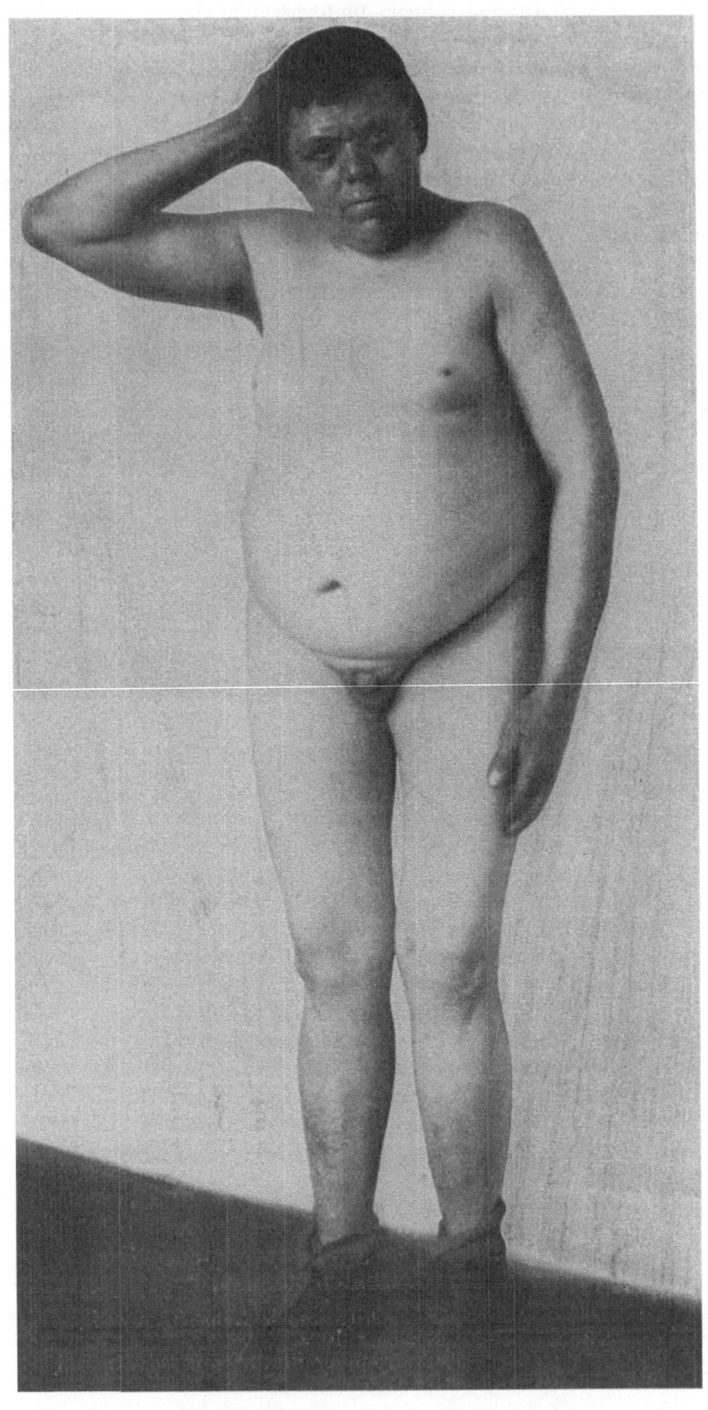

Abb. 37. Eunuchoider Fettwuchs. (Nach Tandler und Grosz.)

5. Die hypogenitale Konstitution ist in erster Linie charakterisiert durch eine Hypoplasie der Geschlechtsorgane und mangelhafte oder vollkommen fehlende Ausbildung der übrigen Geschlechtscharaktere. Diese Hypoplasie kann sehr verschiedene Grade erreichen, sie kann morphologisch und funktionell ausgesprochen sein oder es können Dissoziationen dieser Unterwertigkeit vorkommen. So kann bei ausgesprochenster Hypoplasie des Genitales Libido oder Potenz erhalten sein und umgekehrt kann der funktionelle Defekt ohne grob morphologische Hypoplasie bestehen. Die Hypoplasie kann bald mehr die Hoden, bald mehr den Penis betreffen. Die gleichen Dissoziationen kommen auch beim weiblichen Geschlechte vor. Die Verwischung der übrigen Geschlechtscharaktere kommt in folgenden Merkmalen des Habitus zum Ausdruck: Die Stamm- und Extremitätenbehaarung ist äußerst spärlich oder fehlt ganz, ad pubem und in axilla sind nur wenige oder gar keine Haare vorhanden, dagegen ist das Kopfhaar männlicher Eunuchoide meist besonders reichlich entwickelt, statt des normalen Bartwuchses kommt es bei älteren Eunuchoiden zur Ausbildung des aus einzelnen isolierten Härchen bestehenden sogenannten Altweiberbartes. Die Haut ist zart, samtartig, blaß, bisweilen fahlgelb, die Muskulatur schlaff und schlecht entwickelt, der Kehlkopf bleibt unentwickelt, die Stimme daher hoch und das Becken nimmt eine asexuelle Zwischenform an. Die Gesichtshaut ist oft eigentümlich gerunzelt und verleiht dem Individuum ein ausgesprochen älteres, ja greisenhaftes Aussehen. Man spricht daher auch von einem Geroderma.

Im übrigen tritt, wie schon oben bemerkt, der Hypogenitalismus in zwei ganz verschiedenen Habitusformen in Erscheinung. Der sogenannte eunuchoide Fettwuchs nach Tandler und Grosz (Abb. 37) ist gekennzeichnet durch eine mehr oder minder stark ausgebildete Fettanhäufung am Unterbauch bzw. Mons pubis, an den Hüften, Brüsten und Ober-

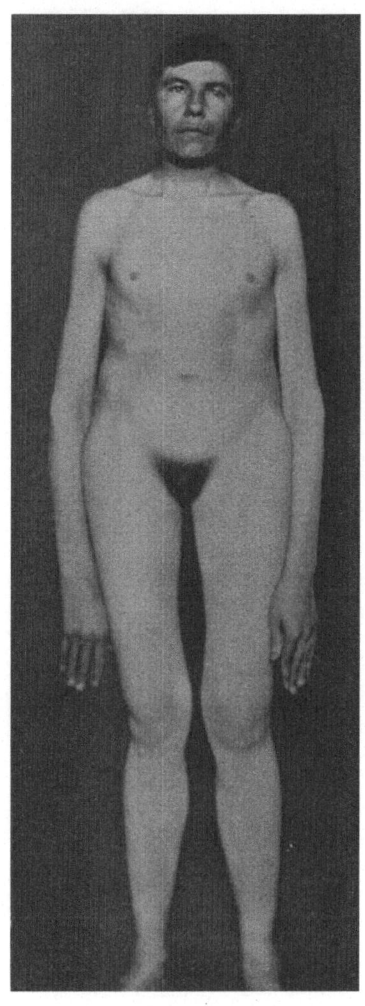

Abb. 38. Enuchoider Hochwuchs. (Nach Tandler und Grosz.)

schenkeln. Namentlich die über die Leistenbeugen und Schamfuge über-
hängende reichliche Fettmasse in der Bauchhaut ist eine sehr charakteristische Erscheinung, die übrigens auch bei dem einen Typus alternder Individuen zu beobachten ist[1]). Der sogenannte eunuchoide Hochwuchs
nach Tandler und Grosz (Abb. 38) zeigt bei Offenbleiben der Epiphysenfugen und dadurch ungehemmtem Längenwachstum der langen Röhrenknochen auffallend lange Extremitäten, derart, daß die Unterlänge (Distanz
Symphyse — Fußsohle) die Oberlänge (Distanz Scheitel — Symphyse) übertrifft und die Spannweite der ausgestreckten Arme größer ist als die
Körperhöhe. Man nennt die charakteristische Lokalisation des subkutanen
Fettpolsters beim ersteren Typus die eunuchoide Fettverteilung, die
charakteristische Dimensionierung des Skelettes beim zweiten Typus die eunuchoiden Skelettproportionen.

Sehr interessant ist es zu verfolgen, von welchen konstitutionellen Momenten es abhängt, ob ein primärer Hypogenitalismus unter dem Bilde des eunuchoiden Hochwuchses oder unter jenem des Fettwuchses in Erscheinung tritt.
Man hat zumeist wohl den Zustand der Hypophyse hierfür verantwortlich gemacht, die sich bei den Hochwüchsigen in einem aktiveren Zustand befinden
sollte als bei den Fettwüchsigen. Wenigstens scheint das gesteigerte Längenwachstum eine ausgiebige Hypophysentätigkeit vorauszusetzen.

Indessen bedarf diese Anschauung einer wesentlichen Modifikation und
Ergänzung. Wie ich[2]) gezeigt habe, finden sich nämlich eunuchoide Skelettproportionen nicht bloß bei Hochwüchsigen sondern gar nicht selten bei
hypopituitären Zwergen mit konsekutivem Hypogenitalismus (vgl. S. 169), ferner bei gesunden, sonst normalen
Individuen vor der Pubertätszeit (vgl. Abb. 39), wo also keineswegs

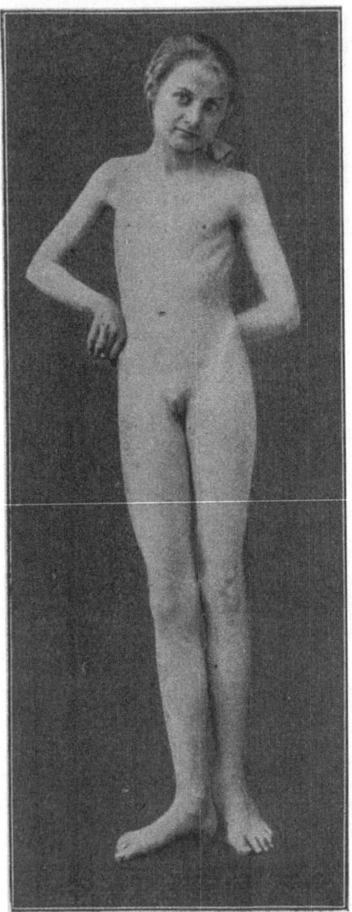

Abb. 39. Eunuchoide Skelettproportionen bei 12jährigem
Mädchen. (Nach Stratz.)

---

[1]) Vgl. die nächste Vorlesung.
[2]) J. Bauer: Chromosomale und inkretorische Hormone. Med. Klinik. 1923.
Nr. 13. — Erbanlagen und innere Sekretion. Wien. biol. Ges. 1923. 18. Juni. Klin.
Wochenschr. 1923.

ein bei offenen Epiphysenfugen länger mögliches und anhaltendes Wachstum der Röhrenknochen die Ursache für die disproportionale Extremitätenlänge abgeben kann. Auch als Rassenmerkmal kommen unverhältnismäßig lange Extremitäten bei gewissen Negerstämmen vor, deren Pubertät dabei schon frühzeitig einsetzt. Die Ursache der disproportionalen Extremitätenlänge kann also in gewissen Fällen kaum anders als autochthon-chromosomal bedingt sein, wobei allerdings eine Insuffizienz der innersekretorischen Keimdrüsenanteile diese eunuchoide Skelettproportionierung protektiv fördert. Anders wäre ja die eunuchoide Skelettproportionierung bei Frühkastraten, aber auch bei einem mit Gumma der Hypophyse behafteten Zwerg [1]), also bei konditionellen Vegetationsanomalien nicht zu erklären.

Das genaue Gegenstück sind übrigens die kurzen Extremitäten der chondrodystrophischen Zwerge und Chondrohypoplasten (vgl. S. 171), welche so häufig mehr oder minder ausgesprochene Zeichen von Hypergenitalismus erkennen lassen. Nicht der Hypergenitalismus macht die Extremitätenkürze sondern beide sind einander sicherlich koordiniert. Auch hier finden wir als Gegenstück der Neger das Verhalten der Japaner — frühzeitiger Abschluß des Längenwachstums und erst weit späterer Eintritt der Pubertät. Einerseits scheinen also die Anlagen für disproportional lange Extremitäten und Hypogenitalismus ebenso wie die Anlagen für disproportional kurze Extremitäten und Hypergenitalismus korreliert, gekoppelt zu sein, andererseits muß aber auch dem Keimdrüsenhormon ein hemmender Einfluß auf das enchondrale Längenwachstum der Röhrenknochen zugeschrieben werden. Der vom Funktionszustand der Keimdrüsen abhängige Zeitpunkt des Epiphysenschlusses ist also keinesfalls allein maßgebend für die relative Extremitätenlänge. Wiederum sehen wir hier die Interferenz autochthon-chromosomaler Potenzen, der erbanlagemäßigen chromosomalen Längenwachstumstendenz der Röhrenknochen mit protektiven Einwirkungen seitens der Blutdrüsen.

Sehr instruktiv zeigt die Bedeutung der Gesamtkonstitution für die Entwicklung des klinischen Symptomenbildes ein von Kisch mitgeteilter Fall von Eunuchoidismus. Der 16jährige Knabe bietet das Aussehen eines vollkommen erwachsenen, ungewöhnlich großen und fettleibigen Mannes. Er ist 1,76 m hoch gegenüber 1,59 m der Norm und wiegt 121 kg gegenüber 49,67 kg der Norm. Die Mammae sind stark entwickelt, die Hoden hypoplastisch, der Penis minimal wie der eines einjährigen Kindes. Stammbehaarung, Libido, Erektionsfähigkeit fehlt. Es handelt sich also um eine Kombination von eunuchoidem Fett- und Hochwuchs. Was nun die mit dem Hypogenitalismus trotz der mindestens suffizienten Hypophysentätigkeit verbundene hochgradige Fettsucht verständlich macht, ist die exquisite hereditäre Belastung im Sinne einer konstitutionellen Adipositas. Beide Eltern sind fettleibig

---

[1]) M. Nonne: Über die hypophysäre Form der Hirnlues, besonders der kongenitalen Hirnlues. Verhandl. d. 11. Jahresversamml. d. Ges. dtsch. Nervenärzte. 1921. S. 168.

und in der Familie finden sich auch sonst zahlreiche Fälle von allgemeiner Adipösität. Analoge Beobachtungen sind keineswegs selten. Auch Misch- und Übergangsformen zwischen hochwüchsigem und fettwüchsigem Eunuchoidismus sind öfters zu sehen.

Von Engelbach [1]) werden noch als Kriterien des Hypogenitalismus angeführt die auffallende Größe der mittleren oberen Schneidezähne bei besonderer Kleinheit oder völligem Fehlen der seitlichen oberen Schneidezähne, ferner die besondere Zartheit des Handgelenks und die Länge der schmalen, spitzen Finger, sowie ein besonders rasches Wachstum in der Pubertätszeit. Keines dieser Symptome ist aber meinen Beobachtungen zufolge charakteristisch oder halbwegs verläßlich. Zur Pubertätszeit kann übrigens auch vorübergehend das Bild des eunuchoiden Hoch- oder Fettwuchses in Erscheinung treten als sogenannter Pubertätseunuchoidismus, der sich im Laufe der weiteren Entwicklung wieder ausgleicht. Beim weiblichen Geschlecht sind die charakteristischen Umformungen des Habitus durch primären Hypogenitalismus selten und kaum so ausgesprochen wie beim Manne. Am charakteristischesten ist jedenfalls noch die eunuchoide Dimensionierung des Skelettes. Die Menses treten, wenn überhaupt, verspätet auf, sind von kurzer Dauer und gering, verlaufen mit dysmenorrhoischen Beschwerden und pflegen im Laufe der Jahre immer seltener und spärlicher zu werden.

6. Die hypopituitäre Konstitution. Da eine Unterfunktion der Hypophyse und zwar ihres Vorderlappens eine Atrophie bzw. Hypotrophie der Geschlechtsdrüse mit sich bringt, so deckt sich der Symptomenkomplex des Hypopituitarismus mit sekundärem Hypogenitalismus weitgehend mit jenem des primären Hypogenitalismus, d. h. dessen fettwüchsigen Typus. Die Kleinheit und funktionelle Insuffizienz der Geschlechtsorgane, die mangelhafte Ausbildung der übrigen Geschlechtsmerkmale, vor allem die mangelhafte Stammbehaarung, sowie die eunuchoide Fettverteilung und das Geroderma sind auch beim Hypopituitarismus anzutreffen. Wird das relative Defizit der Hypophyse schon in der Kindheit wirksam, dann gibt uns die definitive Körpergröße einen differentialdiagnostischen Anhaltspunkt. Minderwuchs oder Zwergwuchs bei hypoplastischem Genitale kann außer durch eine allgemeine, chromosomale Entwicklungs- oder Wachstumshemmung nur bei insuffizienter Hypophysentätigkeit zustande kommen, denn Hypogenitalismus allein führt durch Verzögerung des Epiphysenschlusses und Förderung des Längenwachstums der Röhrenknochen ceteris paribus zu Hochwuchs. Erhöhte Kohlehydrattoleranz, sowie niedriger endogener Purinwert und verschleppte Ausscheidung zugeführten Purins (Falta) dürften differentialdiagnostisch zugunsten eines hypopituitären gegenüber einem primären hypogenitalen Zustand verwertbar sein. Es kann allerdings auch bei Hypopituitarismus die Kohlehydrattoleranz herabgesetzt sein (vgl. Abb. 43). Dazu kommt eine Hypothermie und niedriger arterieller Blutdruck. Engelbach

---

[1]) l. c.

führt noch an das auffällig frühzeitige Auftreten der ersten Zähne (noch vor dem sechsten Monat), die gute Auffassungsgabe und den Ehrgeiz solcher Kinder in der Schule, die Neigung zu hartnäckiger Migräne meist mit Augensymptomen und die geringe Empfänglichkeit gegen banale Infektionen der oberen Luftwege.

7. Die hypergenitale Konstitution ist dadurch gekennzeichnet, daß bei ihr die innersekretorische Geschlechtsdrüsentätigkeit mit einem gewissen Überschuß eingestellt ist. Die besonders starke Ausprägung der Geschlechtscharaktere und die besondere Aktivität in sexueller Hinsicht sind keine verläßlichen Anhaltspunkte, um eine hypergenitale Konstitution zu diagnostizieren, weil die ersteren, wie oben bemerkt, nicht allein vom Funktionszustand der Geschlechtsdrüsen, sondern, abgesehen von der erbanlagemäßigen chromosomalen Beschaffenheit, auch von jenem anderer Blutdrüsen (Nebennierenrinde, Zirbeldrüse) abhängig sind und weil die sexuelle Aktivität viel zu sehr mit konditionellen Einflüssen, mit dem Milieu und der Gewohnheit, aber auch mit der primären Erregbarkeit gewisser Nervenzentren zusammenhängt. So kann man z. B. bei kastrierten Frauen gelegentlich noch Jahre nach der Kastration eine unerträglich gesteigerte Libido beobachten. Tritt der Hypergenitalismus schon im Kindesalter in Erscheinung, so führt er zu dem Syndrom der Frühreife, der Pubertas praecox mit vorzeitiger und übermäßiger Entwicklung des Genitales und der übrigen Geschlechtscharaktere, der vorzeitigen Funktionsfähigkeit der Geschlechtsorgane mit der überstürzten Entwicklung des ganzen Organismus und prämaturem Epiphysenschluß an den einzelnen Skeletteilen. Es ist klar, daß solche Individuen zunächst ihren Altersgenossen in ihrer Körpergröße vorauseilen, später infolge des prämaturen Epiphysenschlusses hinter ihnen wesentlich zurückbleiben können (Neurath). So resultieren die kurzbeinigen, muskelstarken, hypertonischen Individuen mit bei Männern gut entwickelter Stammbehaarung und damit kontrastierender Neigung zu Glatzenbildung. Frühreife allein ist nicht beweisend für primären Hypergenitalismus, sie kann auch von primären Anomalien der Zirbeldrüse und der Nebennierenrinde herstammen, ja wahrscheinlich auch bloß auf einer chromosomal-autochthonen Anomalie des Gesamtorganismus beruhen. So sah ich an der Klinik Pirquet zwei Brüder, die beide mit etwa 3 Jahren die ausgesprochenen Zeichen der vorzeitigen Geschlechtsreife, jedoch keinerlei Symptome einer Zirbelaffektion aufwiesen [1]. Die Differenzierung der einzelnen Formen ist schwierig und oft unmöglich. Die suprarenale Frühreife, welche auf einer Überfunktion der Nebennierenrinde beruht, geht mit der Ausbildung einer mächtigen Körperbehaarung einher, welches Syndrom von Apert mit dem Namen „Hirsutismus" belegt wurde. Die starke Behaarung zeigt dabei stets virilen Typus und auch sonst finden sich bei dieser Form der Frühreife heterologe, bzw. da es sich fast stets um

---

[1] Vgl. K. Krabbe: La sclérose tubéreuse du cerveau et l'hydrocéphale dans leurs rélations avec la puberté précoce. Encéphale T. 17, p. 281, 437 u. 496. 1922. (Kongreßzentralbl. f. inn. Med. Bd. 26, S. 544.)

weibliche Individuen handelt, virile Geschlechtsmerkmale. Übrigens wurde ja auch in Fällen von Pseudohermaphroditismus nicht selten eine beträchtliche Hyperplasie der Nebennierenrinde beobachtet. Eine besonders auffällige Entwicklung des Seelenlebens, also eine psychische Frühreife, findet sich namentlich in Fällen von primären Zirbeldrüsenanomalien.

8. Die hyposuprarenale Konstitution ist jene konstitutionelle Blutdrüseneinstellung, bei der die Nebennierenfunktion relativ insuffizient erscheint. Sie wird gekennzeichnet durch habituelle Hypotension bei kleinem, schwachem Puls, niedrigen Blutzuckerspiegel, stark herabgesetzte Phlorrhizinglykosurie, Hypotonie der Muskulatur, allgemeine Kraftlosigkeit und Ermüdbarkeit, Neigung zu Hypothermie und Bradykardie. Naturgemäß sind Individuen mit einer derartigen Konstitution in erster Linie durch jene Zustände gefährdet, welche normalerweise mit einem Mehrverbrauch an Adrenalin verbunden sind oder eine Schädigung der Nebennieren zu verursachen pflegen. Dahin gehören also größere Muskelanstrengungen, der Geburtsakt, epileptische und eklamptische Anfälle einerseits, akute und chronische Infektionsprozesse, wie vor allem Scharlach, Diphtherie, Typhus, Tuberkulose u. a. sowie chemische Giftwirkungen verschiedener Art, insbesondere auch Chloroformnarkose und Salvarsan andererseits.

Zehnte Vorlesung.

Systematik der Konstitution.

M. H.! Wir haben schon am Anfang unserer Besprechungen den scheinbaren Widerspruch hervorgehoben, der darin liegt, in die verschiedenartigen individuellen Konstitutionen, deren Zahl so groß ist wie die Zahl der Individuen, ein System hineinbringen, sie klassifizieren zu wollen. Dieser Schwierigkeit einer rationellen Systembildung begegnen wir aber auch anderwärts im Reiche der belebten Natur und müssen sie zu überwinden versuchen, weil das fiktive System einen notwendigen Behelf unseres Denkens darstellt[1]). Nur müssen wir im Auge behalten, daß eben ein solches System eine Fiktion darstellt, daß es ein künstliches System ist, welches „kein reales Gegenbild des reichen Ganzen geben kann"[2]). Nun gibt es zweifellos mehr oder minder sinnfällige und wichtige gemeinsame Merkmale und Züge, Übereinstimmungen gewisser Partialkonstitutionen und Differenzen anderer, die eine Gruppierung sowohl der innerhalb der normalen Variationsbreite sich bewegenden, als auch der ausgesprochen anomalen Gesamtkonstitutionen gestatten. Betrachten wir zunächst die verschiedenartigen Anomalien der Konstitution nach ihrer Erscheinungsform, so können wir, wie schon

---

[1]) Vgl. H. Vaihinger, l. c.

[2]) Mit Recht bemerkte d'Alembert (zit. nach Vaihinger): „L'arrangement le plus naturel serait celui où les objets se succèderaient par les nuances insensibles qui servent tout à la fois à les séparer et à les unir."

früher erwähnt, morphologische und funktionelle Anomalien auseinanderhalten.

Die morphologischen Anomalien der Konstitution sind es, welche im gewöhnlichen medizinischen Sprachgebrauch, soweit sie äußerlich sichtbar und erkennbar sind, ganz vorwiegend als degenerative Stigmen oder als Bildungsfehler bezeichnet werden. Sie fallen zum Teil unter den Begriff der Mißbildungen. Nach E. Schwalbes Definition sind Mißbildungen „eine während der fötalen Entwicklung zustande gekommene, also angeborene Veränderung der Morphologie eines oder mehrerer Organe oder Organsysteme oder des ganzen Körpers, welche außerhalb der Variationsbreite der Spezies gelegen ist". In diesem Wort ist bereits enthalten, daß Mißbildung ein weiterer Begriff ist als morphologische Konstitutionsanomalie, denn sie umfaßt außer morphologischen Konstitutionsanomalien auch intrauterin entstandene, akquirierte Entwicklungsstörungen, mögen diese durch Anomalien des Amnions, durch fötale Traumen, Infektionen oder sonstwie entstanden sein.

Soweit die Mißbildungen mit Konstitutionsanomalien zusammenfallen, gibt es der Definition zufolge keine Grenze zwischen den nur dem Grade der Abweichung nach differenten Monstrositäten schwerster Art und geringfügigen Varietäten. Ganz allmähliche Übergänge führen von der Norm über leichte Varietäten zu morphologischen Anomalien der Konstitution, Mißbildungen und schwersten, nicht lebensfähigen Monstrositäten.

Die morphologischen Anomalien der Konstitution entstehen durch Abweichungen von der normalen Entwicklung, sei es im Sinne von Defekten, von Exzeßbildungen oder von qualitativen Störungen. Am häufigsten und wichtigsten sind die ersteren, die Bildungsfehler durch Entwicklungshemmung, welche unter den sogleich näher zu erörternden Begriff des Fötalismus bzw. Infantilismus fallen. Von Atavismus sprechen wir dann, wenn ein Bildungsfehler einem in der phylogenetischen Aszendenz normalen Merkmal entspricht.

Die folgende Reihe gibt eine Übersicht über eine Anzahl wichtiger, in vivo erkennbarer morphologischer Konstitutionsanomalien: Auf den allgemeinen Habitus beziehen sich extreme Kleinheit oder Größe des Körpers, auffallende Disproportionen der Körperabschnitte, konstitutionelle Deformitäten des Schädels, wie Turmschädel, vorstehendes Okziput, fliehende Stirn, vorspringender Unterkiefer, abnorme Jochbreite, Asymmetrien, ferner Anomalien der Körperbehaarung, des Fettansatzes, der Pigmentation, Nävusbildungen an der Hautdecke, Schlaffheit und mangelhafte Entwicklung der Muskulatur u. v. a. An den Augen finden wir nach Mongolenart schief geschlitzte Lidspalten, Epikanthus, Distichiasis, Mikrophthalmus, Kolobome, persistierende Pupillarmembran, Pigmentflecke in der Iris, markhaltige Nervenfasern im Optikus u. a., an den Ohren abnorme Größe oder Kleinheit, abstehende oder irgendwie deformierte Muscheln, in der Mundhöhle abnorme Stellung, Größe oder Zahl der Zähne, Wolfsrachen, eine zweiteilige, sogenannte Uvula bifida, einen steilen, sogenannten Spitzbogengaumen, Asymmetrie der beiden Rachenhälften, abnorm große Tonsillen, Rachen- und Zungenfollikel, eine gekerbte, rissige, sogenannte Lingua plicata oder eine Lingua geographica u. a. Auf das Skelett beziehen sich Halsrippen, Trichterbrust, abnorm hochstehende, flügelförmig abstehende oder aber an ihrem medialen Rande konkav geformte, sogenannte skaphoide Schulterblätter, Syndaktylie, Polydaktylie u. a. Ferner wären anzuführen überzählige Brustwarzen, Anomalien des Genitales, wie Hypospadie, Kryptorchismus, hypoplastischer, retroflektierter Uterus, infantil geschlängelte Tuben, konstitutioneller Hängebauch und Enteroptose, Hernien, Schwimmhautbildungen zwischen Fingern und Zehen, Überstreckbarkeit der Gelenke u. v. a. Durch entsprechende klinische Untersuchungsmethoden ist ferner festzustellen eine konstitutionell anomale Lagerung und Größe des Herzens (Medianstellung, Tropfenherz) und der Gefäße, abnorme Länge und Lagerung der Därme, ein sogenanntes degeneratives weißes Blutbild (Lymphozytose bzw. Monozytose bei neutrophiler Leukopenie) usw.

Zu den funktionellen Konstitutionsanomalien rechnen wir jene, welche sich lediglich auf die Arbeitsweise, nicht auch auf die Struktur der Organe beziehen, welche also eines morphologischen Substrates entbehren. Hierher gehören die Idiosynkrasien, d. h. die konstitutionell anomalen Reaktionen des Organismus auf die Einwirkung gewisser äußerer Agentien, ferner die fermentativen Anomalien des Stoffwechsels, Garrods „chemische Mißbildungen", wie die Alkaptonurie, Zystinurie, die Hämophilie u. a. und schließlich die konstitutionellen Anomalien der Arbeitsweise und Leistungsfähigkeit der einzelnen Organe. Als solche sind anzusehen gewisse Formen von Albuminurie oder Glykosurie, von Anomalien der HCl-Sekretion durch die Magenschleimhaut, von ungenügender Hämoglobinproduktion, von Nachtblindheit, ferner Farbenblindheit, konstitutionelle Formen reizbarer Schwäche des animalen und vegetativen Nervensystems, des Herzens und der Gefäße, der Motilität des Magens und Darms, konstitutionelle Formen der Hyperbilirubinämie und Hypercholesterinämie, konstitutionelle Anomalien des Seelenlebens, wie intellektueller und moralischer Schwachsinn, mannigfache Abartungen des Charakters und des Temperaments u. v. a.

Ein Teil der angeführten morphologischen und funktionellen Konstitutionsanomalien fällt zugleich in den Bereich der sog. evolutiven bzw. involutiven Konstitutionsanomalien. Zu den im Momente der Befruchtung bereits potentiell gegebenen, also genotypisch festgelegten konstitutionellen Eigenschaften gehört natürlich auch die progressive Entwicklungstendenz aller Teile des Organismus bis zum Erreichen des für die Spezies und Rasse charakteristischen morphologischen und funktionellen Entwicklungsgipfels in einer bestimmten Zeit und andererseits die Rückbildungstendenz, die Abnützung und der senile Verfall des Organismus innerhalb einer gewissen Frist. Wie wir schon in einer früheren Vorlesung (vgl. S. 152) gehört haben, sind es gerade die Erbfaktoren der Evolution, des Wachstums und der Involution, die im Blutdrüsenapparat einen Multiplikator erhalten, deren Auswirkungen sich also zwar auf den Gesamtorganismus, im besonderen

Maße aber wohl auf gewisse Blutdrüsen erstrecken. Die Evolutions-, Wachstums- und Involutionsgene beeinflussen demnach in hervorragender Weise die Beschaffenheit der sie selbst unterstützenden und regulierenden inkretorischen Hormonorgane. Daher die große Häufigkeit inkretorischer Störungen bei genotypischen Anomalien der Entwicklung, Rückbildung und des Wachstums (vgl. S. 205). Daher auch die oft großen Schwierig-keiten, die vielfach eng zusammengehörigen autochthon-chromosomalen und endokrin-hor-monalen Wirkungen zu unterscheiden und zu analysieren. Selbstverständlich greifen gerade in diese Vorgänge konditionelle Einflüsse in weitgehendem Maße ein, nichtsdestoweniger sind sie von Haus aus konstitutioneller Natur und ihre Abweichungen von der Norm können reine Konstitutionsanomalien darstellen.

Eine Anomalie der Art, daß der Entwick-lungshöhepunkt entweder vom Gesamtorganis-mus oder von einzelnen seiner Teile nicht oder auffallend verspätet erreicht wird, ist ganz allgemein als Infantilismus zu bezeichnen. Infantilismus bedeutet somit die anomale Persistenz eines bestimmten, de norma in kürzerer Zeit vorübergehenden Entwicklungs-stadiums des Organismus, und zwar entweder des Gesamtorganismus oder nur einzelner seiner Organe oder Organsysteme. Im ersteren Falle spricht man nach Tandler von Infan-tilismus universalis, im letzteren von Infantilismus partialis. Je nach dem persistierenden Entwicklungsstadium wird der Zustand auch als Fötalismus, Embryonis-mus, Puerilismus und Juvenilismus unterschieden. Selbstverständlich kann die Entwicklungshemmung nur beim Puerilismus und Juvenilismus den Gesamtorganismus be-treffen. Der morphologische Infantilismus ist nach Tandler weiter zu differenzieren als formaler und topischer Infantilismus, je nach dem, ob es sich um die Persistenz kindlicher Form- oder Lageverhältnisse der

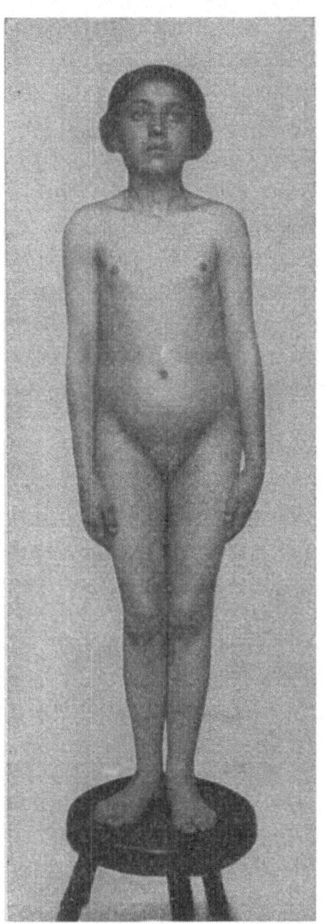

Abb. 40. Universeller Infantilismus bei 16jäh-rigem Mädchen (Körper-größe 139 cm).

Organe handelt. Die partiellen morphologischen Infantilismen stellen Hemmungsbildungen, die Fötalismen Hemmungsmißbildungen dar. Als funktioneller Infantilismus können gewisse Fälle konstitutionell herab-gesetzter Leistungsfähigkeit eines Organs, sog. Meiopragie, aufgefaßt werden. Auch der psychische Infantilismus z. B. gehört hierher.

Das Bild des universellen Infantilismus (vgl. Abb. 40) ist gekennzeichnet durch die anomale Persistenz einer normalen kindlichen oder juvenilen Entwicklungsphase, im speziellen also hauptsächlich durch ein Zurückbleiben im Wachstum mit Verzögerung der Ossifikation und Offenbleiben der Epiphysenfugen, eine Hypoplasie des Genitales mit Ausbleiben der sekundären Geschlechtscharaktere und der sexuellen Betätigungslust und -fähigkeit, durch ein Zurückbleiben der psychischen Entwicklung unter Beibehaltung kindlicher Charaktere des Seelenlebens und durch eine mangelhafte Involution des lymphatischen Apparates. Die kindlichen Körperdimensionen bleiben gewahrt, der Abstand vom Scheitel zum Schambein (Oberlänge) ist infolge der relativ kurzen Extremitäten annähernd gleich oder größer als der Abstand vom Schambein zur Sohle (Unterlänge), die Spannweite der ausgestreckten Arme gleich oder kleiner als die Körperhöhe. Der konstitutionelle universelle Infantilismus ist eine rein chromosomale Anomalie des Gesamtorganismus infolge abnormer Beschaffenheit der Entwicklungsfaktoren und nicht Folge einer Blutdrüsenstörung. So wenig sich ein Kind von einem Erwachsenen durch Insuffizienz einer oder mehrerer Blutdrüsen unterscheidet, so wenig beruht der Infantilismus auf einer endokrinen Anomalie. Der universelle Infantilismus ist ein seltenes Vorkommnis, weit häufiger begegnet man den mannigfachen Formen des partiellen Infantilismus.

Partielle Infantilismen bzw. Fötalismen können einzelne Organsysteme, Organe oder Organteile mehr oder minder isoliert betreffen. Dahin gehören z. B. die Hypoplasie des Zirkulationsapparates, der Sexualorgane, der isolierte Infantilismus der Psyche, des Haarkleides, der Stimmorgane, ferner die mangelhafte Involution des Thymus, die persistente Lymphozytose des Blutes, der Kryptorchismus, die geschlängelten Tuben, die Beckenniere, das links gelegene Zökum, die trichterförmige Appendix u. v. a. Partielle Infantilismen können naturgemäß auch einzelne Blutdrüsen betreffen und dann zu mehr oder minder wohlcharakterisierten Zuständen führen, die vom universellen Infantilismus durchaus verschieden sind.

So kann man auch den Eunuchoidismus als Partialinfantilismus bzw. Fötalismus der Keimdrüsen auffassen. Hier vollzieht sich die Entwicklung des Organismus ohne den de norma wirksamen Einfluß der innersekretorischen Keimdrüsenelemente. Die Eunuchoide sind, wie wir sahen, im Wachstum zum mindesten nicht zurückgeblieben, ihre Körperproportionen sind von denen des Kindes durchaus verschieden, die Verteilung des Fettpolsters zeigt gewisse charakteristische Eigentümlichkeiten, ihr Seelenleben entspricht keineswegs dem eines Kindes. Es ist also der Eunuchoidismus vom universellen Infantilismus scharf zu scheiden.

Ebenso kann auch manche andere Blutdrüse, wie die Schilddrüse und Hypophyse, vielleicht auch Nebenniere und Thymus zu partieller Entwicklungshemmung des Organismus Veranlassung geben, die hieraus sich ergebenden Zustände unterscheiden sich aber nach mannigfachen Richtungen von der gleichmäßigen und allgemeinen Entwicklungshemmung des universellen Infantilismus, bei der die Unterentwicklung des Blutdrüsensystems derjenigen des Skelettes, der Geschlechtsorgane, des Zirkulations- und hämopoëtischen Apparates sowie anderer Organsysteme koordiniert ist. Der Infantilismus kann konstitutionell, er kann aber, wie bereits bemerkt, auch konditioneller Natur, d. h. durch langwierige, erschöpfende Krankheit, Unterernährung und andere schädigende Einwirkungen im frühen Kindesalter entstanden sein, welche die normale Entfaltung und Auswirkung der chromosomalen Evolutionsanlagen hemmen oder verhindern.

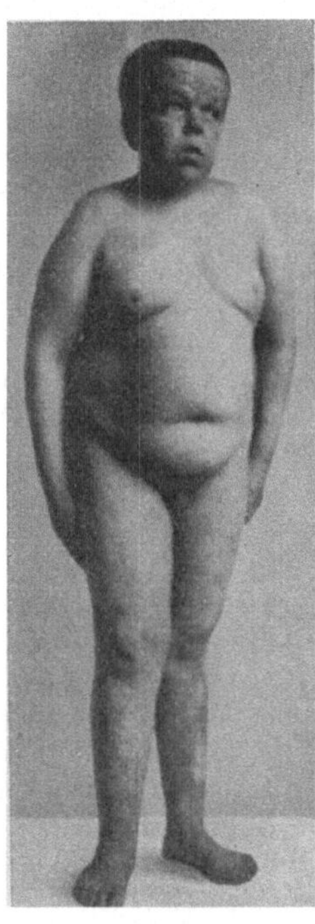

Abb. 41. Hypophysärer Zwergwuchs. 30 jähriger Mann. Größe 144 cm. Offene Epiphysenfugen. Dystrophia adiposogenitalis. Geroderma. Thymusdämpfung. Kaum tastbare Schilddrüse. Die Entwicklungshemmung hat im 14. Lebensjahr eingesetzt.

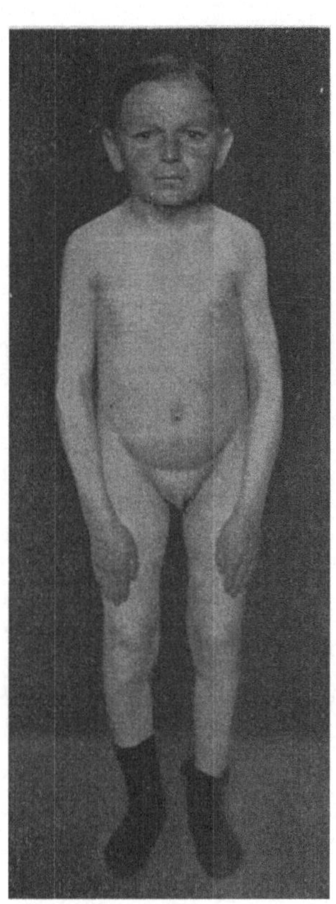

Abb. 42. Hypophysärer Zwergwuchs. 22 jähriger Mann. Größe 119 cm. Gewicht 27 kg.

Jeder universelle Infantilismus repräsentiert naturgemäß auch einen gewissen Grad von Zwergwuchs oder Minderwuchs. Nicht jeder Zwerg- oder Minderwuchs muß aber einem universellen Infantilismus entsprechen. Wir unterscheiden zunächst mit von Hansemann eine Nanosomia primordialis und eine Nanosomia infantilis. Eine Nanosomia primordialis liegt vor, wenn ein Individuum schon bei der Geburt kleiner ist und auch im Verlaufe seiner Entwicklung kleiner

bleibt als es der

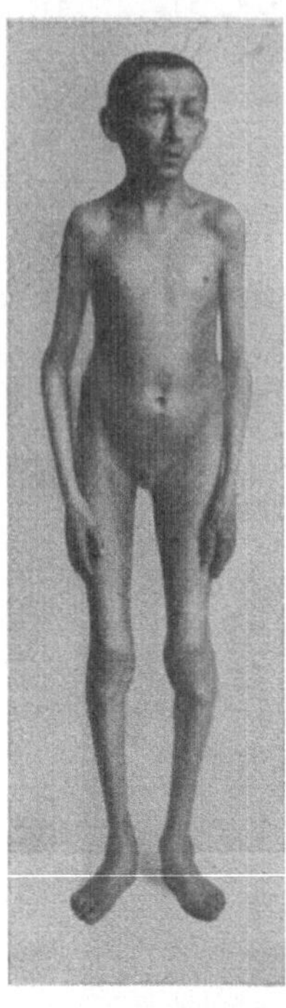

Abb. 43. Hypophysärer Zwergwuchs. 22jähriger Mann. Größe 142cm, Gewicht 27,5 kg. Offene Epiphysenfugen, hochgradige Genitalhypoplasie. Unterlänge 75 cm, Oberlänge 67 cm, Spannweite 149 cm. Verkleinerte, etwa erbsengroße Sella turcica im Röntgenbild. Thymusdämpfung. Kleine Schilddrüse. Gelblichbraune Pigmentierung der Gesichtshaut an Stirn und Oberlippe. Imbezillität. Blutzucker 0,124%. Leichte alimentäre Glykosurie.

Norm entspricht, wiewohl diese Entwicklung im übrigen sich ganz normal vollzieht und in der entsprechenden Zeit ihren Abschluß findet. Die Epiphysen verknöchern, die Geschlechtsreife tritt ein, die Körperproportionen entsprechen denen eines Erwachsenen, die psychische Entwicklung zeigt keine Anomalie. Es ist eine Miniaturausgabe des Genus homo; diese Menschen sehen aus wie normale, welche man durch ein verkehrtes Opernglas betrachtet. Die Nanosomia primordialis tritt meist durch mehrere Generationen bei einer ganzen Reihe von Familienmitgliedern auf und bevorzugt das männliche Geschlecht. Sie kann zu einem Rassenmerkmal werden, wie die Zwergvölker Afrikas, die Negrillos, Negritos, Akkas, Buschmänner und andere beweisen. Die Nanosomia primordialis ist eine rein chromosomale Anomalie des Gesamtorganismus infolge abnormer Beschaffenheit der Erbfaktoren des Wachstums und keineswegs Folge einer Blutdrüsenstörung. Auch hier dürften konditionelle Einflüsse die von vornherein normalen Wachstumsanlagen an ihrer phänotypischen Entfaltung behindern können. Auf diese Weise entstehen die verschiedenartigen Kümmerformen als ein Gemenge chromosomaler und endokrin-hormonaler Evolutions- und Wachstumsstörungen durch konditionelle Schädigungen des Gesamtorganismus.

Die herabgesetzte allgemeine Wachstumstendenz bei intaktem Ablauf der qualitativen Entwicklung ist vollkommen verschieden von dem anormalen Sistieren der Entwicklung bei bis dahin normalem Wachstum, von dem Nichterreichen des normalen Entwicklungsabschlusses, von der Persistenz eines sonst nur vorübergehenden Entwicklungsstadiums, kurz von dem Zustande, den von Hansemann als Nanosomia infantilis bezeichnet und der unseren obigen Darlegungen zufolge durch Offenbleiben der Epiphysenfugen charakterisiert ist. Die Fälle dieser infantilen Nanosomie können wir einteilen in solche, bei denen ein universeller Infantilismus besteht, und in solche, bei denen lediglich ein Partialinfantilismus des Skelettes vorliegt. Letzterer ist allerdings in der Regel endokriner Genese und wir sind in der Lage, auch hier einen thyreogenen, hypophysären und thymogenen Zwergwuchs zu unterscheiden. Die Kriterien für eine thyreogene Nanosomia infantilis haben wir in der vorigen Vorlesung schon kennen gelernt, es sind eben alle jene

Zeichen, welche auf eine insuffiziente Schilddrüsentätigkeit schließen lassen. Das Analoge gilt von der hypophysären Nanosomia infantilis (Abb. 41—43 und 48), für die eine ganz besonders exzessive Genitalhypoplasie mit ihren bekannten Konsequenzen, eunuchoide Fettverteilung, eunuchoide Skelettproportionen, Geroderma und die übrigen Merkmale des Hypopituitarismus charakteristisch sind.

Thymogenen Zwergwuchs wird man diagnostizieren dürfen, wenn eine eigenartige Osteoporose (Röntgenbild!) und Brüchigkeit der Knochen, die oft zu multiplen Frakturen führt, wenn rachitiforme

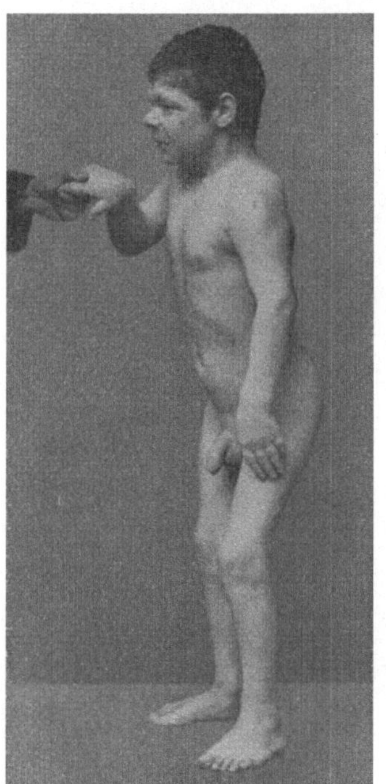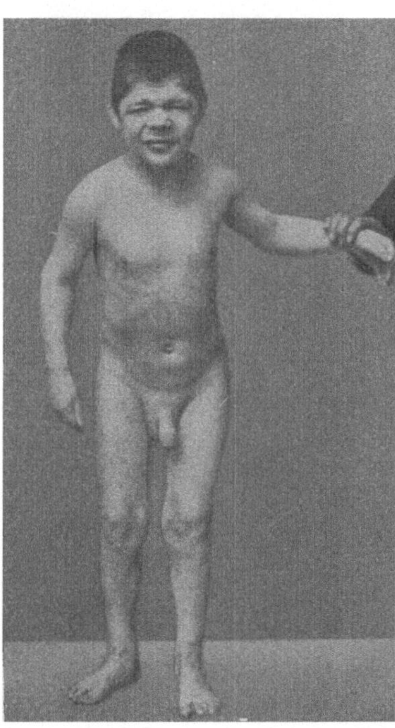

Abb. 44. Kretinischer Zwergwuchs. Endemischer Kretin aus Steiermark. (Nach v. Kutschera.)

Skelettveränderungen, Idiotie, myxödemartige Beschaffenheit der Haut, Muskelkontrakturen, besonders an den unteren Extremitäten, schlaffe, teigige Beschaffenheit der Muskulatur sowie merkwürdige Anfälle von allgemeinem Muskelzittern nachzuweisen sind und Schilddrüsenmedikation sich als absolut wirkungslos erweist. Ob mangelhafte Funktion der Nebennieren zu Zwergwuchs führt, ist bisher nicht sicher erwiesen, aber mit Rücksicht auf die enorme Beschleunigung der Körperentwicklung und auch des Knochenwachstums in Fällen von Adenomen der Nebennierenrinde wahrscheinlich.

Wie jeder Infantilismus, so kann natürlich auch die Nanosomia infantilis konstitutionellen oder konditionellen Ursprunges sein. Zur

letzteren Form gehört auch der kretinische Zwergwuchs (Abb. 44).
Es sei ganz besonders nachdrücklich hervorgehoben, daß mit dieser
Bezeichnung nur eine ätiologische, keine pathogenetische Einheit gekennzeichnet ist. Das uns noch unbekannte kretinogene Agens verursacht den Zwergwuchs, und zwar wahrscheinlich in verschiedener
Weise, in erster Linie durch Schädigung der Schilddrüse, dann aber
auch durch direkte Schädigung des wachsenden Knochensystems, in

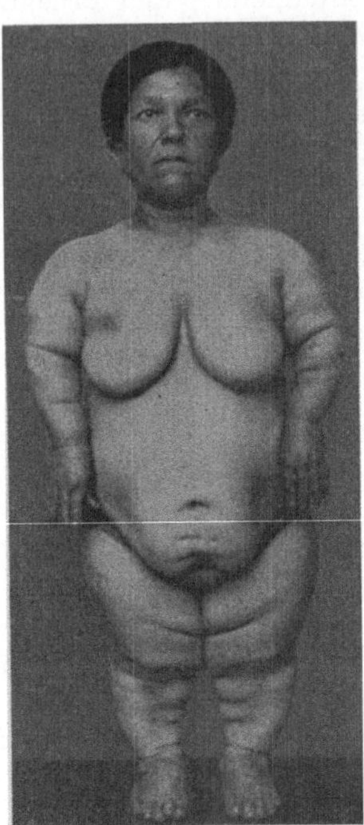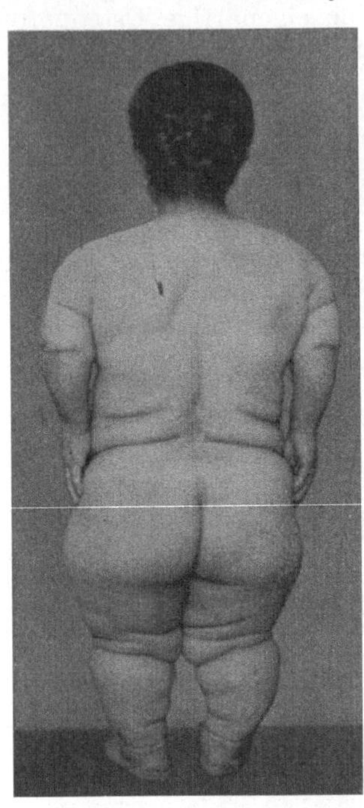

Abb. 45. Achondroplastischer (chondrodystrophischer) Zwergwuchs.

gewissen Fällen wohl auch durch Schädigung der Hypophyse und des
Thymus.

Die besprochenen Zwergwuchstypen stellen eine im großen und
ganzen gleichmäßig proportionale Entwicklungs- bzw. Wachstumshemmung des Skelettes dar. Es gibt aber auch unproportionierte
Zwergwuchsformen, die durch abnorme Kürze der unteren Extremitäten bedingt sind. In solchen Fällen kann es sich um abnorm
frühzeitigen Epiphysenschluß oder um eine Anomalie des Knorpelknochenwachstums, der enchondralen Ossifikation handeln. Präma·
turer Epiphysenschluß kann im Verlauf einer Rachitis oder eines
Mongolismus vorkommen, er kann aber auch durch abnorm intensive
Tätigkeit der innersekretorischen Keimdrüsenanteile bzw. indirekt
durch übermäßige Nebennierenrindenfunktion oder mangelhafte Zirbeldrüsentätigkeit bedingt sein. Eine primäre Anomalie des enchondralen

Knochenwachstums liegt dem chondrodystrophischen oder achon-
droplastischen Zwergwuchs (Abb. 45) zugrunde, der eine heredofamiliäre, also konstitutionelle, autochthon-chromosomale Anomalie des
Knorpelknochengewebes darstellt. Von der ausgesprochenen Achondro-
plasie zur Norm führt eine kontinuierliche Reihe von Übergängen, die

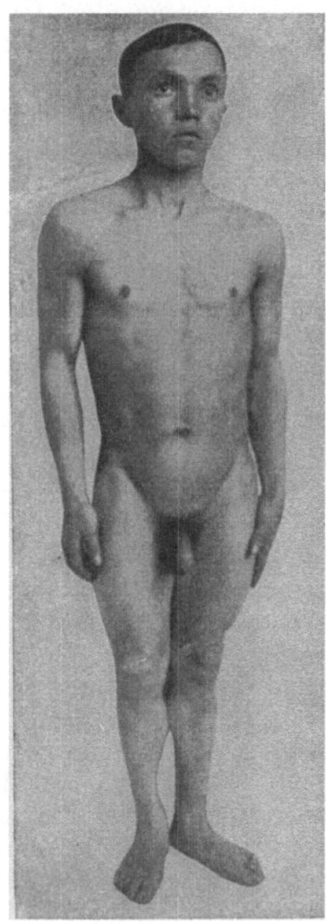

Abb. 46. Chondrohypoplasti-
scher (oligochondroplasti-
scher) Minderwuchs.

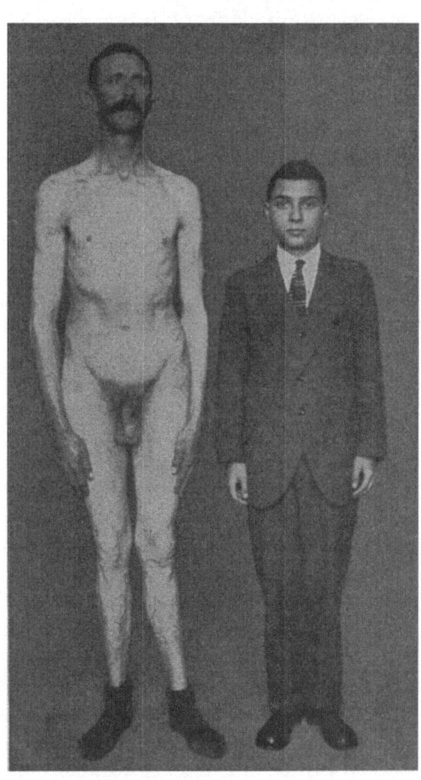

Abb. 47. Hochwuchs vom eunuchoiden
Typus. 38jähriger Mann. Größe 192 cm.
Unterlänge 100 cm. Spannweite 198 cm.
Rechts mittelgroße Vergleichsperson.

von Ravenna als Chondrohypoplasie oder Oligochondroplasie
bezeichnet wurde (Abb. 46).

Das Gegenstück des Zwergwuchses bzw. Minderwuchses ist der
Riesenwuchs bzw. Hochwuchs. Dabei entspricht dem primordialen
Zwergwuchs jene Form von Riesenwuchs, bei dem absolut normale
Proportionen und Formverhältnisse des Skelettes und seiner einzelnen
Teile vorliegen. Es handelt sich da um eine konstitutionelle, chromosomale
Abartung des gesamten Organismus in allen seinen Teilen. Endokrin be-
dingte Wachstumsteigerungen gehen demgegenüber mit gewissen quali-

tativen formalen Anomalien des Skelettbaues einher, die wir in der vorigen
Vorlesung kennen gelernt haben. Es ist das der eunuchoide Hochwuchs mit der charakteristischen Dimensionierung des Skelettes (Abb. 38
und 47) und der hypophysäre Hochwuchs mit dem auffallend kräftigen Knochenbau, Hypertrophie der Knochensubstanz an den langen
Röhrenknochen, Verdickung der Schädelknochen, vorspringenden Joch-
bogen, starkem Hervortreten des Margo supraciliaris, Prognathie des
Unterkiefers, Erweiterung der pneumatischen Höhlen, Erweiterung
der Sella turcica, kurz Formeigentümlichkeiten, welche ebenso wie
die typische plumpe Gestalt der Hände und Füße stark an Akromegalie·
erinnern (Abb. 48).

Ebenso wie der Evolutionsprozeß, so ist auch der Involutionsvorgang in seinem zeitlichen Ablauf und in seiner Intensität von der
individuellen Konstitution abhängig. Darüber kann kein Zweifel bestehen angesichts der Tatsache, daß es langlebige Familien gibt, in
denen durch Generationen die meisten Mitglieder ein Alter von 80 Jahren
und darüber erreichen, und andererseits solche, in welchen ein Lebensalter von 60 Jahren kaum je vorkommt. Gewisse Australnegerstämme
sollen z. B. so frühzeitig altern, daß sie um das 50. Jahr ihr Lebens-
ende erreichen. Natürlich können auch konditionelle Momente wie
Infektionskrankheiten, chronische Vergiftungen, mangelhafte Ernährung,
langer Aufenthalt im Gefängnis, Kummer und Sorgen, Aufgeben des
Berufes und der gewohnten Beschäftigung, unhygienische Lebensweise
im allgemeinen erfahrungsgemäß den Involutionsprozeß erheblich
beschleunigen, spezielle Schädigungen oder Inanspruchnahme eines
Organs oder Organsystems kann ebenso wie seine besondere Partialkonstitution zu heterochronem vorzeitigen Altern desselben Veranlassung
geben.

Als Heterochronie der Organinvolution wollen wir jene Fälle gelten
lassen, bei denen oft hereditär und familiär mit dem Erreichen des
Entwicklungshöhepunktes das Haar zu ergrauen beginnt und die mit
40 Jahren weißhaarig sind, oder jene Fälle, bei welchen sich in einem
gewissen Kontrast mit dem übrigen Zustand des Organismus in relativ
frühen Jahren ein hochgradiges Geroderma, eine Atherosklerose, eine
Arthritis deformans, ein Arcus corneae senilis oder eine Linsentrübung
usw. entwickelt, oder Fälle, bei denen ohne nachweisbare Organver-
änderungen mit 40 Jahren und erheblich früher die Klimax einsetzt
oder bei denen die charakteristischen psychischen Veränderungen des
Seniums auffallend frühzeitig und isoliert sich einstellen. Die Bedeutung
dieser meist nachweisbar heredo-familiären involutiven Konstitutionsanomalien für die Pathologie ist wohl ohne weiteres einleuchtend. So wie
beim Infantilismus gibt es also auch beim Senilismus einen universellen und einen partiellen und so wie dort interferieren auch hier die
autochthonen, chromosomalen Partialkonstitutionen der einzelnen Organe
und Organsysteme mit der individuell differenten Blutdrüseneinstellung,
also mit der Partialkonstitution der Blutdrüsen, deren verschieden
rasches Altern dem Ablauf des allgemeinen Involutionsprozesses sein
individuelles Gepräge gibt. Wenn, wie wir dies oben bereits vermerkten,

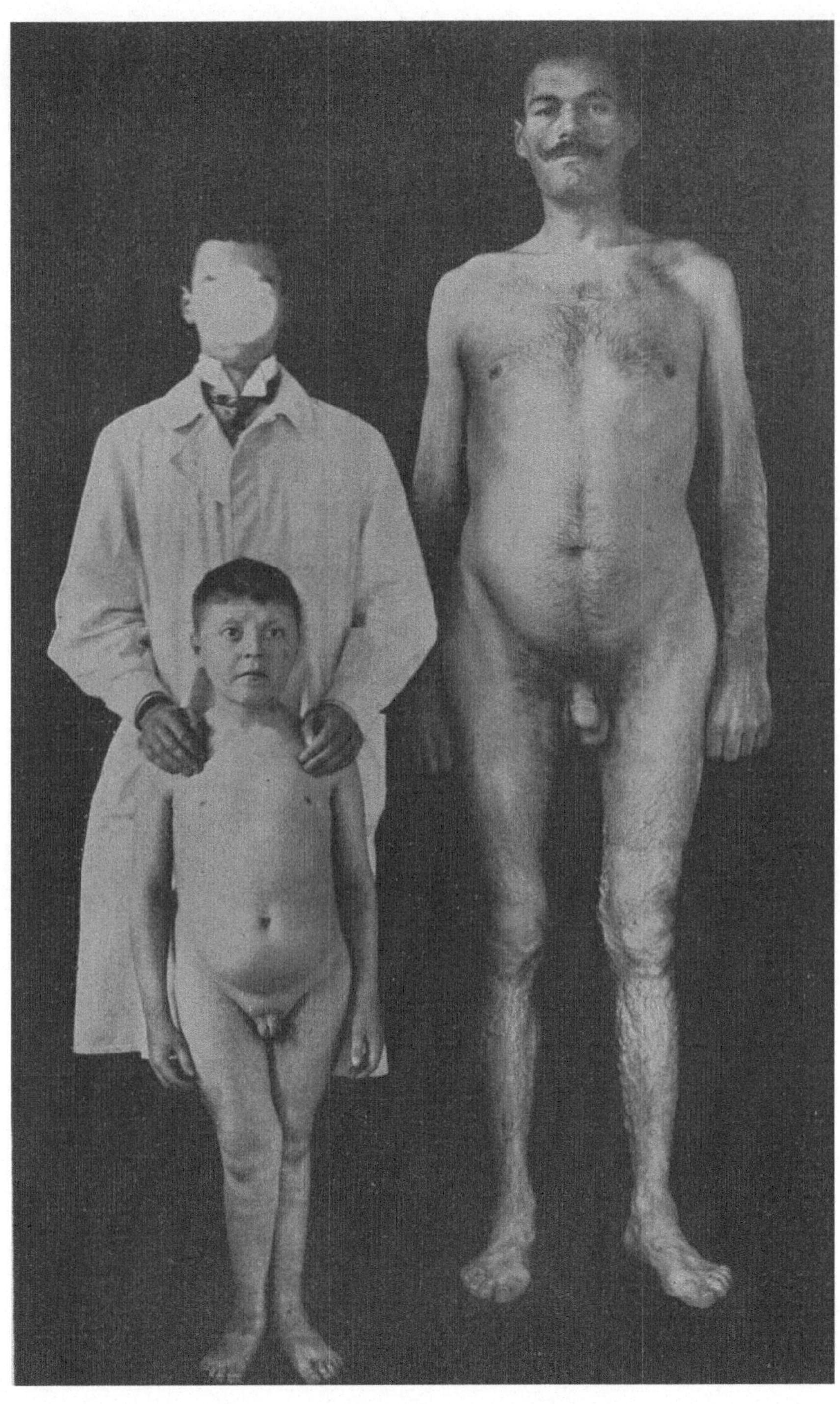

Abb. 48. Akromegaloider Riesenwuchs und hypophysärer Zwergwuchs.
Das normale Individuum mißt 183 cm. (Nach Falta.)

der eine Menschentypus jenseits des Klimakteriums einen auffälligen
Fettansatz mit dem charakteristischen eunuchoiden Verteilungstypus
bekommt, während der andere immer dürrer und magerer wird und der
eigentlichen senilen Kachexie verfällt, so wird dieser Unterschied wohl
von einer verschieden starken Beteiligung der einzelnen Blutdrüsen
am Involutionsprozeß mit abhängen.

Wir haben bisher bloß die verschiedenartigen Erscheinungsformen
konstitutioneller Anomalien Revue passieren lassen, nunmehr wollen
wir sehen, nach welchen Einteilungsprinzipien sich einzelne Gruppen
normaler und abnormer Konstitutionen herausheben und voneinander
abgrenzen lassen. Schon der Laie trifft eine Unterscheidung in starke
und schwache, in große und kleine, in brünette und blonde, in begabte
und unbegabte Menschen. Der Muskeltonus wurde von Tandler,
der Tonus der beiden Abschnitte des vegetativen Nervensystems von
Eppinger und Heß, gewisse typische Relationen im inneren und
äußeren Körperbau wurden von Beneke und Rokitansky, Achille
de Giovanni, Viola, Sigaud als Einteilungsprinzip herangezogen.
Rein morphologische Gesichtspunkte waren maßgebend für die Abgrenzung des Status thymolymphaticus (A. Paltauf) und hypoplasticus
(Bartel), vorwiegend morphologische für die Umschreibung der asthenischen Körperverfassung durch Stiller. Pathologisch-anatomische und
zugleich pathologisch-physiologische Gesichtspunkte führten zur Aufstellung der exsudativen Diathese (Czerny), rein funktionell-klinische
Merkmale zur Statuierung der neuropathischen Konstitution, klinisch-
statistische Erfahrungen veranlaßten die Abgrenzung der als Arthritismus oder Herpetismus bezeichneten Anomalie der Körperverfassung.
Die jeweilige Verschiedenheit des Einteilungsprinzips, das bald dem rein
morphologischen, bald dem funktionellen oder aber ausschließlich dem
pathologisch-anatomischen und pathologisch-physiologischen Verhalten
bzw. der statistischen Erfahrung entnommen wird, bringt es mit sich,
daß sich die auf solche Weise ergebenden Gruppenkreise zum Teil über-
lagern, daß also durchaus kein Ausschließungsverhältnis der einzelnen
Gruppen untereinander besteht, vielmehr ein Individuum auf Grund
der verschiedenen, jeweils maßgebenden Kriterien mehreren Gruppen,
und zwar in mehr oder minder ausgesprochener Weise angehören kann.

Das Fundament der Benekeschen Lehre steht auch heute noch
fest. Es gibt einen Menschentypus mit einem relativ kleinen Herzen,
engen arteriellen Gefäßen, großen Lungen, kleiner Leber und kurzem
Darm und einen zweiten Menschentypus mit relativ großem Herzen,
weiten arteriellen Gefäßen, kleiner Lunge, großer Leber und langem
Darm von relativ großer Kapazität. Der erstere Typus repräsentiert
zugleich den Habitus asthenicus (Stiller), longilineus bzw. mi-
krosplanchnicus (Viola) oder phthisicus, der zweite den Habitus quadratus, apoplecticus, arthriticus, brevilineus oder
megalosplanchnicus (Viola). Kontinuierliche Übergänge
führen vom ersten Typus, dem Langwuchs oder Longitypus
über die Norm (Normotypus) zum Breitwuchs oder Brachytypus.

Sigaud und seine Schüler Chaillou und MacAuliffe teilten die Menschen in vier Typen ein, in den Type respiratoire, digestif, musculaire und cérébral und deren Mischformen, eine Einteilung, die sich auf eingehendes Studium der äußeren Körperformen, des Exterieurs, gründet und vielfach auf die Erfahrungen und Beobachtungen des bekannten Pariser Kriminalisten Bertillon zurückgreift.

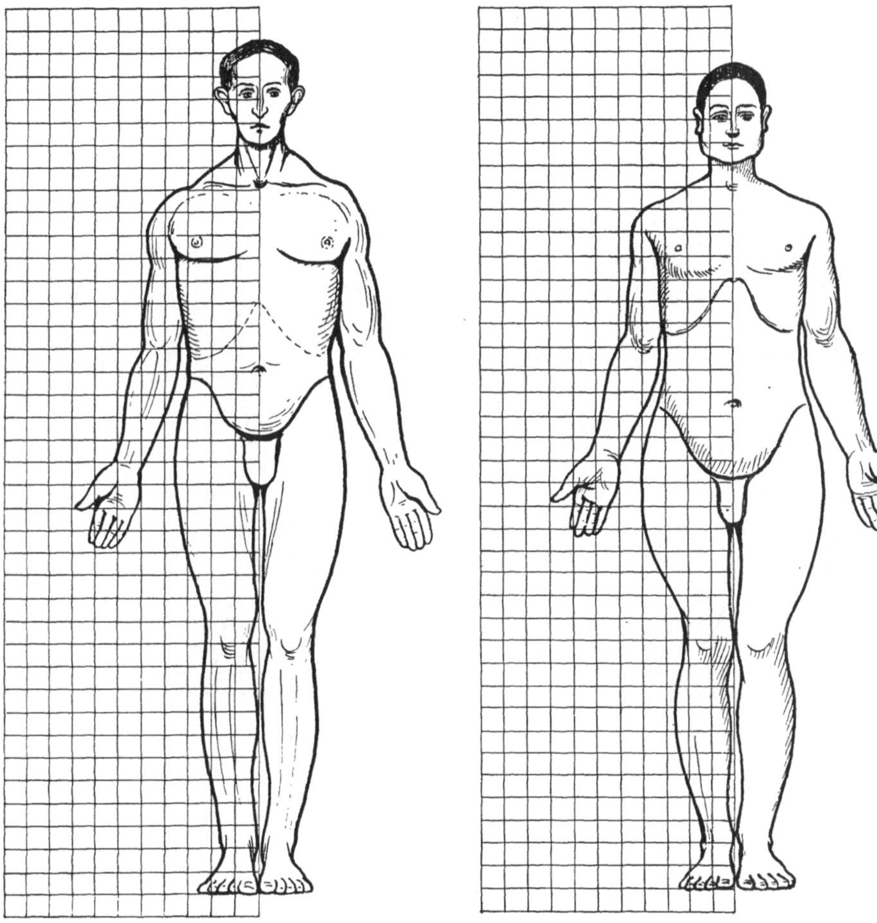

Abb. 49. Typus respiratorius.   Abb. 50. Typus digestivus.
(Nach Chaillou und Mac Auliffe.)   (Nach Chaillou und Mac Auliffe.)

Der Typus respiratorius (Abb. 49 und 53) ist gekennzeichnet durch eine besondere Entwicklung des Thorax sowie der der Respiration dienenden Abschnitte des Schädels und Gesichtes. Der Thorax ist auffallend lang, die untersten Rippen reichen nahezu bis an die Darmbeinschaufeln heran, der epigastrische Winkel ist spitz, das Abdomen unverhältnismäßig klein, der Hals lang. Die mittlere Gesichtspartie

zwischen Nasenwurzel und Nasenbasis ist stark entwickelt, die Nase
groß, entweder besonders lang und dann meist gekrümmt oder besonders
breit, die Sinus maxillares und frontales sind weit und dem gemäß
ist auch der Abstand der Processus zygomatici groß, was dem Gesicht oft eine sechseckige Gestaltung verleiht. Die Vitalkapazität der
Lungen ist auffallend groß.   Die Mimik dieser Menschen soll sich

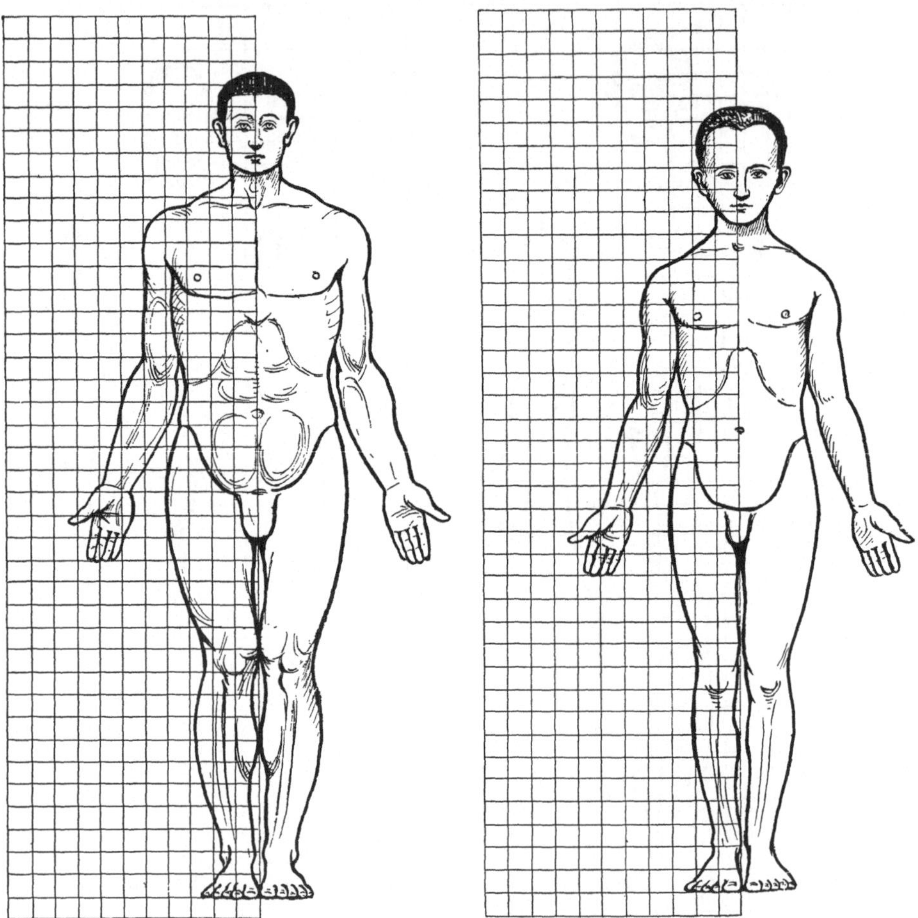

Abb. 51. Typus muscularis. (Nach   Abb. 52. Typus cerebralis. (Nach
    Chaillou und Mac Auliffe.)   Chaillou und Mac Auliffe.)

namentlich in der mittleren Gesichtspartie abspielen und oft zu
dauernden Stigmen daselbst in Gestalt von Falten und Runzeln führen.
Die „respiratoires" werden vornehmlich durch Nomadenvölker und
Gebirgsbewohner repräsentiert. Die Semiten entsprechen zum großen
Teil diesem Typus. Nach Chaillou und Mac Auliffe sollen solche
Menschen besonders empfindlich gegen Gerüche und schlechte Luft sein.

Der Typus digestivus (Abb. 50 u. 54) zeigt das unterste Drittel des Gesichtes besonders mächtig entwickelt, so daß der Abstand zwischen Nasenbasis und Kinn besonders groß ist und durch die weit ausladenden Unterkieferäste eine Pyramidenform des Gesichtes mit der Basis am Unterkiefer, der Spitze am Scheitel entsteht. Der Mund ist groß, das Gebiß regelmäßig, gut ausgebildet und erhalten, der Unterkiefer ist vorspringend, die Augen klein und mit fettreichen Lidern versehen. Der Hals ist kurz, der Thorax breit, aber sehr kurz, das Abdomen dagegen mächtig entwickelt, meist vorgewölbt, mit Neigung zu Fettansatz in den abhängigen Partien. Der epigastrische Winkel ist stets stumpf, der Nabel steht tief. Die Individuen sind meist fettleibig. Unter den Eskimos ist der digestive Typus besonders häufig.

Beim Typus muscularis (Abb. 51 und 54) ist der Schädel harmonisch geformt, meist brachyzephal, die drei Abschnitte des Gesichts sind an Länge und oft auch an Breite einander gleich, so daß eine quadratische Form resultiert. Die Ansatzlinie des Kopfhaares verläuft meist in gerader Linie und bildet zu beiden Seiten einen rechten Winkel, während sie bei den Digestiven bogenförmig zu sein pflegt und bei den Zerebralen in der Mitte der Stirn einen stumpfen und zu beiden Seiten je einen spitzen Winkel formiert. Die Augenbrauen stehen tief, bilden eine fast gerade Linie und sind lang, wie überhaupt die Körperbehaarung und speziell der Bartwuchs besonders kräftig entwickelt zu sein pflegt. Der Rumpf ist gleichfalls ebenmäßig geformt, Thorax und Abdomen von entsprechenden Proportionen, das Abdomen nicht vorragend, der epigastrische Winkel von mittlerer Größe, die Schultern breit und hoch. An den Extremitäten ist die scharfe Modellierung der Muskelbäuche und Sehnen bemerkenswert. Dem muskulären Typus begegnet man bei Athleten, sehr häufig auch bei Verbrechern. Er entspricht übrigens dem klassischen Ideal der griechischen Schönheit. Chaillou und MacAuliffe unterscheiden zwei Untertypen, einen langen und einen kurzen Type musculaire.

Der Typus cerebralis (Abb. 52 und 53) schließlich ist charakterisiert durch eine in einem gewissen Mißverhältnis zu der zarten grazilen Gestalt stehende Schädelgröße, durch eine auffallend starke Ausbildung des Stirnabschnittes des Gesichtes derart, daß das Gesicht die Form einer mit der Spitze nach abwärts gerichteten Pyramide gewinnt, durch den oben schon näher bezeichneten Haaransatz, die im Bogen verlaufenden Augenbrauen, die großen lebhaften Augen und großen Ohrmuscheln. Die Extremitäten sind kurz und namentlich die Füße klein. Ist den Muskulären die Betätigung ihrer Muskulatur ein Bedürfnis, so können die Zerebralen psychischer bzw. zerebraler Erregungen nicht entraten, zu denen übrigens die französischen Autoren auch die Masturbation zählen. Die Zerebralen sind vorwiegend die Vertreter der Intelligenz.

In der Wiener Bevölkerung, soweit sie die Poliklinik aufsucht, fand ich[1]) unter 2000 Männern etwa 18 %, welche den reinen respiratorischen

---

[1]) J. Bauer: Beitr. z. klin. Konstitutionspathologie. I. Habitus und Morbidität. I. D. Arch. f. klin. Med. Bd. 126, S. 203. 1918.

Habitus, $9\,^0/_0$, welche den muskulären Habitus repräsentierten, $3,9\,^0/_0$ waren als zerebraler, $3,8\,^0/_0$ als digestiver Typus anzusprechen. Wenn

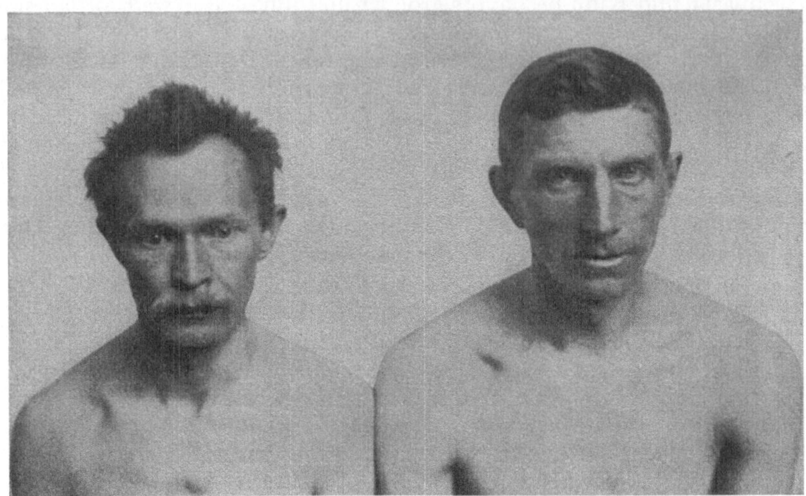

Abb. 53. Gesichtsformation bei Typus cerebralis (links) und Typus respiratorius (rechts).

wir auch die Mischformen in Betracht ziehen, bei welchen der eine Typus mehr oder minder deutlich überwiegt, so ergeben sich für den respi-

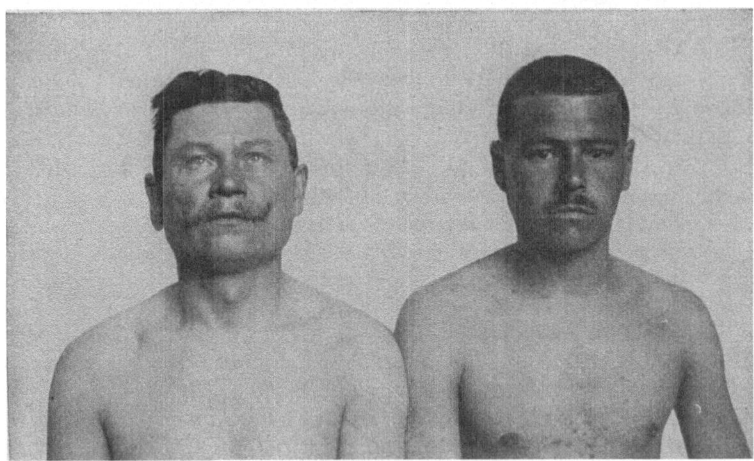

Abb. 54. Gesichtsformation bei Typus digestivus (links) und Typus muscularis (rechts).

ratorischen Typus $43,1\,^0/_0$, für den muskulären $23,8\,^0/_0$, den zerebralen $18\,^0/_0$ und den digestiven $6,6\,^0/_0$. Der Rest von etwa $8,5\,^0/_0$ ließ sich in keine der vier Gruppen einreihen. H. Zweig[1]), der dann auf meine Veranlassung am gleichen Menschenmaterial die Beziehung der vier Sigaudschen Typen zum Lebensalter untersuchte, konnte zeigen, daß zwar die ausgesprochene Zugehörigkeit zu einem der vier Typen schon im jugendlichen Alter manifest wird, daß aber eine mit dem Alter progrediente Zunahme des digestiven Habitus festzustellen ist, welche sich offenbar hauptsächlich aus den im Laufe des Lebens stattfindenden Veränderungen der Rumpfform — Streckung und Hebung der Rippen, Höhertreten des Zwerchfells, Fetteinlagerung am Bauche — erklärt[2]).

Zur Klassifizierung des weiblichen Habitus erscheint mir das Sigaudsche System nicht geeignet. Hier ist die Verteilung des subkutanen Fettpolsters ein viel charakteristischeres Merkmal des Habitus[3]). Der häufigste Typus des erwachsenen Weibes zeigt den hauptsächlichsten Fettansatz an den Darmbeinkämmen, in der Unterbauchgegend, am Gesäß, an den Lenden („Rubenstypus"), bei einem zweiten sehen wir den vorzugsweisen oder sogar alleinigen Fettansatz in der Gegend der Trochanteren — diesen Typus kann man als „Reithosentypus" bezeichnen —, ferner gibt es eine Gruppe von Frauen mit der Fettlokalisation an Armen und Nacken, am Rücken und an den Brüsten bei schlanker, relativ fettarmer unterer Körperhälfte, schließlich begegnen wir einem Typus mit oft gewaltigen Fettmassen an Ober- und Unterschenkeln bei relativer Fettarmut des Stammes und der oberen Extremitäten. Spezialtypen stellen ferner extreme Fettbrüste oder die auch als Rassenmerkmal bei gewissen Negern bekannte Steatopygie (Fettsteiß) dar. Das Maßgebende für diese Gruppierung ist lediglich die Lokalisation des Fettpolsters, nicht dessen Stärke. Im allgemeinen läßt sich beim weiblichen Organismus eine Prädilektion der unteren Körperregionen, beim männlichen, abgesehen von der Fettbauchbildung in späteren Jahren, eher eine Bevorzugung der oberen durch den Fettansatz feststellen. Diese Unterschiede treten besonders scharf bei krankhafter Wucherung des Fettgewebes, bei der Lipomatosis hervor (Günther)[4]) und beruhen auf einer chromosomal bedingten, regionär verschiedenen Fettavidität (Lipophilie oder Lipotrophie) des Unterhautzellgewebes.

Das Sigaudsche System hat sich auch für die Klinik fruchtbar erwiesen. Ich konnte feststellen[5]), daß der respiratorische, weniger ausgesprochen auch der zerebrale Typus zur Lungentuberkulose, der muskuläre und digestive Habitus dagegen zu syphilitischen Aortenerkrankungen und Nierenkrankheiten, der muskuläre Typus überdies zu „Rheumatismus" in seinen verschiedenen Formen (Neuralgien, Myalgien, Arthralgien) disponiert. Katarrhe der oberen Luftwege

---

[1]) H. Zweig: Beitr. z. klin. Konstitutionspathologie. III. Habitus und Lebensalter. Zeitschr. f. angew. Anat. u. Konstitutionslehre. Bd. 4, S. 254. 1919.

[2]) Vgl. Th. Brugsch: Allgemeine Prognostik. Berlin und Wien: Urban und Schwarzenberg 1918. 2. Aufl. 1923.

[3]) J. Bauer: Über Fettansatz. Klin. Wochenschr. 1922. Nr. 40. S. 1977.

[4]) H. Günther: Die Lipomatosis und ihre klinischen Formen. Arb. a. d. med. Klin. zu Leipzig. Heft 5. Jena: G. Fischer 1920.

[5]) J. Bauer: l. c. und Konstitutionelle Disposition. 3. Aufl. 1923.

sowie nervöse und konstitutionelle Herzstörungen findet man gleichfalls häufiger bei muskulären Individuen, während Neurastheniker und Hysteriker überwiegend zerebrale Typen darstellen.

Die Korrelation zwischen Habitus und Krankheitsdisposition läßt sich auch exakter bestimmen, wenn wir uns der in der zweiten Vorlesung besprochenen Formeln für den Korrelationskoëffizienten und die sog. Regression erinnern. Wir können diese Werte nach den Formeln für alternative Variabilität berechnen, indem wir als das eine alternativ variierende Merkmal das Vorhandensein oder Fehlen des betreffenden Habitustypus, als das andere das Vorhandensein oder Fehlen der betreffenden Erkrankungsform ansehen. Selbstverständlich müßte eine Reihe von Kautelen in Anwendung gebracht werden, welche sich insbesondere auf die möglichste Gleichförmigkeit aller sonstigen Bedingungen, wie Geschlecht, Alter, äußere Lebensbedingungen usw. bezieht, wenn die Berechnung eines solchen Korrelationskoëffizienten zu bindenden Schlüssen berechtigen soll.

Wir wollen eine solche Berechnung an Hand eines speziellen Beispieles, der von mir beobachteten Korrelation zwischen muskulärem Habitus und Rheumatismus durchführen. Wie schon oben bemerkt, repräsentieren am Wiener poliklinischen Krankenmaterial $23,8\,^0/_0$ der daraufhin geprüften 2010 Männer den muskulären Typus rein oder in seinen kombinierten Formen, unter 127 Rheumatismen waren aber $50,4\,^0/_0$ Muskuläre. Es ist also offenbar eine Korrelation zwischen muskulärem Habitus und Rheumatismus vorhanden, deren Grad sich aus der folgenden Tabelle berechnen läßt.

	$0\,y$ Nicht Rheumatismus	$1\,y$ Rheumatismus	
$0\,x$ Nicht Muskuläre	p_1 1469	p_2 63	p_{0x} 1532
$1\,x$ Muskuläre	p_3 414	p_4 64	p_{1x} 478
	1883 p_{0y}	127 p_{1y}	2010 n

In dieser Tabelle wird die Korrelation zweier Merkmale (Rheumatismus : muskulärer Typus) dargestellt, wie sie sich bei Zurückführung auf das Schema der alternativen Variabilität ergibt. Die auf ihre Korrelation zu prüfenden beiden alternativen Variantenreihen sind: 1. Rheumatismus und Nicht-Rheumatismus und 2. Muskuläre und Nicht-Muskuläre.

Nach den aus der 2. Vorlesung her bekannten Formeln ergeben sich für unseren Spezialfall die folgenden Werte:

$$M_{\text{Rheum.}} = \frac{p_{1y}}{n} = \frac{127}{2010} = 0{,}063 \ (= 6{,}3^0/_0);$$ d. h. unter den 2010 Fällen befinden sich $6{,}3^0/_0$ Rheumatiker.

$$M_{\text{Typ. musc.}} = \frac{p_{1x}}{n} = \frac{478}{2010} = 0{,}238 \ (= 23{,}8\,^0/_0);\ \text{d. h. unter den 2010}$$

Fällen befinden sich $23{,}8\,^0/_0$ Muskuläre.

$$\sigma_{\text{Rheum.}} = \frac{\sqrt{p_{0y}p_{1y}}}{n} = \frac{\sqrt{1883\,.\,127}}{2010} = 0{,}243 \ (= 24{,}3\,^0/_0).$$

$$\sigma_{\text{Typ. musc.}} = \frac{\sqrt{p_{0x}p_{1x}}}{n} = \frac{\sqrt{1532\,.\,478}}{2010} = 0{,}426 \ (= 42{,}6\,^0/_0).$$

$$r = \frac{p_1 p_4 - p_2 p_3}{\sqrt{p_{0x}\,.\,p_{1x}\,.\,p_{0y}\,.\,p_{1y}}} = \frac{1469\,.\,64 - 63\,.\,414}{\sqrt{1532\,.\,478\,.\,1883\,.\,127}} = +\,0{,}162.$$

$$R_{\frac{y}{x}} = r\,\frac{\sigma_y}{\sigma_x} = 0{,}162\,\frac{0{,}243}{0{,}426} = 0{,}09241 \ (= 9{,}241\,^0/_0);\ \text{d. h. würde die}$$

Zahl der Muskulären anwachsen, so würde die Zahl der Rheumatiker dementsprechend um $9{,}241\,^0/_0$ ansteigen.

$$R_{\frac{x}{y}} = r\,\frac{\sigma_x}{\sigma_y} = 0{,}162\,\frac{0{,}426}{0{,}243} = 0{,}284 \ (= 28{,}4\,^0/_0);\ \text{d. h. würde die Zahl}$$

der Rheumatiker anwachsen, so würde die Zahl der Muskulären dementsprechend um $28{,}4\,^0/_0$ ansteigen.

Es zeigt sich also, daß der Korrelationskoëffizient für die Korrelation Rheumatismus : muskulärer Typus $r = +\,0{,}162$ ist. Nun liegt dieser Berechnung der Fehler zugrunde, daß unter den 2010 Männern alle Altersklassen vertreten sind, die Verteilung des Typus muscularis aber nicht in allen Altersklassen die gleiche ist. Allerdings sind auch unter den Rheumatikern alle Altersklassen vertreten, die verschiedene Verteilung auf das Alter dürfte aber doch nicht ganz derjenigen des muskulären Habitus entsprechen, zum mindesten ist darüber nichts Sicheres bekannt. Wir können nun in folgender Weise unsere Berechnung korrigieren, d. h. eigentlich überkorrigieren. Wir nehmen, um jede Täuschungsmöglichkeit auszuschließen, an, es wären unter den 2010 Fällen so viel Muskuläre, als in der diesbezüglich am stärksten besetzten Altersklasse (40—50 Jahre) vertreten sind. In dieser Altersklasse sind nicht, wie in allen Altersklassen zusammen $23{,}8\,^0/_0$, sondern es sind nach Zweig $32{,}3\,^0/_0$ muskuläre Typen. Legen wir unserer Berechnung diese supponierte Verteilung der Muskulären zugrunde, so ergibt sich für den Korrelationskoëffizienten $r = +\,0{,}101$. Dieser Wert für r ist offenkundig zu gering, da nicht alle Rheumatiker in der Altersklasse 40—50 Jahre stehen. Wir können also mangels eines genauer durchgearbeiteten Untersuchungsmateriales jedenfalls schließen, daß der Korrelationskoëffizient r zwischen $+\,0{,}101$ und $+\,0{,}162$ liegen muß.

Wir können durch die zahlenmäßige Feststellung des Korrelationskoëffizienten exakte Vergleiche darüber anstellen, welche Erkrankungen mehr und welche weniger an einen bestimmten Habitus oder sonst irgend ein Merkmal oder einen Merkmalskomplex gebunden sind. So fand ich für die Korrelation der Aortitis syphilitica zum muskulären und digestiven Habitus den Korrelationskoëffizienten $r = +\,0{,}240$, für die Korrelation der Lungentuberkulose zum respiratorischen Habitus r = + 0,172. Dabei ist allerdings die Fehlerquelle der verschiedenen Altersverteilung von Habitus und Krankheit nicht mit berücksichtigt.

Erstreckte sich die im vorangehenden besprochene Systemisierung auch auf sämtliche im Bereiche der Norm gelegenen Konstitutionsformen, so betreffen die folgenden Gruppen von Haus aus bloß anomale Konstitutionen.

Status thymolymphaticus (A. Paltauf). Diese allgemeine Konstitutionsanomalie ist charakterisiert durch das Vorhandensein einer über das normale Maß weit hinaus vergrößerten Thymusdrüse und eine generelle Hyperplasie des lymphatischen Gewebes, also durch eine Hyperplasie der Lymphdrüsen, der Tonsillen, der Zungen- und Rachenfollikel, der Lymphfollikel der Darmschleimhaut und der Milz. Auch im Herzmuskel, ja im Gehirn[1]) können Wucherungen lymphatischen Gewebes vorkommen. Die ganz abwegige Reaktionsweise solcher Individuen auf verschiedene Einflüsse, vor allem das Vorkommen sonst nicht genügend motivierbarer plötzlicher Todesfälle nach manchen geringfügigen äußeren Einwirkungen rechtfertigte es offenbar, das Syndrom der Hyperplasie von Thymus und lymphatischem Gewebe als besonderen Typus anomaler konstitutioneller Körperbeschaffenheit hinzustellen.

Die Lehre A. Paltaufs wurde zur Grundlage einer immensen Zahl von Untersuchungen und Forschungen. Es stellte sich bald heraus, daß mit den beiden Kriterien der Hyperplasie des Thymus und lymphatischen Gewebes der Gesamtbefund an konstitutionellen Anomalien bei diesem Zustand nicht erschöpft war. Man fand, daß sich um diese Hauptmerkmale in variabler Zahl und Intensität eine ganze Reihe weiterer, teils anatomisch, teils schon klinisch feststellbarer konstitutioneller Abweichungen von der Norm gruppiert, daß eine regelwidrige Enge der Aorta und des Gefäßsystems, eine Hypoplasie des Genitales, eine solche des chromaffinen Systems, daß partielle Infantilismen und Bildungsfehler verschiedenster Art, kurz die mannigfachsten konstitutionellen Anomalien morphologischer oder funktioneller Natur das Syndrom des Paltaufschen Status thymolymphaticus zu ergänzen und komplizieren pflegen (Ortner, Bartel, Wiesel, v. Neußer, Kolisko u. a.).

Status hypoplasticus (Bartel). Dies veranlaßte Bartel, den Status thymolymphaticus als Teilerscheinung einer viel umfassenderen Konstitutionsanomalie anzusehen, die er als „hypoplastische Konstitution" oder „Status hypoplasticus" bezeichnete. Galten für Bartel die Paltaufschen Kriterien zunächst als unerläßliche Teilsymptome, die jeweils wechselnden übrigen Anomalien als „Nebenbefunde" der hypoplastischen Konstitution, so verschob sich der Standpunkt allmählich dahin, daß auch die Hyperplasie des Thymus und lymphatischen Gewebes nicht mehr als konstant und obligat, sondern nur mehr als häufigste und wichtigste Symptome der hypoplastischen Konstitution angesehen wurden. Aber auch eine Dissoziation der Hauptkriterien wurde festgestellt und ein Status thymicus von einem Status

---

[1]) Vgl. K. Löwenthal: Der sog. Status thymolymphaticus als selbständige Krankheit. Jahrb. f. Kinderheilk. Bd. 93, S. 1. 1920.

lymphaticus strenge geschieden. Eine weitere Komplikation kam hinzu, als Bartel und Stein das „atrophische Stadium" des Lymphatismus beschrieben und zeigten, daß kontinuierliche Übergänge von stark hyperplastischen Lymphdrüsen des jugendlichen Alters zu atrophischen, fibrösen, sklerosierten Drüsen des jenseits der Pubertät stehenden Alters vorkommen, als Bartel dieselbe Neigung zu Bindegewebsproliferation in Gemeinschaft mit Herrmann für die Ovarien, als Kyrle sie auch für die Hoden und v. Wiesner für die Arterien lymphatischer Individuen nachwies.

Nun kommt noch die Schwierigkeit, den konstitutionellen Status lymphaticus von gewissen in früher Jugend oder auch später akquirierten, durch Infektionsprozesse hervorgerufenen Hyperplasien des lymphatischen Gewebes abzugrenzen. Die Schwierigkeit ist dadurch gegeben, daß einerseits die Hyperplasie auch bei Status lymphaticus nicht immer eine generelle zu sein braucht, zumal anderwärts schon das atrophische Stadium bestehen kann, daß andererseits aber auch der konstitutionelle Lymphatismus, wie Kolisko angibt, erst um das 5.—6. Jahr manifest zu werden pflegt. Daß der Status thymolymphaticus gelegentlich auch schon am Neugeborenen festzustellen sein kann (Schridde, Schirmer), tut nichts zur Sache. So unterscheiden Bartel, Wiesel und Falta einen primären und einen sekundären Lymphatismus oder, wie ich sagen möchte, einen rein konstitutionellen und einen kombinierten konstitutionell-konditionellen Lymphatismus, denn auch die Entwicklung eines sekundären Lymphatismus unter dem Einfluß äußerer Schädlichkeiten setzt offenbar eine anomale konstitutionelle Beschaffenheit des lymphatischen Apparates voraus.

So wurde aus dem Status thymolymphaticus der Status hypoplasticus als Bezeichnung für einen Zustand von Hypoplasie, von mangelhafter, minderwertiger Ausbildung verschiedener Organe und Organsysteme mit Neigung zu bindegewebigem Ersatz der leicht atrophierenden Parenchymbestandteile und von vornherein stärkerer Ausbildung der ebenfalls minder leistungsfähigen natürlichen Schutzvorrichtungen, des lymphatischen Apparates (vgl. Wiesel). Die alte Benekesche Lehre von der allgemeinen Neigung zu Bindegewebshyperplasie wurde wieder hervorgeholt und der in der französischen Literatur in anderem Zusammenhange aber in gleichem Sinne gebräuchliche Terminus „Bindegewebsdiathese" oder „fibröse Diathese" als dynamisches Korrelat dem gewissermaßen statischen Begriff des Status hypoplasticus zugeordnet (Bartel, Wiesel).

So wenig an der Bedeutung eines mangelhaft involvierten, tatsächlich hyperplastischen Thymus für die Gesamtkonstitution gezweifelt werden kann, so sehr scheint heute die ganze Frage des Status lymphaticus oder Lymphatismus einer Revision bedürftig. Die Erfahrungen des Krieges haben nämlich gezeigt, daß bei plötzlich aus voller Gesundheit durch Verletzungen verstorbenen Individuen die „Hyperplasie" der lymphatischen Apparate außerordentlich häufig vorkommt, daß also vielleicht dieser Zustand die Norm darstellt, während der bisher als normal angesehene Befund einer durch die jeweils tödliche Erkrankung

bedingten Involution des lymphatischen Apparates entsprechen dürfte.
Die Befunde von „Lymphatismus" an Selbstmördern, also sonst gesunden, plötzlich verstorbenen Individuen, erfahren damit eine andere
Deutung, als sie ihnen bisher gegeben wurde. Diese Dinge sind aber,
wie gesagt, heute noch unklar und nicht spruchreif.

Für die klinische Diagnose eines Status thymolymphaticus muß
stets der Nachweis der vergrößerten Thymusdrüse das Hauptkriterium
bilden. Eine solche läßt sich aus-
schließlich durch eine sachgemäße
Perkussion halbwegs sicher erbringen.
Findet man bei mittelstarker oder
leiser Perkussion im 1. und 2. Interkostalraum, von der Seite gegen
die Mittellinie zu fortschreitend, eine
mehr oder minder ausgesprochene
Schalldämpfung 1—3 Querfinger breit
linkerseits neben dem Sternum, eine
Dämpfung, die auf der rechten Seite
parasternal fehlt und sich vom
1. Interkostalraum nach abwärts
bis in die relative Herzdämpfung
verfolgen läßt, in welche sie unmittelbar übergeht, so ist die Annahme eines hyperplastischen Thymus
gerechtfertigt, wenn das Vorhandensein einer substernalen Struma, einer
erheblichen Vergrößerung der media-
stinalen Lymphdrüsen oder einer
sonstigen Geschwulst im Mediastinum
ausgeschlossen oder zum mindesten
für höchst unwahrscheinlich erklärt
werden kann. Mit Röntgen läßt sich
eine hyperplastische Thymusdrüse
nicht immer zur Anschauung bringen,
selbst wenn sie perkutorisch deutlich nachzuweisen ist. Der Befund
eines hyperplastischen lymphatischen

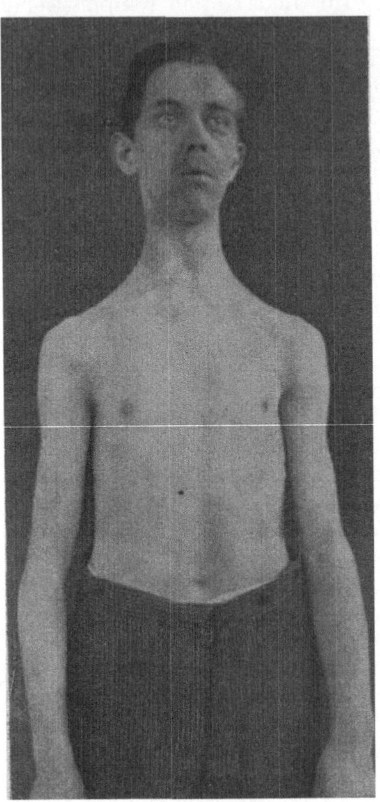

Abb. 55. Asthenischer Habitus.

Rachenringes, vor allem hyperplasti-
scher Lymphfollikel am Zungengrund,
der durch Betasten oder mittels Kehlkopfspiegels erhoben werden kann,
ferner der Nachweis einer auch sonst degenerativen Konstitution wird
die Diagnose eines Status thymolymphaticus weiter stützen. Der
Habitus erwachsener Träger des Status thymolymphaticus ist nicht
charakteristisch. Es sind nicht immer nur pastös und blaß aus-
sehende, aber rüstig gebaute Menschen mit gut entwickeltem Fettpolster, welche diese Konstitutionsanomalie besitzen. Welche Rolle
dem Hormon der vergrößerten Thymusdrüse zuzuschreiben ist, erscheint
heute noch recht unklar. Vielleicht werden die bereits inaugurierten

Versuche, die vergrößerte Thymusdrüse bei Status thymolymphaticus zu reduzieren [1]), uns in dieser Hinsicht bald weiter bringen.

Asthenische Konstitution (Stiller). Für die Abgrenzung dieser Gruppe anomaler Konstitutionen sind vorwiegend morphologische Kriterien, in erster Linie solche des Habitus maßgebend (vgl. Abb. 55). Die Astheniker sind in der Regel hochgewachsen, hager, dolichozephal, haben meist eine schmale und lange Nase, einen ausgesprochen langen Hals, einen langen, schmalen und flachen Brustkorb mit enger oberer Brustapertur, vorspringendem 2. Rippenring, spitzem epigastrischen Winkel, freier zehnter Rippe, herabhängenden Schultern und flügelförmig abstehenden Schulterblättern. Ihre Wirbelsäule ist im zervikodorsalen Anteil leicht kyphotisch gekrümmt, die Extremitäten sind lang, die Muskulatur schwach und ausgesprochen hypotonisch, was besonders deutlich an der leichten Ptose der Augenlider ersichtlich ist, die dem Gesicht einen müden, schläfrigen Ausdruck verleiht. Das Zwerchfell steht tief, das Herz ist klein und steil gestellt, die Baucheingeweide ptotisch. Zu diesem Habitus gesellen sich noch verschiedenartige degenerative Stigmen, vor allem aber eine neuropathische Veranlagung mit Übererregbarkeit des vegetativen Nervensystems. Stiller hielt die fluktuierende zehnte Rippe, sein „Costalstigma", für das Hauptkriterium der generellen Konstitutionsanomalie; um dieses Stigma sollten sich die übrigen Erscheinungen gruppieren. Das war entschieden verfehlt. Die freie zehnte Rippe ist eine klinisch gar nicht sonderlich wertvolle, weil häufige Variante wie viele andere auch, sie kommt wohl häufiger an asthenisch konfigurierten Thoraces vor als an breiten, kurzen, gewölbten, mehr aber nicht. Nach Tandler ist die Manifestationszeit der asthenischen Konstitution das 10. Lebensjahr.

Was die Beziehung des asthenischen Habitus zu den Sigaudschen Typen anlangt, so fallen die Astheniker in die Gruppe des Type respiratoire oder cérébral. Brugsch hat angenommen, daß sich jede asthenische Anlage in der Jugend durch entsprechende Übung und Kräftigung der Muskulatur überwinden lasse. Wenn wir auch zugeben müssen, daß der physiologische Umbau des Habitus, wie ihn das Lebensalter mit sich bringt, der wachsende Fettansatz, die Zunahme des epigastrischen Winkels durch Hebung der Rippen, dadurch Breiter- und Kürzerwerden des Thorax, Größerwerden des Abdomens und Höherrücken des Zwerchfells von konditionellen Momenten mit abhängig sein kann, so können wir uns doch der Anschauung von Brugsch nicht anschließen, wenn wir uns erinnern, daß in gewissen sportlich ausreichend tätigen, in besten hygienischen Verhältnissen lebenden Adelsfamilien der asthenische Habitus eine Familieneigentümlichkeit darstellt, oder wenn wir bedenken, daß der asthenische Habitus, wie Wenckebach[2]) hervorhob,

---

[1]) Vgl. B. O. Pribram: Zur Thymusreduktion bei der Basedowschen Krankheit. Zugleich ein Beitrag zur Chirurgie der abnormen Konstitution. Arch. f. klin. Chir. Bd. 114, S. 202. 1920.

[2]) K. F. Wenckebach: Spitzentuberkulose und phthisischer Thorax. Wien. klin. Wochenschr. 1918. Nr. 14, S. 379.

in gewissen Gegenden, z. B. in Friesland, zu den Rasseneigentümlichkeiten gehört, während er anderwärts, z. B. im Elsaß, nur höchst selten anzutreffen ist.

Die asthenische Konstitutionsanomalie bringt ceteris paribus eine gewisse Disposition zur Spitzentuberkulose der Lunge mit sich. Die Gestalt der Asthenikerlunge, ihre besondere Länge und die daraus sich ergebende große Distanz der Spitzen vom Lungenhilus, also die relative Länge des apikalen Bronchus dürfte die generelle Disposition der Spitzenteile der Lungen zur Tuberkulose bei der asthenischen Konstitution erhöhen[1]). Was sonst der asthenische Habitus sehr häufig mit sich bringt, die Neigung zu dyspeptischen Beschwerden, eine gewisse Disposition zur Entwicklung peptischer Magen- und Duodenalgeschwüre, vor allem aber zu allerhand nervösen Krankheitserscheinungen ist zum großen Teil weniger die Folge der Asthenie als solcher, als vielmehr der sie meistens begleitenden reizbaren Schwäche des Nervensystems, der sog. neuropathischen Konstitutionsanomalie, die als rein funktionelle Abartung der nervösen Zentralorgane vielfach das polymorphe, individuell sehr verschiedene Krankheitsbild aller jener Zustände beherrscht und beeinflußt, welche sich auf der Basis degenerativer Konstitution zu entwickeln pflegen.

Andererseits scheint die asthenische Konstitution auch gewisse Vorteile mit sich zu bringen. Von Gicht, Fettsucht und Diabetes, schweren chronischen Gelenksrheumatismen, chronischen Nephropathien und degenerativen Herz- und Gefäßkrankheiten pflegen Astheniker verschont zu werden. Auch das primäre Emphysem und chronische Dermatosen sind bei Asthenikern selten anzutreffen. Fast nie gehen in unserer Population, wie Stiller hervorhebt, die Astheniker an plötzlichem Herz- oder Hirntod zugrunde und nur selten haben sie unter schwerer Atherosklerose und Angina pectoris zu leiden. Diese relative Immunität der Astheniker bringt es auch mit sich, daß, wenn sie in der Jugendzeit den ihnen drohenden Gefahren glücklich entgangen sind, die Astheniker ein hohes Alter erreichen können und in der absteigenden Lebensphase jedenfalls oft besser daran sind als die Gruppe der vierschrötigen, gedrungenen, muskulös-adiposen, von Jugend auf robusten Individuen[2]).

Exsudative Diathese (Czerny). Die Abgrenzung der **exsudativen Diathese** als eines besonderen Typus abwegiger Körperverfassung geht von pathologisch-anatomischen und pathologisch-physiologischen Gesichtspunkten aus. Sie fußt auf dem gemeinsamen Merkmal der auffälligen Neigung zu oberflächlichen Entzündungen mit starker exsudativer und proliferativer Reaktion unter der Einwirkung gewisser de norma meist belangloser exogener Schädigungen und manifestiert sich somit in der Neigung zu rezidivierenden und chronischen Katarrhen der oberen Luftwege mit konsekutiver Hyperplasie des adenoiden Ge-

---

[1]) Vgl. J. Bauer: Beiträge zur klinischen Konstitutionspathologie. VII. Habitus und Lungentuberkulose. Zeitschr. f. angew. Anat. u. Konstitutionslehre. Bd. 6, S. 92. 1920. — Konstitution und Tuberkulose. Med. Klinik. 1921. Nr. 35.

[2]) Vgl. B. Stiller: Die asthenische Konstitution. Zeitschr. f. angew. Anat. u. Konstitutionslehre. Bd. 6, S. 48. 1920.

webes und der regionären Lymphdrüsen, in der Neigung zu Augenkatarrhen, zu Gneis, Milchschorf, Intertrigo, Prurigo, Ekzemen, im späteren Alter und bei Erwachsenen besonders in der Disposition zu Heuschnupfen, Bronchialasthma, Colica mucosa und membranacea. Die exsudative Diathese ist durch eine besondere Eigentümlichkeit des Stoffwechsels gekennzeichnet. Bei exsudativen Kindern läßt sich nämlich eine besondere Labilität der Wasserbindung feststellen (R. Lederer). Das rasche Hinaufschnellen und ebenso rasche Absinken des Wassergehaltes in den Geweben und speziell im Blut, aber auch eine analoge Labilität des Salzbindungsvermögens sind charakteristische Merkmale der exsudativen Diathese. Auch eine Erhöhung des Kalorienumsatzes mit Steigerung der Wärmebildung wurde festgestellt und Anomalien der Hautkapillaren mit Hilfe des Hautmikroskops beobachtet. Auch die exsudative Diathese oder wenigstens ihre Manifestationen im Kindesalter sind von konditionellen Momenten, von Ernährungsbedingungen mit abhängig, eine Feststellung Czernys, deren praktische Bedeutung auf der Hand liegt. Vorläufer der Czernyschen exsudativen Diathese war übrigens die Diathesis inflammatoria, die entzündliche Diathese älterer Autoren.

Die neuropsychopathische Konstitution. Dieser Konstitutionsanomalie entspricht neben eventuellen qualitativen Besonderheiten namentlich psychischer Funktionen in erster Linie eine Übererregbarkeit und besondere Reizbarkeit der gesamten nervösen Apparate, die je nach den individuellen Verhältnissen einmal mehr das animale, ein andermal mehr das vegetative Nervensystem betrifft, einmal mehr das sympathische, ein anderes Mal mehr das parasympathische, einmal diesen, ein andermal jenen Abschnitt der beiden vegetativen Systeme und schließlich einmal mehr die efferenten motorisch-sekretorischen Apparate zentral oder peripher, ein andermal mehr die afferenten, rezeptorischen oder endlich die trophischen Anteile des Systems bevorzugt. Eine strenge Differenzierung ist hier wohl nur selten möglich, von einem Gegensatz, einem wechselseitigen Sich-Ausschließen der einzelnen Formen kann unter keinen Umständen die Rede sein, immer bleibt das alle die genannten Varianten einigende Band die Übererregbarkeit oder, wie wir einer althergebrachten richtigen Auffassung folgend sagen dürfen, die „reizbare Schwäche" des gesamten Nervensystems. Ererbte Organschwäche[1]) (z. B. des Herzens, des Magen-Darmtrakts usw.), Rassen- und Stammeseigentümlichkeiten, Lebensalter (Pubertät, Klimakterium), konditionelle Momente wie Beruf und Beschäftigung (geistige Überarbeitung z. B.) oder überstandene und latente organische Erkrankungen (z. B. tuberkulöse Lungenspitzenaffektion, Ulcus ventriculi, Herzklappenfehler usw.) determinieren einerseits den Spezialtypus der neuropathischen Konstitutionsanomalie, andererseits die Art und Form einer auf diesem konstitutionellen Terrain durch äußere Umstände hervorgerufenen oder spontan entstandenen funktionellen Nervenerkrankung (Neurasthenie, Hysterie, Organneurosen).

---

[1]) Vgl. die folgende Vorlesung.

Neuropath ist der konstitutionell Anomale, gleichviel ob er krank ist oder sein Leben lang gesund bleibt. Neurastheniker ist derjenige Neuropath, der sich krank fühlt. Der Neuropath verhält sich zum Neurastheniker wie der Engbrüstige zum Schwindsüchtigen.

Steigerung der tiefen Reflexe, Herabsetzung oder sonstige Anomalien der Schleimhaut- und Hautreflexe, erhöhte Ansprechbarkeit des Vagus und Sympathikus auf direkte mechanische, reflektorische und pharmakodynamische Reize, also vor allem auch erhöhte Erregbarkeit der Vasomotoren und Labilität des Herzrhythmus sind die wertvollsten objektiven Hilfsmittel zur Agnoszierung der neuropathischen Konstitution. Für den Erfahrenen ist sie allerdings meist schon aus dem Gesamteindruck der Persönlichkeit, aus dem unruhigen, inadäquat affektgeleiteten, wenig objektiven Wesen zu erkennen. Die Kenntnis und richtige Einschätzung der neuropsychopathischen Konstitution ist klinisch von der allergrößten Wichtigkeit.

Ein überaus großer Teil aller Hilfe suchenden Kranken hat unter den direkten Folgeerscheinungen dieser Konstitutionsanomalie zu leiden, bei einem noch größeren wird die Symptomatologie anderweitiger krankhafter Prozesse durch diese Konstitutionsanomalie beeinflußt und umgestaltet. Wenn ein Mensch mit einer kompensierten Mitralinsuffizienz über Herzklopfen klagt, so beruht die Annahme eines unmittelbaren Kausalnexus nicht selten auf einem Kurzschluß; nicht der kompensierte Klappendefekt, sondern eine gleichzeitig vorhandene Übererregbarkeit des Herznervensystems und eine Herabsetzung der Reizschwelle für die spezifische Empfindung des Herzklopfens pflegt in derartigen Fällen die Ursache der Beschwerden zu sein. Sehen wir doch oft genug inkompensierte Herzklappenfehler mit dilatiertem Herzmuskel und schwerer Arhythmie, die über alles andere, nur nicht über Herzklopfen klagen. Menschen mit Achlorhydrie des Magens, mit Gastroptose, Atonie des Magens oder der Därme, mit hochgradiger Coloptose oder allerhand anderen objektiven Befunden im Bereiche ihrer Abdominalorgane leiden in der Regel gar nicht durch die unmittelbaren Konsequenzen dieser Anomalien, sondern meist durch ihre neuropsychopathische Konstitution, welche in entsprechender Wechselwirkung mit der betreffenden Organanomalie das ebenso charakteristische als wechselvolle Krankheitsbild der nervösen, psychogenen Dyspepsie entstehen läßt. Die in solchen Fällen immer wiederkehrende Klage über hartnäckige Appetitlosigkeit scheint mir die neuropsychogene Natur solcher Dyspepsien besonders eklatant zu erweisen und als führendes Symptom die Diagnose zu fördern.

Die intellektuellen Plusvarianten, vor allem aber Künstler zeigen meistens die Zeichen neuropsychopathischer Konstitution. Schließlich darf nicht unerwähnt bleiben, daß auch die die Neuropathie charakterisierende reizbare Schwäche des Nervensystems nicht immer nur Ausdruck einer Konstitutionsanomalie sein muß, daß sie vielmehr auch durch konditionelle Momente wie schwere psychische und physische Traumen oder langdauernde erschöpfende Erkrankungen, allerdings vorübergehend, erworben werden kann.

Arthritismus (Herpetismus). Als Arthritismus oder Herpetismus — die Engländer sagen auch Lithämie — bezeichnen französische Autoren jene vererbbare Körperverfassung, welche man offenkundig zur Erklärung der unbestreitbaren Tatsache supponieren muß, daß gewisse Erkrankungen wie Gicht, Fettsucht, Diabetes, Konkrementbildung in Gallen- und Harnwegen, prämature Atherosklerose, Rheumatismus, Neuralgien, Migräne, Asthma bronchiale, Ekzeme und andere Dermatosen einerseits bei ein und demselben Individuum mit einer gewissen Vorliebe in variabler Kombination simultan oder sukzessiv auftreten und andererseits in mannigfacher Verteilung und Gruppierung die verschiedenen Mitglieder einer Familie heimzusuchen pflegen (Bazin, Lanceraux, Bouchard u. a.). Individuen von arthritischer Konstitution bieten von einem gewissen Alter ab in der Mehrzahl der Fälle einen Habitus dar, der gewissermaßen dem asthenischen entgegengesetzt ist. Sie sind vierschrötig, fettleibig, haben einen kurzen, dicken Hals, einen kurzen, gewölbten und breiten Brustkorb, eine kräftige und eher hypertonische Muskulatur (vgl. Abb. 56). Nach dem Gesagten ist übrigens schon ersichtlich, daß der Gegensatz zwischen Arthritismus und Asthenie sich nicht nur auf die Morphologie des Körpers, insbesondere den Habitus, sondern vor allem auch auf die Morbidität erstreckt.

Für den Arthritismus wurde zuerst der Ausdruck „diathèse fibreuse" geprägt, ein Begriff, der, wie wir sahen, ebenso für den Lymphatismus

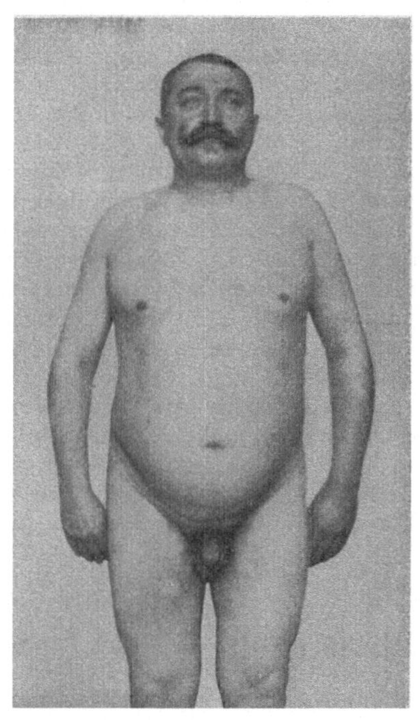

Abb. 56. Arthritischer Habitus.

Geltung hat. Die Grundlage der arthritischen Diathese suchte man aber in primären Anomalien des Stoffwechsels, in einer allgemeinen Retardation der Assimilations- und Dissimilationsprozesse, in einer „Bradytrophie" der Gewebe (Bouchard), und mit dem Aufblühen der Lehre von der inneren Sekretion glaubte man auch den zellulären Ursprung dieser Stoffwechselanomalie erkannt zu haben und supponierte eine konstitutionelle Insuffizienz der Schilddrüse oder aber pluriglanduläre Anomalien. In Wirklichkeit handelt es sich wohl um einen Komplex korrelierter pathologischer Erbanlagen mit zum Teil ausgesprochener Abhängigkeit ihrer phänotypischen Manifestation von äußeren Einflüssen. Wir bezeichneten ja oben den Arthritismus als eine vererbbare Körperverfassung, um damit zum Ausdruck zu bringen,

daß auch konditionellen Momenten, vor allem übermäßiger und fleisch-
reicher Nahrung neben der konstitutionellen Veranlagung eine ursächliche Bedeutung zugesprochen wird.

Nach dem, was wir über Konstitution und Vererbung in den früheren
Vorlesungen gehört haben, ist es nur selbstverständlich, daß auch die
mehr oder weniger präzise umgrenzten Typen anomaler universeller
Körperkonstitution bei mehreren Mitgliedern einer Familie durch mehrere
Generationen hindurch zum Vorschein zu kommen pflegen. Über familiär-
hereditäres Vorkommen von Status thymolymphaticus ist mehrfach
berichtet worden, für die Aufstellung des Arthritismus war die Heredität sogar das Hauptkriterium und die Vererbbarkeit der Neuropathie, der asthenischen Konstitution, der exsudativen Diathese usw.
läßt sich durch die tägliche ärztliche Erfahrung ohne weiteres feststellen.

So bestimmt denn die Zugehörigkeit eines Individuums zu einem
oder mehreren der angeführten Gruppenkreise anomaler Körperverfassung bis zu einem gewissen Grade seine Morbidität, sie lenkt die
im Anschluß an äußere krankmachende Einflüsse oder auch selbsttätig sich entwickelnden krankhaften Vorgänge nach einer mehr oder
minder bestimmten Richtung. Doch sind das meist nur gewisse allgemeine Richtlinien der Morbidität, während deren speziellere Form
determiniert wird durch die individuelle Konstellation und Wertigkeit der Organe. Das Prinzip des Locus minoris resistentiae auf Grund
einer konditionellen Schädigung oder einer konstitutionell minderwertigen Beschaffenheit eines Organs oder Organsystems (Martius,
A. Adler) ist es, welches die Pathogenese, die Entstehung und das
Formenbild der Krankheiten in außerordentlichem Maße beherrscht.

Elfte Vorlesung.

Die partiellen konstitutionellen Minderwertigkeiten.

M. H.! Wir haben früher auseinandergesetzt, daß Individuen, die
Träger eines Status degenerativus in irgendeiner seiner Erscheinungsformen darstellen, im allgemeinen als biologisch minderwertig anzusehen sind. „Im allgemeinen" deshalb, weil es sich wie so oft um eine
statistische Gesetzmäßigkeit handelt, also um eine solche, die für eine
entsprechend große Zahl von Fällen im Durchschnitte Geltung hat,
keineswegs aber für den Einzelfall bindend ist; sie bestimmt also die
Größe der Wahrscheinlichkeit, mit der wir auf eine biologische Minderwertigkeit bei einem Individuum schließen können. Der Ausdruck
„biologische Minderwertigkeit" ist dahin zu verstehen, daß solche Individuen im natürlichen Kampfe ums Dasein ceteris paribus und ohne
Eingreifen der der natürlichen Selektion entgegenwirkenden und sie
paralysierenden Einflüsse der Kultur schlechter ausgerüstet, weniger
widerstandsfähig sind als andere. Der Status degenerativus beeinflußt,
wie wir gehört haben, die Morbidität; ausschließlich oder vorwiegend
aus endogenen Bedingungen hervorgehende Erkrankungsformen sind

bei Trägern eines Status degenerativus mit besonderer Häufigkeit anzutreffen, der Verlauf verschiedener Krankheiten ist bei solchen Individuen oft schwerer, ungewöhnliche Komplikationen sind häufiger. Eine bestimmte Richtung ist aber der Morbidität durch den bloßen Status degenerativus nicht gewiesen. Nur jene allgemeinere Orientierung der Krankheitsbereitschaft, wie wir sie in der letzten Vorlesung kennen gelernt haben, wird durch die Haupttypen des Status degenerativus, durch den Status thymolymphaticus und hypoplasticus, die Asthenie, den Arthritismus, die exsudative Diathese, die Neuropathie vorgezeichnet.

Nun gibt es aber auch Fälle, wo wir die biologische Minderwertigkeit mehr oder minder beschränkt finden auf einzelne Teile des Organismus und es ist einleuchtend, daß durch eine solche partielle Minderwertigkeit auch die allgemeine Krankheitsdisposition eine bestimmtere Richtung erhält. Eine solche konstitutionelle partielle Minderwertigkeit kann betreffen:

1. eine Körperhälfte,
2. die Abkömmlinge eines Keimblattes bzw. bestimmte Gewebe,
3. bestimmte Organsysteme, Organe oder Organteile,
4. bestimmte Funktionen des Organismus bzw. alle an einer einheitlichen Funktion beteiligten, in bezug auf diese Funktion synergischen Zellkomplexe.

1. Die uns von der Natur gelieferten Beweise für das Vorkommen einer Halbseitenminderwertigkeit sind außerordentlich selten. Jens Paulsen[1]) erwähnt einen Soldaten, bei dem die linke Gesichtshälfte kleiner ist als die rechte. Der Augenspiegel zeigt, daß die Netzhautgefäße links schwächer sind und die Pigmentierung des Augenhintergrundes links geringer ist als rechts. Zugleich ist der linke Hoden mangelhaft entwickelt. In Fällen von einseitiger Aplasie der Gaumentonsille wurde sonderbarerweise der gleichzeitige Defekt des Hodens der betreffenden Seite beobachtet. Sehr schön demonstriert eine von H. Benedikt[2]) mitgeteilte Beobachtung die konstitutionelle Minderwertigkeit der rechten Körperhälfte. Ein Mensch mit einem angeborenen kolossalen vaskulären Naevus am rechten Arm und einem ebensolchen an der rechten Brustseite bekommt eine postdiphtherische Spätlähmung der ganzen rechten oberen Extremität. Die Mutter hatte statt der rechten Ohrmuschel ein kleines verbildetes Rudiment, hatte ferner eine rechtsseitige periphere Fazialislähmung, sah am rechten Auge schlechter und trug den gleichen großen Naevus rechts an Brust und Arm. Ein Bruder hatte infolge von Rachischisis einen rechtsseitigen Klumpfuß, die Großmutter eine Gesichtsasymmetrie durch schlechtere Innervation des rechten Fazialis. Anders[3]) teilte den Befund eines

---

[1]) J. Paulsen: Die Pigmentarmut der nordischen Rasse, eine konstitutionelle Abartung infolge Domestikation. Korrespond. d. Deutsch. Ges. f. Anthropol., Ethnolog. u. Urgesch. Bd. 49, S. 12. 1918.

[2]) H. Benedikt: Heredodegeneration und postdiphtherische Lähmung. Deutsche Zeitschr. f. Nervenheilk. Bd., 46, S. 492. 1913.

[3]) H. Anders: Über einen Fall von ausgedehnter zerebraler Varizenbildung. Beitr. z. pathol. Anat. u. z. allg. Pathol. Bd. 64, S. 540. 1918.

25 jährigen, vorher vollkommen gesunden Mannes mit, bei welchem plötzlich eine tödliche Hirnblutung aus einem der ausgedehnten, lediglich die Venen der linken Hirnhälfte betreffenden Varices erfolgt war. Die konstitutionelle Minderwertigkeit der Venen der linken Hirnhälfte kam nebenbei noch darin zum Ausdruck, daß nur auf der linken Seite eine gleichfalls varikös entartete Vena ophthalmomeningea sowie gleichfalls nur links ein sog. Sinus pericranii vorhanden war. Sowohl die Vena ophthalmomeningea wie der Sinus pericranii, d. i. ein blutführender Hohlraum über dem Schädelknochen und unter den Weichteilen, der durch Knochenlücken mit den Gehirnsinus in Verbindung steht, stellen morphologische Konstitutionsanomalien dar. Zu den Halbseitenminderwertigkeiten ist auch die konstitutionelle, anscheinend dominant vererbbare Heterochromie der Iris, d. h. die ungleiche Färbung der beiden Regenbogenhäute zu zählen. Nun ist es ein regelmäßiges Vorkommnis, daß das hellere Auge von einer schleichend verlaufenden eigenartigen Iridozyklitis mit Linsen- und Glaskörpertrübung befallen wird. Bei Katzen, wo Heterochromie der Iris weitergezüchtet werden kann, soll auf der Seite des helleren Auges regelmäßig Taubheit bestehen. Dem analog beobachtete Zaniboni[1]) auch am Menschen einen Fall, der neben der Zyklitis und Katarakt des helleren Auges eine labyrinthäre Schwerhörigkeit auf dem Ohre der gleichen Seite aufwies. Schließlich gehören noch gewisse Fälle von partiellem Riesenwuchs hierher, die entweder eine ganze Körperhälfte, eine Gesichtshälfte oder auch bloß einzelne Extremitäten oder deren Teile betreffen.

Derartige Fälle konstitutioneller halbseitiger Minderwertigkeit sind auf Grund unserer heutigen biologischen Kenntnisse nicht unverständlich. Roux hat ja gezeigt, daß die beiden Körperhälften aus den beiden ersten Furchungszellen der befruchteten Eizelle hervorgehen, derart, daß die eine die rechte, die andere die linke Körperhälfte entstehen läßt. Durch die erste Furchungsebene wird also die Medianebene des Embryo bestimmt. Nach Abtötung des einen halben Blastomers konnte Roux, allerdings an niederen Tieren, einen halben Embryo sich entwickeln sehen, der nur die eine, rechte oder linke Körperhälfte aufwies, der nur ein halbes Nervensystem, bestehend aus einem Medullarwulst, einen halben Urdarm, nur eine Ohrblase usw. besaß. Man kann sich also sehr wohl vorstellen, daß Anomalien, welche nur die eine der beiden ersten Furchungszellen betreffen, zu Anomalien bloß der einen Körperhälfte in mehr oder minder ausgedehntem Maße führen können.

Wir erinnern uns hierbei an die schon S. 151 erwähnten Fälle von Halbseitenzwittertum (Lateralhermaphroditismus) bei niederen Tieren, wo die eine Körperhälfte männliche, die andere weibliche Geschlechtsmerkmale aufweist und die zytologische Untersuchung eine entsprechende Seitendifferenz in der Chromosomenverteilung erkennen läßt. Wir erinnern uns an die Beobachtungen von Bridges über „nondisjunction", über das Hängenbleiben von Chromosomen und werden

---

[1]) Zaniboni: Ärztl. Verein in Brünn. 23. Febr. 1920. Wien. klin. Wochenschr. 1920. Nr. 41. S. 916.

uns vorstellen können, daß derlei Anomalien der ersten Zellteilungen der befruchteten Eizelle solche Halbseitenminderwertigkeiten zu verursachen vermögen. Allerdings, die Vorstellung, daß diese Anomalien der Zellteilung ohne äußere Einflüsse aus einer inneren Ursache, ja auf Grund einer bestimmten Erbanlage erfolgen sollen, übersteigt beinahe unser Fassungsvermögen! Und dennoch dürfte es so sein, denn auch mit der Vorstellung, daß eine Erbanlage das Auseinanderweichen und die Separation der ersten beiden Blastomeren und damit die Entstehung eineiiger Zwillinge bedingt, müssen wir uns abfinden [1]). Die Natur ist immer noch viel grandioser und bewunderungswerter, als wir es uns vorstellen können.

2. Die partielle konstitutionelle Minderwertigkeit kann die Abkömmlinge eines Keimblattes oder aber bestimmte Gewebsarten mehr oder minder isoliert betreffen. Ein charakteristisches Beispiel dieser Art ist die Recklinghausensche Neurofibromatose und die sog. tuberöse Sklerose. Diese beiden Erkrankungen sind nach unseren heutigen Anschauungen prinzipiell identisch und nur durch die Lokalisation des krankhaften Geschehens voneinander verschieden. Es sind auf kongenitaler, konstitutioneller Entwicklungsstörung beruhende Systemerkrankungen der noch undifferenzierten nervösen Mutterzellen, der Neuroepithelzellen, die je nach der Stelle, an welcher sie zu proliferieren beginnen, je nach der Lokalisation im zentralen, peripheren oder sympathischen Nervensystem das Bild der tuberösen Sklerose oder Recklinghausenschen Neurofibromatosis oder schließlich eine Kombination beider entstehen läßt. Nicht selten ist die Abartung allerdings nicht elektiv auf die eine Gewebsart, die undifferenzierten Neuroepithelzellen, beschränkt, sondern betrifft auch andere Abkömmlinge des äußeren Keimblattes (Adenoma sebaceum, Pigmentnaevi der Haut) aber auch des mittleren Keimblattes (tumorartige Bildungen an Herz und Nieren, verschiedenartige Entwicklungshemmungen). Die genotypische Anomalie des äußeren Keimblattes kann an verschiedenen Individuen einer Familie auch dissoziiert in Erscheinung treten, wie beispielsweise in einer von Schuster beobachteten Familie, in der multiple Naevusbildungen, Adenoma sebaceum und tuberöse Hirnsklerose bei verschiedenen Mitgliedern der Familie alternierten oder aber kombiniert vorkamen. Übrigens sind die Beziehungen zwischen dem Adenoma sebaceum, einer oft familiären, ektodermalen naevusartigen Bildungsanomalie der Talgdrüsen und geistiger Minderwertigkeit, insbesondere Epilepsie, also gleichfalls einer ektodermalen Anomalie nur in einem anderen Abkömmling des äußeren Keimblattes, bekannt.

Eine ausgebreitete genotypische ektodermale Hemmungsbildung stellen die seltenen heredo-familiären Fälle von kombinierten Entwicklungsdefekten der Schweiß- und Talgdrüsen, der Haare und Zähne dar. Dazu kommen auch noch psychische Defekte, meistens

---

[1]) Vgl. S. 128.

allerdings auch noch anderweitige degenerative Stigmen[1]). Die familiäre amaurotische Idiotie (Tay-Sachs), eine das Zentralnervensystem und die Netzhaut betreffende Konstitutionsanomalie gehört gleichfalls hierher, ebenso als mesodermale Minderwertigkeit die bekannt häufige Kombination von Entwicklungsstörungen im Bereiche der Harn- und Geschlechtsorgane.

Es gibt eine seltene Form chronisch progredienter Gelenkserkrankung, die mit generalisierten Lymphdrüsenschwellungen und Milztumor einhergeht, das sog. Still-Chauffardsche Syndrom. In diesem Krankheitsbilde kann ausnahmsweise die Synovia der Gelenke intakt und ihre Beteiligung substituiert sein durch jene der Sehnenscheiden und Schleimbeutel, mitunter sind auch die serösen Membranen ergriffen. Ich habe gezeigt, wie dieses Syndrom offenbar durch recht verschiedene bakterielle Erreger hervorgerufen werden kann und nur auf Grund einer besonderen konstitutionellen Minderwertigkeit der betreffenden Gewebsteile zur Entwicklung kommt. Diese genotypische Minderwertigkeit der verschiedenen mesodermalen Gebilde stellt die obligate Bedingung in der Ätiologie der Erkrankung dar[2]).

Pfaundler hat beim Lymphatismus eine systematische Minderwertigkeit sämtlicher Mesenchymderivate angenommen und Bindegewebe, Gefäßsystem, lymphatisches Gewebe und glatte Muskulatur für konstitutionell abnorm reizbar und abnutzbar erklärt. Eine auch anatomisch-histologische Begründung erfuhr die Annahme der systematischen konstitutionellen Minderwertigkeit aller Grundsubstanz liefernden Zellelemente der mesenchymalen Stützgewebe in einem im Aschoffschen Institute untersuchten Falle von sog. Osteogenesis imperfecta[3]). Die Osteoblasten sind bei der Osteogenesis imperfecta ihrer Aufgabe nicht gewachsen und vermögen nur mangelhaft Knochengrundsubstanz zu produzieren, aber auch die ihnen genetisch vollkommen entsprechenden Odontoblasten konnten sich in dem beschriebenen Falle nicht in der gewöhnlichen Weise anordnen und Grundsubstanz produzieren; die Fibroblasten dokumentierten ihre Unfähigkeit in normaler Weise Fibrillen zu bilden dadurch, daß das Bindegewebe durchwegs zellreicher und von krausfaseriger Beschaffenheit war, und die Chondroblasten zeigten ihre konstitutionelle Minderwertigkeit in der Weise, daß die Knorpelzellen eine spindelige Form aufwiesen und keine richtigen Knorpelkapseln hervorbrachten. Selbstverständlich braucht eine derartige konstitutionelle Minderwertigkeit nicht in allen Fällen dieses Leidens bloß das eine Gewebe oder die ihrem embryonalen Ursprung nach nahe verwandten Gewebe allein zu betreffen, es können

---

[1]) Vgl. J. Strandberg: A contribution to the question on the malformations of the ectoderm due to arrested development. Arkiv för inre Medicin. Vol. 51, p. 1. 1918.

[2]) Vgl. J. Bauer: Konstitutionelle Disposition. l. c.

[3]) H. K. Bauer: Über Osteogenesis imperfecta. Deutsche Zeitschr. f. Chir. Bd. 154, S. 166. 1920. Über Identität und Wesen der sog. Osteopsathyrosis idiopathica und Osteogenesis imperfecta. Deutsche Zeitschr. f. Chir. Bd. 160, S. 289. 1920.

sich die verschiedensten degenerativen Anomalien zu den für die Krankheit typischen und obligaten hinzugesellen, es kann Idiotie, Wolfsrachen, Nierendystopie u. v. a. als akzidentelle Konstitutionsanomalie hinzutreten. Die die Krankheit charakterisierende Konstitutionsanomalie bleibt aber bei der Osteogenesis imperfecta oder Osteopsathyrosis idiopathica stets die Dysplasie, die konstitutionelle Insuffizienz der knochenbildenden Mutterzellen, der Osteoblasten. Eine charakteristische Gruppe von exquisit heredo-familiären Fällen dieser Art idiopathischer Knochenbrüchigkeit weist eine eigentümlich blaue Sklera infolge von Verminderung ihrer Stützfasern auf, also eine typische Kombination anomaler Anlage des Knochengewebes und zum mindesten eines Teiles des Bindegewebes. Auch in solchen Fällen können anderweitige, zum Teil gleichfalls in der betreffenden Familie typisch wiederkehrende Anomalien wie Hämophilie, angeborener Herzfehler, Otosklerose, progressive labyrinthäre Schwerhörigkeit u. a. hinzutreten[1]).

Eine konstitutionell abnorme Beschaffenheit des gesamten Bindegewebes wurde von Rößle[2]) in den Vordergrund der Geschwulstdisposition gestellt. Während der Organentwicklung würde eine solche abnormale Beschaffenheit des Bindegewebes zu Anomalien in der Oberflächengestaltung der Organe, zu abnormer Lappung an Lungen, Leber, Milz, Nieren, sie würde im Gewebe zu falschen Mischungen, Lücken- und Haufenbildungen und „illegalen Zellverbindungen" führen, wie sie in Fibromen, Zysten, Divertikeln, Lücken der Herzklappen, aus der Kammerscheidewand heraustretenden Sehnenfäden, in der Neigung zu Hernien, abnormen Gekrösebildungen, Varizen an Lymph- und Blutgefäßen u. dgl. zum Ausdruck kommen, welche das konstitutionelle Terrain der Geschwulstträger regelmäßig charakterisieren. Im Alter würde die Anomalie des Bindegewebes infolge von atrophischen und sonstigen Veränderungen Entlastungswucherungen anderer Gewebe und damit Tumorbildung auslösen können. Mangelhafte Anlage des Bindegewebes wurde übrigens auch zur Erklärung der Genese gewisser Fälle von Lipomatosis dolorosa angenommen und mit dem Hinweis auf schlaffe Bauchdecken, hochgradigen Nabelbruch, Varizen und Plattfüße zu begründen versucht. Selbst eine konstitutionelle Minderwertigkeit des elastischen Gewebes hat man in gewissen Fällen annehmen zu müssen geglaubt.

3. Die partielle konstitutionelle Minderwertigkeit kann aber vor allem elektiv ein bestimmtes Organsystem, Organ oder einen Organteil betreffen. Wir können in diesen Fällen von konstitutioneller Organminderwertigkeit im Sinne von Martius und A. Adler sprechen. Wir sind diesem für die Pathologie sehr wichtigen Begriff schon in der ersten Vorlesung begegnet und haben dort an der Hand des Beispieles vom Ulcus pepticum in seiner Beziehung zum Magenkrebs der Aszendenz dargelegt, daß wir mit dem Ausdruck Organminder-

---

[1]) Vgl. J. Bauer: Konstitutionelle Disposition. l. c.

[2]) R. Rößle: Multiple Tumoren und ihre Bedeutung für die Frage der konstitutionellen Entstehungsbedingungen der Geschwülste. Zeitschr. f. angew. Anat. u. Konstitutionslehre. Bd. 5, S. 127. 1919.

wertigkeit jenen Zustand eines Organs bezeichnen, der es zu einem Locus minoris resistentiae einerseits unter den übrigen normalen Organen desselben Individuums, andererseits mit Bezug auf das gleiche, normal konstituierte Organ anderer Individuen stempelt. Daß das Organ einen solchen Locus minoris resistentiae darstellt, müssen wir aus seiner besonderen Krankheitsbereitschaft, aus seiner geringen Widerstandsfähigkeit gegenüber verschiedenen äußeren Schädigungen, ja eventuell gegenüber der in der gesteigerten oder selbst normalen Arbeitsweise gelegenen Abnützung a posteriori erschließen. Dabei ist es gleichgültig, ob die Organminderwertigkeit, abgesehen von der besonderen Krankheitsdisposition auch noch in morphologischen oder funktionellen Anomalien der Partialkonstitution dieses Organs zum Ausdruck kommt oder nicht. Nach allem, was wir bisher gehört und namentlich über die Bedeutung der Abartungszeichen gesagt haben, werden wir allerdings erwarten dürfen, daß sich eine Organminderwertigkeit relativ häufig in solchen degenerativen Anomalien kundgibt und können auch tatsächlich beobachten, daß ein Organ, welches durch seine Morbidität unzweifelhaft seine Minderwertigkeit dokumentiert, sehr häufig derartige degenerative Stigmen aufweist.

Daß auch konditionelle Schädigungen, wie Traumen, vorangegangene anderweitige Erkrankungen u. dgl. ein Organ vorübergehend oder dauernd zu einem Locus minoris resistentiae machen können, ist ja bekannt. Ich erinnere nur an die Bedeutung dieses Prinzips für die Lokalisation der Tuberkulose. Tierversuche und klinische Beobachtungen lehrten immer wieder, daß sich die Kochschen Bazillen in vorher geschädigten Organen mit besonderer Vorliebe ansiedeln. Matthes machte darauf aufmerksam, daß sich posttyphöse Entzündungen oder Eiterungen besonders gern in vorher geschädigten oder sonst veränderten Geweben lokalisieren. Viele Erkrankungen, deren Ätiologie auf ein weit zurückliegendes Trauma zurückgeführt werden, gehören hierher. Was aber Trauma oder sonstige erworbene Schädigungen, das vermag auch eine in der Erbanlage begründete stiefmütterliche Ausstattung eines Organs, also eine konstitutionelle Organminderwertigkeit, ob sie nun auch sonst morphologisch oder funktionell erkennbar ist oder ob sie sich nur in der besonderen Krankheitsdisposition allgemeiner oder spezieller Natur kundgibt. Welches der tiefere Grund dieser konstitutionellen Organminderwertigkeit ist, warum das betreffende Organ für den Kampf ums Dasein weniger gut gewappnet ist, entzieht sich in der Regel, wenn auch nicht immer, unserer Beurteilung, der aus der klinischen Beobachtung abstrahierte Begriff der Organminderwertigkeit ist aber dessenungeachtet eine notwendige Fiktion, so gut wie etwa der Begriff der Erbanlage oder der Begriff des Elektron.

Kehren wir nochmals zu dem Ulcusbeispiel zurück, um zu sehen, ob wir nicht doch Anhaltspunkte gewinnen können, die uns in das Wesen der konstitutionellen Minderwertigkeit des Magens Einblick gewähren würden. Es ist wiederholt beobachtet worden, daß sich in persistierenden Meckelschen Divertikeln typische peptische Geschwüre ganz von der Art der Magen- oder Duodenalgeschwüre entwickelt haben, und man hat festgestellt, daß sich in solchen Fällen versprengte Inseln von Magenschleimhaut in den Divertikeln vorfinden, welche zu dieser Geschwürsbildung Veranlassung geben. Es ist einleuchtend, daß ein solches dystopisches, durch einen Entwicklungsfehler verlagertes Stück Magenschleimhaut, selbst wenn es histologisch gar nicht von einer normalen Magenschleimhaut zu unterscheiden ist, biologisch nicht als vollwertig angesehen werden kann, und wir werden uns nicht wundern, wenn diese Minderwertigkeit die Ursache einer Ulcusbildung wird, so wie etwa anderwärts versprengte Keime zur Bildung von Geschwülsten Veranlassung geben. Das dystopische Stück Magenschleimhaut ist eben biologisch minderwertig, auch wenn wir ihm die Minderwertigkeit strukturell nicht anmerken und sie nur aus dem allgemeinen Zusammenhang entnehmen. Nun hat man auch in der Magenschleimhaut gewisser normaler Menschen atypische Zellinseln gefunden, die den Charakter der Darmschleimhaut an sich tragen und von einer Reihe von Autoren als der Ausgangspunkt von Geschwürsbildungen angesehen werden. Das wäre gewiß eine interessante konstitutionelle Grundlage für die von uns erwiesenen Beziehungen zwischen Ulcus der Kinder und Magenkrebs der Eltern bzw. für die daraus erschlossene Organminderwertigkeit des Magens.

Die Art und Form, in welcher sich eine genotypische Organminderwertigkeit als konstitutionelle Disposition an der Pathogenese einer Krankheit beteiligt, kann verschieden sein. Zunächst einmal kann die Organminderwertigkeit, die Lebensschwäche eine derartige sein, daß Schädigungen und Einflüsse aller Art, welche an sich, d. h. für das Mittelmaß an Widerstandsfähigkeit durchaus belanglos sind, in diesen Fällen eine progrediente anatomische Degeneration des betreffenden Parenchyms auslösen. Dieses Prinzip der sog. Abiotrophie oder der abiotrophischen Erkrankungen, welches von Gowers zunächst nur für die heredo-degenerativen Systemerkrankungen der nervösen Zentralorgane angenommen worden war, wurde später folgerichtig auch auf andere Gewebe und Organe ausgedehnt (v. Strümpell, Martius) und dabei auf eine Bemerkung O. Rosenbachs zurückgegriffen, „daß es angeborene embryonale Defekte gibt, bei deren Bestehen die normale Funktion schon eine Schädigung bedeute". Martius bezeichnet die in Rede stehenden Konstitutionsanomalien als „normale Bildungen mit einem Minus von Lebensenergie". Zu den abiotrophischen Erkrankungen wären außer den nervösen Systemerkrankungen zu zählen gewisse Fälle von Schrumpfniere, Diabetes mellitus, Myxödem, Arthritis deformans, Starbildung, progressiver labyrinthärer Schwerhörigkeit u. a. Rufen wir das ins Gedächtnis zurück, was wir früher über die involutiven Konstitutionsanomalien und über den Begriff der hypoplastischen Konstitution gesagt haben, erinnern wir uns dessen, daß einerseits die langsam progrediente Atrophie des spezifisch differenzierten Parenchyms zu den normalen Vorgängen des Alterns, daß andererseits die gesteigerte Tendenz zu dieser Atrophie mit gleichzeitiger Neigung zu bindegewebigem Ersatz der parenchymatösen Teile zu den Merkmalen der hypoplastischen Konstitution gehört, so werden wir ohne weiteres verstehen, daß quantitativen Abstufungen der Konstitutionsanomalie eine Reihe krankhafter Zustände entspricht, welche dort beginnt, wo die Konstitutionsanomalie allein so hochgradig ist, um ohne jeden weiteren ätiologischen Faktor zu einem krankhaften Zustand zu führen, und dort aufhört, wo die Konstitutionsanomalie nichts weiter bedeutet als eine Begünstigung und Förderung der Ausbildung des krankhaften Zustandes, dessen Bedingungskomplex jedoch größtenteils auf exogenen Faktoren basiert.

Es wäre natürlich verfehlt, wollte man die abiotrophischen Erkrankungen wie z. B. manche Fälle von Amyotrophien, Schrumpfniere, Diabetes u. a. einfach als Alterserscheinungen ansehen, wie dies übrigens H. Gilford wirklich tut, denn einerseits liegen hier regressive Veränderungen vor, wie sie in dieser Intensität das normale Senium gar nie erreicht, andererseits greifen sekundär kompensatorische Prozesse, vor allem eine Proliferation des interstitiellen Gewebes ein, die dem normalen Senium fremd sind. Doch sind auch hier die Grenzen schwer zu ziehen und manchmal, wie z. B. bei gewissen Fällen von Arthritis deformans oder bei der in jüngeren Jahren auftretenden Alterskatarakt, dürfte der Begriff der anomalen senilen Involution mit demjenigen der abiotrophischen Erkrankung völlig identisch sein.

Kontinuierliche Übergänge führen von diesen abiotrophischen Erkrankungen zu denjenigen mit obligater exogener Auslösung und gleichfalls obligater konstitutioneller Disposition und schließlich jenen mit obligater exogener Auslösung aber fakultativer konstitutioneller Disposition. Ist bei den rein abiotrophischen Erkrankungen die konstitutionelle Beschaffenheit die Ursache, so ist sie bei der zweiten Gruppe die obligate Bedingung, bei der dritten die substituierbare Bedingung. Bedeutete für die abiotrophischen Erkrankungen die normale Funktion schon eine Schädigung, so wird bei Krankheitsformen der zweiten und dritten Gruppe erst die übermäßige Funktion zur Schädigung, sie kann also zu einer Bedingung der Krankheit werden und kann als solche vor allem die Lokalisation und die spezielle Form der Erkrankung neben der Konstitutionsanomalie mit bestimmen. Erkranken also beispielsweise von 100 völlig gesunden, im allgemeinen gleich alten und gleich kräftigen Soldaten unter völlig gleichen äußeren Bedingungen des Felddienstes zwei unter den Erscheinungen einer akuten Herzinsuffizienz, zwei andere unter denen einer schweren Neurasthenie, dann hatten die ersten beiden offenbar ein weniger leistungsfähiges Herz, die letzteren ein weniger leistungsfähiges Zentralnervensystem. Läßt sich für diese individuelle Minderwertigkeit eine konditionelle Ursache, etwa eine vorangegangene Schädigung des Herzens durch eine Infektionskrankheit, eine solche des Nervensystems durch Alkohol oder Syphilis usw. ausschließen, dann wird man mit Notwendigkeit auf eine konstitutionell verminderte Leistungsfähigkeit der betreffenden Organe rekurrieren und wird in dem Vorhandensein irgendwelcher degenerativer Stigmen an den betreffenden Organen und in dem Nachweis einer hereditär-familiären Organschwäche eine willkommene, aber nicht unerläßliche Stütze suchen. Die Anomalie der Partialkonstitution des betreffenden

Organs bedingte also eine individuelle Disposition zu der bestimmten Erkrankungsform funktioneller Natur.

Neben diesen konstitutionellen Anomalien der funktionellen Leistungsfähigkeit und Widerstandskraft, den „normalen Bildungen mit einem Minus von Lebensenergie" gibt es eine Gruppe, auf die wir ebenfalls schon in der ersten Vorlesung verwiesen haben, wo morphologische Konstitutionsanomalien eines Organs, Organteils oder Organsystems eine spezifische Krankheitsdisposition schaffen. Hierher gehört beispielsweise die Disposition zu Obstipation bei konstitutionell abnormer Länge des Dickdarms, hierher gehört die Disposition zur akuten Appendizitis bei anomaler Länge des Wurmfortsatzes, die Disposition zur Syringomyelie bei Anomalien des Zentralkanals und seiner Umgebung.

Schließlich kommt die viel allgemeinere und unspezifische Krankheitsbereitschaft in Betracht, welche nahezu jede konstitutionelle Abartung eines Organs mit sich bringt, insofern als das Organ entweder durch diese Abartung selbst von dem durch die phylogenetische Entwicklung allmählich zustandegekommenen Optimum der Beschaffenheit und des Korrelationsverhältnisses der Organe abweicht oder indem die betreffende erkennbare konstitutionelle Anomalie des Organs nur als konkomitierender Indikator einer wesentlicheren und tiefergreifenden aber nicht erkennbaren Abartung sich herausstellt. Diese letztere kann natürlich auch allein, ohne erkennbare Begleiterscheinungen vorliegen. Dadurch wird ein konstitutionell anomales Organ oder Organsystem ganz allgemein zum Locus minoris resistentiae, es wird unter allen Organen ceteris paribus zum optimalen Boden der Wirksamkeit einer Schädigung, es determiniert unter sonst gleichen Bedingungen die Lokalisation einer allgemein wirkenden Noxe, sei sie physikalischer, chemisch-toxischer oder infektiöser Natur, ja es bestimmt unter Umständen den Ort, an welchem sich allgemeine funktionelle Anomalien des Nervensystems manifestieren, es determiniert also die Lokalisation von Organneurosen.

Das alles gilt natürlich nur im allgemeinen und die erforderlichen Bedingungen für das Inkrafttreten dieser Gesetzmäßigkeit, das „ceteris paribus" ist naturgemäß nicht allzu häufig zu erwarten. Es darf auch nicht vergessen werden, daß manche konstitutionelle Anomalien eines Organs unbeschadet der dadurch bedingten allgemeinen Organminderwertigkeit die spezielle Disposition zu bestimmten Erkrankungen geradezu herabsetzen, also gewissermaßen einen Schutz gewähren können. Dies gilt z. B. nach v. Hansemann für die Beziehung zwischen trichterförmig, also infantil gestaltetem Wurmfortsatz und akuter Appendizitis.

Mit einer Reihe von wahllosen Beispielen aus den verschiedensten Gebieten wollen wir zunächst das hier Dargelegte, für die Pathologie so bedeutsame Prinzip der konstitutionellen Organminderwertigkeit belegen. Eine 45jährige Dame aus den besten Gesellschaftskreisen mit guter Erziehung ist seit ihrer Jugend dem Alkoholismus in schwerster Form ergeben. Ihre moralische Widerstandskraft ist so gering, daß sie, um sich das notwendige Geld zu beschaffen, Gegenstände versetzt, ja ihre Verwandten bestiehlt. Auch ihr in einer anderen Stadt lebender

Bruder ist ein schwerer Alkoholiker, eine Schwester ein schwer psychopathischer Sonderling. Die Mutter dieser Kinder starb mit 60 Jahren an einem Hirntumor. Die Mutter dieser letzteren war ein uneheliches Kind, ein bei der Gesellschaftsklasse der Familie immerhin wertvoller Hinweis auf eine gewisse moralische Hemmungslosigkeit. Es ist wohl fast zwingend, hier eine konstitutionelle Anomalie des Zentralnervensystems zu supponieren, auf deren Grundlage einerseits die funktionellen Psychopathien, andererseits die Entwicklung des Hirntumors zustande kamen. Wenn in einer Familie eine ganze Reihe von Mitgliedern, eventuell auch wiederholt, an rheumatischer Fazialislähmung erkranken oder wenn, wie in einer kürzlich von Mendel[1]) beobachteten Familie, der Vater und zwei Söhne aus ganz geringfügigen verschiedenen Anlässen eine periphere Radialislähmung bekommen, so läßt sich die Annahme einer konstitutionellen Minderwertigkeit und Vulnerabilität des Fazialis bzw. Radialis wohl kaum umgehen. Wenn Vater und Vatersbruder eines Paralytikers gleichfalls an Paralyse gelitten haben, wie in einer Beobachtung von Jakob und Kafka[2]), oder wenn sich bei zwei Geschwistern im Alter von 16 bzw. 18 Jahren eine typische juvenile Paralyse entwickelt, neben deren charakteristischem histologischen Bild sich der seltene Befund miliarer Gummen der Hirnrinde vorfindet (Grütter)[3]), so ist eben eine besondere konstitutionelle Reaktionsweise des Zentralnervensystems mit Notwendigkeit vorauszusetzen. Wassermann[4]) hob hervor, daß die Tuberkulose des Zentralnervensystems und speziell die tuberkulöse Meningitis bei Erwachsenen ganz vorwiegend beobachtet wird, wenn eine familiäre Minderwertigkeit des Zentralnervensystems vorliegt, die sich aus schweren Zerebralerkrankungen verschiedener Art bei den Aszendenten erschließen läßt.

Den Augenärzten ist, wie wir oben schon erwähnten, längst bekannt, daß bei Heterochromie der Iris das hellere Auge eine besondere Neigung zeigt an einer Iridozyklitis zu erkranken. Aber auch ohne das morphologisch erkennbare Stigma der Degeneration, die Pigmentarmut, kann die konstitutionelle Minderwertigkeit dieses Organteils zum Ausdruck kommen. Ich sah eine 48jährige Frau, die seit Jahren, und zwar seit dem Einsetzen ihres Klimakterium praecox, an einer schleichend verlaufenden, den Augenärzten ätiologisch vollkommen unklaren Iridozyklitis am linken Auge leidet; von ihren sechs Geschwistern haben noch zwei die gleiche Erkrankung am linken Auge. Fuchs erzählt von drei Geschwistern, deren zwei in frühem Kindesalter an einem Gliom der Netzhaut zugrunde gingen, während das jüngste

---

[1]) K. Mendel: Familiäre periphere Radialislähmung. Neur. Zentralbl. 1920. Nr. 2. S. 58.

[2]) A. Jakob und V. Kafka: Die atypische Paralyse. Med. Klin. 1920. Nr. 44. S. 1121.

[3]) E. Grütter: Über die Kombination von juveniler Paralyse mit miliarer Gummenbildung bei zwei Geschwistern. Zeitschr. f. d. ges. Neurol. u. Psychiatrie. Bd. 54, S. 225. 1920.

[4]) M. Wassermann: Über den vererbten Locus minoris resistentiae bei Tuberkulose. (Beitrag zur Lehre von der hereditären Belastung.) Wien. med. Presse 1904. Nr. 43, S. 2035.

vorderhand nur ein Iris- und Chorioidealkolobom als Stigma seiner Organminderwertigkeit trug. Erinnern wir uns bei dieser Gelegenheit an die oben schon erwähnte morphogenetische Korrelation bei der Entwicklung von Retina und Iris.

Wenn C. Stein[1] an der Hand sehr lehrreicher Familiengeschichten zeigen konnte, daß selbst die Entstehung einer ganz banalen Otitis media eine besondere individuelle Disposition erfordert, ihr Verlauf von einer solchen in hohem Maße abhängig ist und gar nicht selten Familien zur Beobachtung kommen, in denen Otosklerose, hereditär-degenerative Ertaubung, Taubstummheit und gehäufte, oft malign verlaufende Mittelohreiterungen bei einzelnen Familienmitgliedern alternieren, so liegt die konstitutionelle Organminderwertigkeit auf der Hand. Ich selbst kenne eine Familie, in welcher Mutter und zwei Töchter taubstumm sind, die dritte Tochter seit ihrem dritten Lebensjahre im Anschlusse an eine Scharlachotitis schwerhörig ist. In einer Beobachtung von Kay[2] handelte es sich um Taubheit dreier Geschwister infolge von kongenitaler Syphilis; bei allen dreien war der Nervus acusticus der elektive Angriffspunkt des Syphilisvirus.

A. W. Bauer[3] hat von einer gemeinsam mit mir beobachteten Familie Mitteilung gemacht, in welcher durch Generationen eine ganze Reihe von Familienmitgliedern eine totale Leukonychie, also eine Anomalie der Nagelstruktur, zugleich mit multipler Atherombildung an der Kopfhaut aufwies. Zu diesen typischen Zeichen der Organminderwertigkeit des Hautorgans gesellten sich bei den einzelnen Familienmitgliedern in wechselnder Kombination noch allerlei andere degenerative Stigmen, an der Haut vor allem Rutilismus und Epheliden.

Eine klassische Beobachtung, die eine konstitutionelle Minderwertigkeit des Skelettsystems erweist, stammt von Ransohoff[4]. Eine Frau von 68 Jahren stirbt an einem Sarkom des Femur. Der eine ihrer Söhne stirbt mit 48 Jahren gleichfalls an einem Sarkom des Oberschenkelhalses, bei dem zweiten Sohn entwickelt sich seit dem 50. Jahr eine typische Pagetsche Ostitis deformans bis zu einem Grade, daß ihm das Gehen völlig unmöglich wird. Zwei Schwestern dieser beiden sind gesund. Eine Tochter des letzterwähnten Patienten mit Pagetscher Krankheit bekommt hingegen im Alter von 6 Monaten eine spontan entstandene Fraktur der linken Tibia, worauf das Wachstum des ganzen linken Beines stark zurückbleibt. Wenn, wie ich das gelegentlich an der Klinik Widal in Paris gesehen habe, ein Individuum, das schon Jahre zuvor eine rheumatische Polyarthritis überstanden hat, im Laufe

---

[1] C. Stein: Gehörorgan und Konstitution. Zeitschr. f. Ohrenheilk. Bd. 76, S. 66. 1917. — Beitr. z. klin. Konstitutionspathol. IV. Über konstitutionelle Minderwertigkeit des Gehörorganes. Zeitschr. f. angew. Anat. u. Konstitutionslehre. Bd. 4, S. 297. 1919.

[2] M. B. Kay: Journ. of amer. med. assoc. Vol. 74, Nr. 17. 1920. (Ref. Münch. med. Wochenschr. 1920. Nr. 35, S. 1025.)

[3] A. W. Bauer: Beiträge zur klinischen Konstitutionspathologie. V. Heredofamiliäre Leukonychie und multiple Atherombildung der Kopfhaut. Zeitschr. f. angew. Anat. u. Konstitutionslehre. Bd. 5, S. 47. 1919.

[4] J. Ransohoff: Journ. of the amer. med. associat. Vol. 62, I. p. 448. 1914.

einer Typhusinfektion unter dem seltenen Bilde des Arthrotyphus erkrankt, so liegt die Annahme einer elektiven Organminderwertigkeit auf der Hand.

Endokarditische Herzklappenfehler kommen nicht selten in gewissen Familien gehäuft vor, gelegentlich alternieren sie mit angeborenen Entwicklungsdefekten des Herzens und der Gefäße bei den Angehörigen einer Familie. Hirnblutungen oder Angina pectoris durch prämature Arteriosklerose treffen nicht selten mehrere Geschwister oder Vater und Söhne im selben Alter.

Das heredo-familiäre Auftreten von Nephropathien (Nephritis, Nephrosen, Nephrosklerosen) ist weit häufiger, als im allgemeinen angenommen wird. Jeder Arzt dürfte aus seiner Erfahrung Belege hierfür erbringen können. Besonders instruktiv ist die Mitteilung Pels, der in drei Generationen einer Familie 18 Fälle von chronischer Nephritis in einwandfreier Weise feststellen konnte. Bemerkenswert ist, daß ein Enkelkind, dessen Mutter nephritisch ist, dessen Großmutter und Urgroßvater mütterlicherseits an Urämie zugrunde gegangen waren, nach Varizellen an akuter Nephritis erkrankte, eine Komplikation, die doch sonst zum mindesten sehr ungewöhnlich ist und in diesem Falle offenbar durch die besondere konstitutionelle Organminderwertigkeit der Niere zustande kam. Eine eigene Beobachtung betrifft die Familie eines Kollegen. Seine Mutter war an einer chronischen Nephritis gestorben, seine Schwester in jungen Jahren einer Schrumpfniere erlegen, er selbst erkrankte im Laufe einer Angina an einer hämorrhagischen Nephritis. Es ist erwiesen, daß gewisse Familien eine besondere Disposition zur Scharlachnephritis aufweisen. Übrigens weist schon die Tatsache, daß hämatogene Nierenerkrankungen regelmäßig beide Nieren gleichzeitig ergreifen, darauf hin, daß gewisse innere Bedingungen des Organismus und speziell der Nieren hierbei im Spiele sein müssen.

Wenn zwei Brüder seit Jahren an einer schweren chronischen Bronchitis leiden, wenn vier Schwestern an einer Cholelithiasis leiden und der gesunde Sohn der einen Schwester eine konstitutionelle Hyperbilirubinämie aufweist, wenn sich bei dem 12jährigen Sohn einer mit offenkundigem Hypogenitalismus behafteten Dame eine hochgradige Hypoplasie seines Genitales feststellen läßt — es handelt sich durchwegs um eigene Beobachtungen —, dann sind dies wertvolle Hinweise auf die Bedeutung der konstitutionellen Organminderwertigkeit. Eine eingehende Schilderung der Individuen mit konstitutioneller Minderwertigkeit des Digestionsapparates, der Magen- und Darmschwächlinge, die auch in gesunden Tagen immer „diät" leben und bald über diese, bald über jene Verdauungsstörung aus nichtigsten Anlässen zu klagen haben, würde allein ein umfangreiches Kapitel füllen.

Eine besondere Rolle kommt der konstitutionellen Organminderwertigkeit in der Ätiologie der Geschwulstbildungen zu. Die konstitutionelle Disposition zur Entwicklung von Neoplasmen erstreckt sich in manchen Fällen ganz exquisit auf bestimmte Organe, welche damit offenbar als minderwertig im Sinne eines Locus minoris resistentiae stigmatisiert sind. So sah Wegele Vater und vier Kinder an einem

Magenkrebs zugrunde gehen. Die familiäre Häufung von Karzinom der Mamma, des Uterus, des Rektums usw. ist gar nicht selten. Selbst Hirntumoren und der an und für sich schon sehr seltene primäre Leberkrebs (Hedinger) wurde in einer Familie gehäuft beobachtet. Albu[1] erwähnt folgende Beobachtung: Eine Frau, die an einem Mammakarzinom zugrunde ging, hatte zwei Töchter. Von diesen starb die eine an einem Uteruskarzinom, die andere hatte ein großes Myoma uteri, das operativ entfernt wurde. Sie hatte vier Töchter, die sämtlich zwischen dem 30. und 40. Lebensjahre ein Uterusmyom bekamen, die jüngeren Töchter um einige Jahre früher als die älteren. Myomfamilien sind allen Gynäkologen bekannt. Prof. Alex. Fraenkel erzählte mir von einem Mediziner mit einem Parotistumor, dessen Bruder er zuvor wegen Speichelsteinen operiert hatte. Die Zahl der hierher gehörigen Beispiele ließe sich ins Unendliche vermehren.

Das, was uns als Heredität von Krankheiten begegnet, ist ja zum großen Teil Folge der ererbten Organminderwertigkeit. Je größer die konstitutionelle Quote im Bedingungskomplex einer Krankheit ist, um so eher und häufiger werden wir ihr bei mehreren Mitgliedern ein und derselben Familie durch Generationen hindurch begegnen und diese konstitutionelle Quote gerade wird in einem Großteil der Fälle durch eine genotypische Organminderwertigkeit repräsentiert. Eine gewisse Vorstellung von dem Ausmaß und der Bedeutung der Heredität bei einzelnen Krankheitsgruppen gibt beifolgende, Florschütz[2] entlehnte Tabelle. Es starben von den 1829 bis 1878 bei der Gothaer Bank Versicherten, in deren Familie vorgekommen waren:

An	Tuberkulose %	Chronischen Gehirn-, Rückenmarks- u. Geisteskrankheiten %	Herzkrankheiten %	Krebs %	Prozente aller unter den Versicherten an diesen Todesursachen Gestorbenen
Tuberkulose	23,7	10,3	10,0	10,5	11,63
Chron. Gehirn-, Rückenmarks- und Geisteskrankheiten .	4,0	11,3	6,4	3,4	4,15
Herzkrankheiten	5,0	6,2	12,9	5,1	5,81
Krebs	4,1	7,2	4,2	9,3	5,04

„Die Tabelle lehrt, daß die Sterblichkeit unter den mit Tuberkulose belasteten Versicherten an Tuberkulose doppelt so groß als die Durchschnittssterblichkeit aller Versicherten an Tuberkulose war, daß, nach dem gleichen Maßstab gemessen, die Aussicht, an Geisteskrankheiten zugrunde zu gehen, für den damit Belasteten fast dreimal so groß war, für die mit Herzkrankheiten Belasteten doppelt so groß war, daß also etwas dagewesen sein muß, das bei den Belasteten die Häufung der Todesfälle an denselben Todesursachen bedingte, und dieses „Etwas"

---

[1] A. Albu: Konstitution und Verdauungskrankheiten. Zeitschr. f. angew. Anat. u. Konstitutionslehre. Bd. 6, S. 205. 1920.

[2] G. Florschütz: Allgemeine Lebensversicherungsmedizin. Berlin: E. S. Mittler 1914.

bezeichnen wir kurzhin als Heredität" (Florschütz) oder für die zwei mittleren Krankheitsgruppen geradewegs als konstitutionelle Organminderwertigkeit.

4. Die konstitutionelle Minderwertigkeit kann sich schließlich auf bestimmte einheitliche Funktionen des Organismus bzw. auf alle an der betreffenden Funktion beteiligten Zellkomplexe erstrecken, ohne daß es gerade ein bestimmtes Organ, Gewebe oder Keimblatt wäre, welches als minderwertig angesehen werden könnte. Einige Beispiele mögen das erläutern.

Man hat wiederholt beobachtet, daß der sog. renale Diabetes, der „Diabetes innocens", der keine Stoffwechselstörung, ja überhaupt keine Krankheit darstellt, sondern nur auf einer konstitutionell besonders gesteigerten Durchlässigkeit des Nierenfilters für Traubenzucker beruht, also einfach ein funktionelles degeneratives Stigma bedeutet, in ein und derselben Familie mit echtem schweren Diabetes mellitus alterniert (Salomon). Es ist also die spezifische Durchlässigkeit der Niere für Traubenzucker mit den komplexen Vorgängen des Kohlehydratstoffwechsels biologisch-funktionell verknüpft und diese biologisch-funktionelle Zusammengehörigkeit aller mit der Aufnahme, Verarbeitung und Eliminierung der Kohlehydrate betrauten Organe und Organkomplexe kommt offenbar auch in der Pathologie[1]) und speziell in der Konstitutionspathologie zum Ausdruck. Es gibt eine seltene Stoffwechselanomalie, die darin besteht, daß die Fähigkeit des Organismus, linksdrehenden Zucker zu verwerten, eingeschränkt ist. In solchen Fällen von reinem Laevulosediabetes muß offenbar eine elektive fermentative Insuffizienz der Körperzellen angenommen werden. Diese Elektivität kann nun aber verschiedene Grade erreichen. Häufiger nämlich als der reine Laevulosediabetes ist seine Kombination mit Diabetes mellitus oder herabgesetzter Assimilationsgrenze auch für andere Zuckerarten. Fast die Hälfte der Fälle von reinem Laevulosediabetes aber haben Verwandte, die an Diabetes mellitus leiden. In solchen Familien besteht somit eine konstitutionelle Insuffizienz der Kohlehydratverwertung, die bei verschiedenen Mitgliedern in verschiedenen Partialanomalien dissoziiert in Erscheinung tritt. Es ist nun eine Frage des Elektivitätsgrades der konstitutionellen fermentativen Stoffwechselanomalie, ob sie sich bloß auf die Verwertung von Kohlehydraten beschränkt oder auch auf den Abbau der Eiweißkörper erstreckt. So kann die Zystinurie, eine spezifische, in der Konstitution begründete Insuffizienz der Körperzellen das schwefelhaltige Spaltprodukt des Eiweißes, das Zystin, anzugreifen und zu verbrennen, mit schwerem Diabetes mellitus in einer Familie alternieren (Umber und Bürger). Das gleiche Prinzip der konstitutionellen Minderwertigkeit in der Verwertung, im Abbau verschiedener Stoffwechselprodukte ist ja auch maßgebend für die bekannten heredo-familiären Beziehungen zwischen Diabetes mellitus, Gicht und Fettsucht.

---

[1]) Es kann nämlich auch renaler Diabetes mit echter diabetischer Stoffwechselstörung an ein und demselben Individuum kombiniert in Erscheinung treten (Galambos).

Sehr interessant ist es, daß sich in gewissen Fällen eine heredofamiliäre konstitutionelle Minderwertigkeit speziell auf die Wachstums- und Entwicklungsfunktion des Organismus bzw. auf alle dabei beteiligten Gewebe und Organe erstrecken kann, daß also neben einer anomalen autochthonen Wachstums- und Entwicklungstendenz der Gewebe, wie wir das schon oben als Forderung abgeleitet haben, auch eine konstitutionell anomale Beschaffenheit, eine Minderwertigkeit der das Wachstum und die Entwicklung regulierenden Blutdrüsen angenommen werden muß. So berichtet P. Stewart über einen 20 jährigen Mann mit allgemeiner Myoklonie, bei dem mit 14 Jahren das Wachstum sistiert hatte, das Genitale sich zwar entwickelte, die Körperbehaarung jedoch mangelhaft blieb. Eine Schwester des Patienten hatte mit zwölf Jahren zu wachsen aufgehört, menstruierte jedoch seit dem 14. Jahre regelmäßig. Fünf Geschwister der beiden wurden wegen ihrer abnormen Größe vorzeitig geboren, weitere sieben waren gleichfalls bei der Geburt abnorm groß und starben gleich. Bei Beschreibung eines 21 jährigen Riesen von 2,1 m mit typisch eunuchoiden Skelettproportionen, offenen Epiphysen, infantilem Genitale, mangelnder Stammbehaarung, zugleich aber mit akromegalen Symptomen und Optikusstörungen erwähnt Lemos, daß dessen beide Eltern von ganz auffallender Kleinheit waren. Sehr merkwürdig ist eine Beobachtung Allarias, einen partiellen Riesenwuchs der drei mittleren Finger der rechten Hand eines Zwillingskindes betreffend, dessen Mutter akromegal ist, einen Kropf hat und Erscheinungen einer insuffizienten Schilddrüse darbietet. In einem Falle Cushings bekam eine an Akromegalie erkrankte Frau ein Kind, das schon bei der Geburt überentwickelt und fett war, mit zwei Jahren regelmäßig zu menstruieren begann und mit sechs Jahren sämtliche sekundäre Geschlechtscharaktere entwickelt aufwies. Köhler sah zwei Schwestern, deren eine einen partiellen Riesenwuchs der beiden ersten Zehen des rechten Fußes aufwies, deren andere ein Zwerg war. Anton fand bei einem Fall von familiärem Riesenwuchs einen Hypophysentumor und meint, die Gefahr einer späteren geschwulstartigen Degeneration der Hypophyse sei bei solchen familiären Anlagen größer als bei normalen. In der Tat sehen wir in derartigen Fällen mit einer speziell auf die Wachstums- und Entwicklungsfunktion des Organismus sich erstreckenden konstitutionellen Minderwertigkeit eine besondere Erkrankungsfähigkeit gewisser Blutdrüsen, sei es im Sinne einer blastomatösen, wie in dem eben erwähnten Falle Antons, oder auch einer tuberkulösen Erkrankung[1]).

In diese Kategorie von konstitutionellen Minderwertigkeiten bestimmter Funktionen gehören auch die Anomalien des Blutgerinnungssystems (Hämophilie und verschiedene Formen von Pseudohämophilie, thrombopenische Purpura)[1]), Anomalien der Blutmauserung (hämolytischer Ikterus), es gehört hierher schließlich auch die Hemmung in der Bildung von Immunkörpern, wie sie beispielsweise kürzlich als verzögertes Auftreten von Typhusimmunstoffen, speziell Agglutininen

---

[1]) Vgl. Beispiele bei J. Bauer: Konstitutionelle Disposition, l. c.

bei zwei Kindern einer Familie beschrieben wurde[1]), oder aber die heredofamiliäre konstitutionelle Überempfindlichkeit, die Idiosynkrasie gegen
gewisse, bei verschiedenen Familienmitgliedern unter Umständen differente Arzneistoffe, Nahrungsbestandteile oder sonstige chemische Substanzen.

Zwölfte Vorlesung.

Konstitution — Rasse — Gesellschaft.
Der Konstitutionsstatus.

M. H.! Den Begriff der biologischen Minderwertigkeit degenerativer Individuen haben wir dahin definiert, daß solche Individuen
im natürlichen Kampfe ums Dasein ceteris paribus und ohne Eingreifen
der der natürlichen Selektion entgegenwirkenden und sie paralysierenden
Einflüsse der Kultur schlechter ausgerüstet, weniger widerstandsfähig sind als andere. Diese Definition bedarf einiger Erläuterungen.
Das, was wir unter „Kampf ums Dasein" seit Darwin verstehen, spielt
sich beim Kulturmenschen etwas anders ab als unter frei lebenden
Organismenarten. Aus einem biologischen Kampf ums Dasein ist beim
Menschen großenteils ein sozialer, ein wirtschaftlicher geworden. Nicht
mehr die biologische Vollwertigkeit, die körperliche Kraft, die Schärfe
der Sinnesorgane, die Widerstandsfähigkeit gegenüber äußeren Schädlichkeiten aller Art entscheidet in diesem Kampfe, sondern ganz andere
Qualitäten sind da maßgebend, der biologische Kampf ist maximal
zurückgedrängt durch den sozialen. Der Kurzsichtige, der im freien
Kampf in der Natur unterliegen würde, ist, mit dem Augenglas gewappnet,
nicht mehr im Nachteil, die stillunfähige Frau, deren Kinder in der
freien Natur zugrunde gehen würden, kann beim Kulturmenschen
ihre genotypische Minderwertigkeit erhalten und weiter vererben, die
Trägerin eines engen Beckens, welche im freien Wettbewerb der Natur
von der Fortpflanzung ausgeschaltet wäre, kann dank den Fortschritten
der Geburtshilfe ihre Erbqualitäten auf Generationen übertragen.
Das gleiche Prinzip des Ausgleichs der biologischen Minderwertigkeit
durch Errungenschaften der Kultur gilt natürlich für eine große Anzahl
analoger Fälle, in welchen einerseits das Eingreifen der ärztlichen Kunst
die konstitutionelle Inferiorität des Individuums im natürlichen Kampfe
ums Dasein wettmacht und die biologische Konkurrenzfähigkeit des
Individuums künstlich steigert, andererseits die soziale Fürsorge der
natürlichen Tendenz der Ausmerze, der Selektion des Minderwertigen
entgegenwirkt und der Erhaltung der minderwertigen Konstitution
im Individuum und seiner Nachkommenschaft Vorschub leistet. Wir
erwähnen nur die frühzeitige Zahnkaries, die schwere Rachitis, die
konstitutionell-degenerative Schwerhörigkeit und Ertaubung, die verschiedenartigen, wesentlich konstitutionell mitbedingten Erkrankungen
der Kreislaufs- und Verdauungsorgane, Stoffwechselanomalien, Derma-

---

[1]) Hüne und O. Bulle: Münch. med. Wochenschr. 1920. Nr. 35. S. 1011.

tosen u. v. a. Wenn wir also von einer biologischen Minderwertigkeit sprechen im Kampfe ums Dasein, so meinen wir nicht den sozialen, wirtschaftlichen, sondern meinen den beim Kulturmenschen zum Teil nur mehr virtuellen biologischen Kampf mit seiner natürlichen Selektion des Minderwertigen, jenen Kampf, den wir in der freien Natur sich abspielen sehen, der aber für den Kulturmenschen nur mehr eine Fiktion darstellt.

Es ist bekannt, daß der Prozeß der natürlichen Selektion nicht nur beim Menschen, sondern auch bei den sog. domestizierten Organismenarten eine Störung erfährt. Jene Pflanzen- und Tierspezies, in deren Lebens- und Fortpflanzungsbedingungen der Mensch eingreift, die er willkürlich beeinflußt, nennen wir domestiziert und wir wissen, daß dieser Vorgang der Domestikation Änderungen nicht nur der phänotypischen, sondern auch der genotypischen Beschaffenheit der betreffenden Art mit sich bringt[1]). Diese Änderungen beruhen darauf, daß an Stelle der natürlichen Ausmerze des biologisch Minderwertigen, d. h. im freien Kampf ums Dasein minder gut Angepaßten, die künstliche Auslese getreten ist, daß Merkmale und Eigenschaften, die durch die natürliche Selektion sonst rasch aus der Art verschwinden würden, unter den künstlich geänderten Lebensbedingungen nicht nur nicht eliminiert, sondern eventuell sogar speziell gezüchtet werden. Der Albinismus, die Krummbeinigkeit des Dackels, der Zwergwuchs mancher Hunderassen, das Angorahaar u. v. a. gehören hierher. Diese Merkmale, welche nur infolge der Aufhebung der natürlichen Selektion durch die Domestikation existenz- und erhaltungsfähig sind, bezeichnen wir als Domestikationsmerkmale. Ihre Träger sind also extreme Varianten der Spezies, welche als solche zwar biologisch minderwertig, infolge der künstlichen Änderung der Lebens- und Fortpflanzungsbedingungen jedoch erhaltungsfähig, ja in mancher Hinsicht sogar besonders wertvoll sein können. Der Wert bezieht sich selbstverständlich bloß auf die Verwertbarkeit für den Menschen, es ist also kein allgemeines, kein biologisches Werturteil, sondern ein relatives Werturteil, das nur Geltung hat mit Bezug auf den domestizierenden Menschen, der sich gewisse, durch die Domestikation entstandene Eigenschaften zunutze macht. Domestikationsmerkmale sind also ursprünglich Degenerationsmerkmale.

Wie eine Abartung leicht weitere mit sich bringt, wie also auch ein Domestikationsmerkmal meist mit anderen sich kombiniert, so können neben den dem Menschen erwünschten, ihm wertvollen Domestikationsmerkmalen offenkundig, d. h. unmittelbar schädigende Entartungsmerkmale einhergehen. Wir erinnern nur an die Myopie der Hunde und Pferde, an die Erschwerung des Gebäraktes bei Kühen, an die

---

[1]) Vgl. D. v. Hansemann: Über den Einfluß der Domestikation auf die Entstehung der Krankheiten. Berl. klin. Wochenschr. 1906. Nr. 20 und 21. — Deszendenz und Pathologie. Berlin: A. Hirschwald 1909. — H. Wr. Siemens: Über die Bedeutung von Idiokinese und Selektion für die Entstehung der Domestikationsmerkmale. Zeitschr. f. angew. Anat. u. Konstitutionslehre. Bd. 4, S. 278. 1919.

Rachitis der Haustiere, an die Häufigkeit der Tuberkulose, der Zahnkaries, neuropathischer Zustände, geschlechtlicher Verirrungen, an die
Extrauteringravidität domestizierter Tiere u. a. Der Wertbegriff der
biologischen Minderwertigkeit bezieht sich also auf den Selektionswert;
wo die Selektion aber durch Domestikation ausgeschaltet ist, dort
gibt es auch keinen Selektionswert und die Minderwertigkeit wird gewissermaßen latent, sie wird verdeckt.

Der gleiche Prozeß, den wir eben als Domestikation tierischer und
pflanzlicher Organismenarten kennen gelernt haben, spielt sich auch
beim Menschen ab. Schon Darwin bemerkte ganz richtig, daß auch
der Mensch eine domestizierte Art sei, denn er ist bestrebt, die Existenz
seiner Rasse und des einzelnen Individuums in bewußter Weise durch
künstliche Hilfsmittel zu fördern und gegen den Einfluß äußerer Natur-
gewalten zu verteidigen. Je höher kultiviert eine Rasse ist, desto mehr
erscheint sie domestiziert, desto weitgehender wird der natürliche Vorgang der Ausmerze des Minderwertigen gehemmt, desto mehr biologisch
minderwertige Vertreter der Rasse werden dem ihnen sonst drohenden
Untergang entrissen und der Fortpflanzung erhalten. Eine ganze
Reihe von Erscheinungen der menschlichen Pathologie
ist nur unter Berücksichtigung dieses kulturellen Dome-
stikationsprinzipes verständlich, welches also ganz allgemein
darin besteht, daß die natürliche Selektion künstlich paraly-
siert wird und dadurch biologisch minderwertiges Material
erhalten bleibt. Neben den oben schon erwähnten „Domestika-
tionskrankheiten" führt von Hansemann noch an verschiedene
Formen von Magen-Darmerkrankungen, insbesondere die habituelle
Obstipation, die Chlorose und andere Formen von Anämien, die Neurasthenie, Hysterie, psychopathische Zustände verschiedener Art, die
Extrauteringravidität, die Geschlechtskrankheiten und andere.

Welche ungeheuere Bedeutung für die Zusammensetzung einer
Bevölkerung die Ausschaltung der natürlichen Auslese besitzt, läßt
sich leicht errechnen. Würde z. B. eine bestimmte Mutation (Idiovariation), also etwa die Erbanlage zum Diabetes, um uns an ein Beispiel
von E. Baur zu halten, auch nur ganz selten, etwa einmal auf 10 000 Geburten als heterozygote Idiovariation vorkommen, und würden die
Diabetiker die gleiche Fortpflanzungsziffer aufweisen wie die übrige
Bevölkerung, dann müßte der Prozentsatz der Diabetiker dauernd
zunehmen, ja „es müßte früher oder später eine Zeit kommen, zu der
das ganze Volk fast nur noch aus Diabetikern besteht". In bezug auf
gewisse abnorme Erbanlagen sind wir nun tatsächlich nahezu so weit.
Die oben mehrfach erörterte konstitutionelle Minderwertigkeit des Magens
oder Magengenopathie, wie wir sie der Kürze halber bezeichnen wollen,
ist, wie wir gehört haben, eine wesentliche Voraussetzung für die Entstehung eines peptischen Geschwüres und wahrscheinlich auch eines
Magenkrebses. Ein nennenswerter Selektionswert kommt nun dieser
anomalen Erbanlage bei den heutigen Kulturvölkern kaum zu. Individuen mit Ulcus pepticum sind heutzutage doch nur recht selten am
Leben gefährdet und Personen mit Magenkarzinom pflegen im Zeit-

punkte ihrer persönlichen Gefährdung die krankhafte Erbanlage längst
in ihren Nachkommen verewigt zu haben. Die natürliche Auslese berührt
also die Magengenopathen fast gar nicht und ebenso wenig tut es selbstverständlich die geschlechtliche Zuchtwahl. So kommt es, daß die Zahl
der Magengenopathen, also der konstitutionell zu Ulcus und Karzinom
des Magens Disponierten bei den heutigen Kulturvölkern so ungeheuer
groß ist, während bei Naturvölkern diese Erkrankungen Raritäten
darstellen. Auch bei Tieren sind diese Erkrankungen ungemein selten,
obwohl Schädigungen ex alimentatione hier sicherlich viel häufiger vorkommen als beim Menschen.

Von der zahlenmäßigen Häufigkeit der Genopathie des Magens
können wir uns eine genauere Vorstellung machen. Da nur etwa jeder
zweite homozygote Träger der anomalen rezessiven Erbanlage an einem
manifesten Ulcus erkrankt, so ist der homozygot-rezessive Zustand
etwa doppelt so häufig wie das Ulcus. Wenn wir nach den vorliegenden
Obduktionsstatistiken aus Mitteleuropa die Häufigkeit des Ulcus mit
durchschnittlich $3\,^0/_0$ einschätzen, so ist dies jedenfalls nicht zu hoch
gegriffen. Der homozygot-rezessive Zustand wäre demnach bei $6\,^0/_0$
(gleich $^1/_{17}$) der Bevölkerung anzunehmen. Beträgt aber die Häufigkeit
des homozygot-rezessiven Zustandes $^1/_{17}$, so muß die Häufigkeit der
anomalen Erbanlage überhaupt, also auch im heterozygoten Zustande
$\dfrac{1}{\sqrt{17}}$ betragen (vgl. S. 131). Die anomale Erbanlage des Magens ist
somit bei etwa $^1/_4$, also $25\,^0/_0$ der Bevölkerung anzunehmen. Es ergibt
sich des weiteren, daß häufige Inzucht in einer Bevölkerung eine
Häufung der Manifestation derartiger anomaler rezessiver Erbanlagen
herbeiführen muß (vgl. S. 101). Es ist kein Zweifel, daß die Häufigkeit
von Verwandtenehen bei den Juden wesentlich dazu beiträgt, daß bei
ihnen eine ganze Reihe verschiedener Erbleiden so verbreitet ist.

Was hat nun dieser Vorgang der Domestikation für eine allgemeinere
Bedeutung? Vom individuellen Standpunkt hat er die Bedeutung, daß
die Hilfe des Arztes im allgemeinen um so häufiger notwendig wird, je
höher die Kulturstufe einer Rasse ist, vom Rassenstandpunkte heißt dies,
daß die Zahl der degenerativen Elemente um so mehr zunimmt, je höher
die Kulturstufe der Rasse ist. Je mehr degenerative Individuen aber der
sie sonst bedrohenden natürlichen Ausmerze entrückt werden, je größer
ihre Zahl in einer Rasse wird, desto mehr verschieben sie die betreffenden
Mittelwerte und verändern die Variationskurven derjenigen Merkmale
und Eigenschaften, in bezug auf welche sie eben extreme Varianten
darstellen. Im gleichen Maße aber, als die Mittelwerte, also die Normen
in dem von uns früher definierten Sinne sich verschieben, nehmen die
Abstände der extremen Varianten von diesen Mittelwerten ab, die
betreffenden Varianten werden weniger extrem, ihre Bedeutung ändert
sich in einem für sie günstigen Sinne. Da der Begriff des Werturteils,
also auch der des biologischen Werturteils immer nur ein relativer sein
kann und nur dann einen Sinn hat, wenn man einen Vergleich anstellt,
so ist es einleuchtend, daß bei Zunahme der degenerativen Elemente

einer Rasse das Werturteil für ein bestimmtes degeneratives Einzelindividuum sich bessert, da dieses Urteil im Vergleich zu der Gesamtheit der übrigen Individuen der Rasse abgegeben wird. Oder, mit Zunahme der degenerativen Elemente einer Rasse hören allmählich jene Merkmale und Eigenschaften, welche das Charakteristische der ursprünglichen Degeneration ausmachten, auf, degenerativ zu sein, denn sie bedeuten nicht mehr wie ursprünglich extreme Abweichungen vom Mittelwert, von der Norm. Es ändert sich also auch die biologische Wertigkeit der Degenerationsmerkmale mit der Zunahme der Domestikation bzw. Kultur. Wir werden bei einem heutigen Kulturvolk die Myopie, die frühzeitige Zahnkaries, die funktionelle Insuffizienz der Milchdrüsen u. v. a. für das Einzelindividuum nicht mehr als besonders hochwertige Entartungszeichen betrachten, weil diese Merkmale durch die Einflüsse der Kultur verhältnismäßig häufig geworden sind, keine so extremen Varianten mehr bedeuten wie ehemals. Je mehr also ein Abartungszeichen zu einem Domestikationsmerkmal wird, desto weniger ist es biologisch zu werten.

Was bedeutet nun aber die Verschiebung der Mittelwerte einer Rasse, die Änderung der Variationskurven durch die Domestikation? Wir verstehen unter Rasse die Gemeinschaft aller jener Individuen, welche an einem gemeinsamen großen Keimmaterial partizipieren, welche aus einer mehr oder minder einheitlichen Erbmasse nach dem Prinzip der steten Neukombination des Keimplasmas hervorgegangen sind. Damit ist kein Kriterium für die scharfe Abgrenzung der Rasse gegeben, zumal genug oft auch unter verschiedenen Rassen Seitenverbindungen vorkommen. Eine Zunahme der ursprünglich degenerativen Individuen der Rasse, also eine Zunahme der Domestikation verbessert die Situation für das degenerative Einzelindividuum, dies geschieht aber durch eine Senkung des mittleren Niveaus, sie verschlechtert also zugleich die Beschaffenheit der gesamten Rasse. Auch dieser Wertbegriff ist natürlich ein relativer und bekommt nur dann einen Sinn, wenn diese Rasse in Beziehung gesetzt wird zu anderen Rassen. In der Tat kann kaum ein Zweifel darüber bestehen, daß die zunehmende Kultur eine biologische Verschlechterung, eine Entartung der Rasse mit sich bringt, nur darf daran nicht vergessen werden, daß die Ursache dieser Verschlechterung, die fortschreitende Kultur uns zugleich Mittel in die Hand gibt, auch diese biologische Entwertung der Rasse zu paralysieren. Auch zwischen den verschiedenen Rassen ist es heute nicht mehr ein bloß biologischer Kampf, der über ihr Schicksal entscheidet, sondern vor allem ein kultureller, ein wirtschaftlicher und so geht denn biologischer Verfall dem kulturellen Emporstieg parallel, ja die sinkende Kurve des ersteren verläuft sogar weniger steil als die aufsteigende des letzteren. Solange nicht die kulturellen Errungenschaften in zu weitgehendem Maße mißbraucht werden und die wirtschaftlich-politische Dekadenz unseres Zeitalters einen gewissen Grad nicht überschreitet, so lange dürfte also zu einem besonderen Pessimismus keine Veranlassung vorliegen. Die Erörterung dieser Dinge würde uns im vorliegenden Rahmen viel

zu weit führen, sie würde auch unsere Kompetenz bedeutend überschreiten. Uns kommt es lediglich darauf an, zu zeigen, wie sich an Hand
der gewonnenen biologischen Vorstellungen über Konstitution und ihre
Entartung das Schicksal der Rasse darstellt.

Wenn wir nochmals den Vorgang der Domestikation genetisch kurz
überblicken, so sehen wir, wie die ursprünglich extremen Varianten
der Spezies künstlich vor der natürlichen Ausmerze bewahrt und in
ihrer Fortpflanzungsfähigkeit erhalten bleiben, wir sehen, daß dadurch
die Variabilitätskurven sich allmählich ändern, das Variationsmaß
zunimmt, die Mittelwerte sich verschieben, wir sehen schließlich, daß
durch diesen Vorgang einerseits die biologische Wertigkeit der ursprünglich Abgearteten sich bessert, weil der Grad ihrer Abartung abnimmt,
andererseits die biologische Wertigkeit der gesamten Rasse sich verschlechtert, die Rasse also entartet. Was den Begriff der Rassenentartung betrifft, so dürfen wir nicht vergessen, daß es sich genau
wie bei der Entartung des Individuums um eine Verschlechterung der
Erbanlagen handelt. Jede andere Art von Verfall, die nicht den Genotypus unmittelbar berührt, ist nicht Entartung, nicht Degeneration.
Die Zunahme der Säuglings- und Kindersterblichkeit, die erschreckende
Zunahme der Tuberkulose, das Auftreten von Inanitionskrankheiten
wie Ödemkrankheit, Osteopathie, hämorrhagischer Diathese usw. sind
nicht Zeichen der Rassendegeneration, ebenso wenig wie die Zunahme
der Kriminalität, das Sinken der Moral und Ethik, der Verfall des künstlerischen Geschmackes. Diese Erscheinungen — die letzteren fallen
unter den Begriff der Dekadenz — sind rein phänotypischer Natur,
den Genotypus, die Erbmasse der Rasse berühren sie nicht unmittelbar.
Daher sind auch alle jene Maßnahmen der Volkshygiene, welche auf die
Bekämpfung der angeführten phänotypischen Verfallserscheinungen, auf
die leibliche und geistige Ertüchtigung des Nachwuches und der Erwachsenen gerichtet sind, wie Maßnahmen zur Bekämpfung der Infektionskrankheiten, zur ausreichenden Versorgung mit Nahrungs-
mitteln, Säuglingsfürsorge, Tuberkulosefürsorge, Gewerbehygiene, Ver-
sicherungswesen u. a. keineswegs unmittelbar auch rassenhygienische
Maßnahmen. Volkshygiene ist keine Rassenhygiene, im Gegenteil, alle diese Einrichtungen, zu denen uns die Fortschritte der Kultur
befähigen, sind Werkzeuge der Domestikation, sie arbeiten also eigentlich der Eugenik, der Rassenhygiene entgegen. Eine Ausnahme machen
nur jene volkshygienischen Maßnahmen, welche die Keimschädigung
bekämpfen, also z. B. gegen Alkoholismus oder Geschlechtskrankheiten
gerichtet sind. Nicht als ob sie deswegen etwa überflüssig oder gar
sinnlos und schädlich wären, im Gegenteil, sie sind nach jeder Richtung
hin zu begrüßen und zu fördern, denn sie fördern zugleich auch die
Entstehung und Erhaltung einseitiger extremer Plusvarianten auf
intellektuellem Gebiete, sie begünstigen das Auftreten jener einseitig
hochwertigen Elemente, aus welchen der kulturelle Fortschritt andauernd
schöpft. Die extremen intellektuellen Plusvarianten sind die berufenen
Führer der Rasse auf allen kulturellen Gebieten, in Wissenschaft und
Kunst, in Politik und Wirtschaft. Sie fördern den kulturellen Domesti-

kationsprozeß, dem sie selbst so viel verdanken. Da aber einseitig extreme Varianten sehr häufig auch Träger eines Status degenerativus sind, so ist es notwendig, daß sich die Leistungen solcher Elemente für die Kultur unter der steten Kontrolle der allgemeinen Kritik vollziehen, es ist notwendig, dem Urteil des Durchschnittes, selbstverständlich des sachverständigen Durchschnittes unter den von solchen Individuen angegebenen Bahnen die Auswahl der zweckmäßigen zu überlassen. Wird dieses allgemeine Urteil getrübt oder durch die dekadente Form unserer Presse verfälscht, so resultieren jene Verirrungen auf politischem, wirtschaftlichem und künstlerischem Gebiete, wie sie gerade in jüngster Zeit allenthalben zu sehen sind.

Die Bestrebungen der Volkshygiene sind demnach als ein Gebot der Zivilisation und Kultur tatkräftig zu unterstützen. Es darf dabei aber der Pferdefuß nicht übersehen, es darf nicht vergessen werden, daß Volkshygiene und Rassenhygiene durchaus verschiedene Dinge sind und, falls die letztere zugunsten der ersteren vernachlässigt wird, die Entartung der Rasse eben fortschreitet. Volks- und Rassenhygiene oder, wie man auch sagen könnte, die Hygiene der sozialen Kondition und sozialen Konstitution müssen einander parallel gehen, denn die Hoffnung, daß konditionelle Eigenschaften so rasch zu konstitutionellen werden könnten, daß Individualhygiene selbsttätig zu einer Rassenhygiene würde (Tandler), wird allgemein als zu optimistisch angesehen. Die Änderungen des Keimplasmas durch äußere Einflüsse spielen sich viel zu langsam ab, als daß sie eine ausreichende Basis rassenhygienischer Bestrebungen abgeben könnten.

Der Weg, den die Rassenhygiene gehen muß, wenn sie die genotypische Beschaffenheit der Rasse bessern soll, kann nur gegeben sein in der Regelung der Fortpflanzungsverhältnisse. Wenn schon die degenerativen Elemente als Individuen erhalten bleiben sollen — in jüngster Zeit sind übrigens begrüßenswerte Bestrebungen aufgetaucht, auch hierin nicht wahllos nur einen falsch verstandenen Humanitätsstandpunkt gelten zu lassen (Binding, Hoche, Gaupp) —, so soll doch auch die Gesellschaft das Recht haben, die Fortpflanzungsverhältnisse solcher Elemente zu überwachen. Die Überwachung im Sinne von Eheverboten, künstlicher Sterilisierung, Asylierung usw. oder die sog. negative Rassenhygiene erfreut sich namentlich in Amerika großen Ansehens, bei uns wird sie nicht hoch eingeschätzt, und zwar deshalb, weil man die Gefahr der Rassenentartung gar nicht so sehr in der Vermehrung jener verhältnismäßig seltenen extremen Varianten erblicken darf, für welche allein die Maßnahmen dieser negativen Rassenhygiene in Betracht kämen, sondern vielmehr darin, daß die weniger stark abgearteten Individuen, auf welche jene Maßnahmen gar nicht in Anwendung kommen könnten, die nicht abgearteten Individuen überwuchern. Es ist ja klar, daß eine gegebene Variationskurve, also z. B. die rein binomiale Kurve nur so lange unverändert bleiben kann, als einerseits keine spezielle Auslese innerhalb der Population stattfindet und andererseits die Fruchtbarkeit sämtlicher Individuen die gleiche ist. Nimmt die Fruchtbarkeit einer Variantenklasse unverhältnismäßig zu, während die einer anderen im selben Maße abnimmt, dann muß sich die Variationskurve ändern, aus einer binomialen Kurve muß eine schiefe Kurve werden, die Mittelwerte bzw. die Normen müssen sich verschieben. Dieser Modus der Entartung einer Rasse durch wesentlich größere Fruchtbarkeit der im allgemeinen unterdurchschnittlich gesunden und leistungsfähigen Bevölkerungsgruppen und geringere Fruchtbarkeit der überdurchschnittlich leistungsfähigen wird als K o n t r a s e l e k t i o n (A. Plötz) bezeichnet und als treibender Faktor der Rassendegeneration hoch gewertet.[1])

In der Tat kann es keinem Zweifel unterliegen, daß das Wesen der Ausmerze nicht so sehr in der Elimination des Individuums besteht als darin, daß es seine konstitutionellen Merkmale nicht oder nur auf eine ungenügende Zahl von Nachkommen weitervererbt. Jede Auslese ist, wie Siemens bemerkt, letzten Endes eine Fruchtbarkeitsauslese und es macht für die Rasse keinen Unterschied, ob ein Individuum erschlagen, kastriert oder interniert oder aber durch sozialwirtschaftliche Verhältnisse zur Geburtenverhütung veranlaßt wird. Da nun tatsächlich diese sozialwirtschaftlichen Momente auf die verschiedenen Bevölkerungsklassen durchaus verschieden einwirken, da, wie schon Galton und Darwin beobachteten, der geistig hervorragendere Teil der Nation sich nicht in dem Maße fortpflanzt wie die weniger fähigen und weniger wertvollen Elemente, da sogar innerhalb jedes einzelnen Standes jene Berufsgruppen, welche an die Leistungsfähigkeit des einzelnen durchschnittlich höhere Ansprüche stellen, im Durchschnitt kinderärmer sind als die übrigen, so muß daraus tatsächlich eine Verschlechterung der Gesamterbmasse, also eine Degeneration der Rasse resultieren. „Es spielt sich bei uns also derselbe Vorgang ab, der dem Untergang der alten Kulturvölker vorausgegangen ist und dem die Proletarier ihren Namen verdanken" (Siemens).

Nun sind gegen die Überschätzung dieses kontraselektorischen Degenerationsprozesses der Rasse auch allerlei Bedenken erhoben worden[2]). Die Fruchtbarkeit, wie sie aus der Statistik der ehelichen Geburten hervorgeht, ist durchaus nicht die Fruchtbarkeit schlechthin und das Aussterben eines Geschlechtes dem Namen nach, also im Mannesstamm ist bei weitem noch kein wirkliches, kein biologisches Aussterben. Da man sich über diese Verhältnisse oft nicht ganz zutreffende Vorstellungen macht, so sei dies an einem Beispiel erläutert. Wenn wir annehmen, daß in jeder Generation gleich viel männliche wie weibliche Geburten erfolgen, so sind in der ersten Generation eines Ahnenpaares die Hälfte Namenträger vorhanden, während die andere Hälfte das Geschlecht zwar biologisch, aber nicht dem Namen nach fortpflanzt. In der zweiten Generation beträgt die Zahl der Namenträger nur mehr die Hälfte

jener Hälfte, also $^1/_4$; in der dritten Generation ist es nur $\dfrac{1}{2^3} = {}^1/_8$,

---

[1]) Vgl. W. Schallmayer: Vererbung und Auslese. 3. Aufl. Jena: G. Fischer 1918. — H. Wr. Siemens: Über kausale Therapie erblicher Krankheit und erblicher Minderwertigkeit. Münch. med. Wochenschr. 1920. Nr. 47, S. 1344.

[2]) Vgl. E. Tomor: Die Grundirrtümer der heutigen Rassenhygiene. Würzburg. Abhandl. Bd. 20, Heft 4/5. 1920.

in der n-ten Generation nur $\frac{1}{2^n}$ Nachkommen, welche den Namen des Ahnenpaares führen. Hat das Ahnenpaar in der fünften Generation insgesamt 100 Nachkommen, so sind also darunter den Gesetzen der Wahrscheinlichkeit nach nur $\frac{1}{2^5} = {}^1/_{32}$, also etwa drei Träger des ursprünglichen Namens. Pflanzen sich zufällig diese drei Individuen nicht weiter fort, dann ist das Geschlecht dem Namen nach erloschen, biologisch aber noch sehr wohl erhalten[1]).

Schließlich ist es die Einschätzung der biologischen Erbqualitäten der kinderarmen Individuen auf der einen, der kinderreichen auf der anderen Seite, welche zur Kritik Veranlassung gegeben haben. Die Fruchtbarkeitsunterschiede hängen ab von sozialen Unterschieden, der soziale Aufstieg aber, der eben mit der Herabsetzung der Fruchtbarkeit einhergeht, ist durchaus nicht nur abhängig von dem Gesamtwert der Erbanlagen. Und gerade die Erscheinungen der letzten Jahre haben gezeigt, wie wenig der wirtschaftliche und damit gesellschaftliche Erfolg im Leben auf den Wert der Konstitution im biologischen wie im sozialen Sinn schließen läßt. Wenn also auch der kontraselektorische Degenerationsprozeß der Rasse vielfach mit zu großem Pessimismus betrachtet wird, so ist doch die Regelung des Fortpflanzungsmaßes der verschiedenen Bevölkerungsklassen auf indirektem Wege durch wirtschaftlich-soziale gesetzgeberische Maßnahmen eine wichtige Aufgabe der Rassenhygiene.

Wenn wir zum Schluß unserer Ausführungen den Versuch machen wollen, eine Anleitung zur Aufnahme eines Konstitutionsstatus zu geben, so müssen wir uns vorerst darüber klar sein, daß ein solches Beginnen stets unvollkommen bleiben muß und sich stets nur asymptotisch dem Ideal nähern kann. Ein Konstitutionsstatus müßte alle Angaben umfassen, die auf Grund anthropometrischer Messungen und sorgfältigster klinischer Untersuchungen mit allen möglichen, in der Klinik üblichen Methoden, insbesondere Funktionsprüfungsverfahren zu gewinnen wären, er müßte aber auch eine genaue Sippschaftstafel mit anamnestischen Erhebungen über die Konstitutionsverhältnisse der Verwandtschaft enthalten, die über die Herkunft und Beschaffenheit der Erbmasse und damit über die genotypische Komponente der für uns allein unmittelbar faßbaren Körperverfassung Aufschluß geben könnte. Es bleibt also der Willkür bzw. der Sorgfalt und Zeit des einzelnen anheimgestellt, einen Konstitutionsstatus mehr oder weniger genau aufzunehmen. Wir wollen daher im folgenden nur einzelne Hauptpunkte hervorheben, die geeignet scheinen, ein annäherndes Bild von der Individualkonstitution zu vermitteln. Dabei legen wir mit Absicht nicht auf die Vollständigkeit der zu berücksichtigenden Merkmale und Maße, sondern bloß auf ihre Eignung Wert, uns über wesentliche Einzelheiten der Konstitution zu informieren. Wir wollen also mit möglichst wenig Angaben, d. h. auch mit möglichst wenig Zeitaufwand das Konstitutionsbild gewinnen.

---

[1]) Vgl. K. Hildebrandt: Norm und Entartung des Menschen. Dresden: Sibyllenverlag, 1920.

I. Habitus.

1. Körpermaße:

a) Körpergewicht (P)
b) Körperlänge (L)
c) Oberlänge (Scheitel-Symphyse) (O)
d) Unterlänge(Symphyse-Fußsohle) (U)
e) Spannweite der ausgestreckten Arme (Sp)
f) Sitzhöhe (Si)
g) Brustumfang exspiratorisch (T)
h) Bauchumfang (A)
i) Dist. jugulopubica (D)

Aus diesen lassen sich berechnen die Indices von

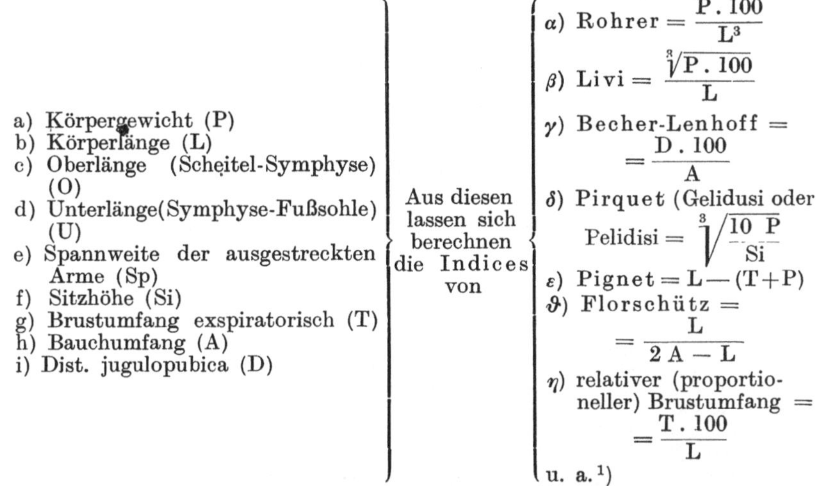

$\alpha)$ Rohrer $= \dfrac{P \cdot 100}{L^3}$

$\beta)$ Livi $= \dfrac{\sqrt[3]{P \cdot 100}}{L}$

$\gamma)$ Becher-Lenhoff $= \dfrac{D \cdot 100}{A}$

$\delta)$ Pirquet (Gelidusi oder Pelidisi $= \sqrt[3]{\dfrac{10\ P}{Si}}$

$\varepsilon)$ Pignet $= L - (T + P)$

$\vartheta)$ Florschütz $= \dfrac{L}{2\,A - L}$

$\eta)$ relativer (proportioneller) Brustumfang $= \dfrac{T \cdot 100}{L}$

u. a. [1]

2. Skelettbau (massiv-kräftig, grazil-schwächlich, akromegaloid).
3. Muskulatur (kräftig, schwächlich, hyper-, normo-, hypotonisch).
4. Fettpolster (reichlich, gering, Verteilung nach den vier Haupttypen bei der Frau, eunuchoide Verteilung beim Mann) [2].
5. Haut (Pigment, Turgor, Feuchtigkeit, Fettgehalt).
6. Haare (Pigment, Qualität [seidenweich, grob, fettig, gekräuselt usw.], Quantität und Verteilung).
7. Schädel (meso-, dolicho-, brachyzephal).
8. Hals (lang-dünn, kurz-dick).
9. Brustkorb (lang-schmal, kurz-breit, epigastrischer Winkel).
10. Bauch (im Verhältnis zum Brustkorb proportioniert, klein, groß; vorgewölbt; Bauchmuskeltonus).
11. Becken (im Verhältnis zum Stamm normal, breit, schmal).
12. Extremitäten (relativ lang-kurz, Finger relativ lang, schmal-kurz, plump).
13. Typus nach Beneke-Viola (asthen., mikrosplanchn., longilineus, Longitypus-apoplect., quadrat., megalosplanchn., brevilineus, Brachytypus).
14. Typus nach Sigaud (respir., muskul., digest., zerebr.).

II. Übrige Konstitutionsmerkmale.

1. Degenerative Stigmen, insbesondere auch Partialinfantilismen und -senilismen.
2. Endokrine Stigmen (vgl. IX. Vorlesung, S. 152 ff.).
3. Partielle Minderwertigkeiten:
   a) Persönliche Anhaltspunkte aus der Morbidität;
   b) familiäre Anhaltspunkte aus der Morbidität.
4. Zugehörigkeit zum Kreise der Neuropathie, des Arthritismus, der exsudativen Diathese, des Status thymolymphaticus.

---

[1] Vgl. J. Bauer: Konstitutionelle Disposition. 3. Aufl. l. c.
[2] Siehe X. Vorlesung S. 179.

Anatomie des Menschen. Ein Lehrbuch für Studierende und Ärzte. Von Professor Dr. **Hermann Braus**. Direktor des Anatomischen Instituts der Universität Würzburg. In drei Bänden.
Erster Band: **Bewegungsapparat.** Mit 400 zum großen Teil farbigen Abbildungen. 1921.   Gebunden 16 Goldmark / gebunden 3,85 Dollar.
Zweiter Band: **Eingeweide.** Mit etwa 300 zum Teil farbigen Textabbildungen.   Ende 1923
·Dritter (Schluß-)Band.   In Vorbereitung

Die biologischen Grundlagen der sekundären Geschlechtscharaktere. Von Dr. **Julius Tandler**, o. ö. Professor der Anatomie an der Wiener Universität, und Dr. **Siegfried Grosz**, Privatdozent für Dermatologie und Syphilidologie an der Wiener Universität. Mit 23 Textfig. 1913.
8 Goldmark / 1,90 Dollar.

Die Krankheiten der endokrinen Drüsen. Ein Lehrbuch für Studierende und Ärzte. Von Dr. **Hermann Zondek**, a. o. Professor an der Universität Berlin. Mit 173 Abbildungen. 1923.
16 Goldmark; gebunden 17,50 Goldmark / 3,85 Dollar; gebunden 4,20 Dollar.

Die kretinische Entartung. Nach anthropologischer Methode bearbeitet von Dr. **Ernst Finkbeiner**, prakt. Arzt. Mit einem Geleitwort von Professor Dr. **Karl Wegelin**, Direktor des Pathologischen Instituts der Universität Bern. Mit 17 Textabbildungen und 6 Tafeln in zweifacher Ausführung. 1923.   20 Goldmark / 4,80 Dollar.

Lehrbuch der Differentialdiagnose innerer Krankheiten. Von Geh. Med.-Rat Prof. Dr. **M. Matthes**, Direktor der Medizinischen Universitätsklinik in Königsberg i. Pr. Vierte, durchgesehene und vermehrte Auflage. Mit 109 Textabbildungen. 1923.
17 Goldmark; gebunden 20 Goldmark / 4 Dollar; gebunden 4,80 Dollar.

Differentialdiagnose, anhand von 385 genau besprochenen Krankheitsfällen. Lehrbuchmäßig dargestellt von Dr. **Richard C. Cabot**, Professor der klinischen Medizin an der Medizinischen Klinik der Havard-Universität in Boston. Zweite, umgearbeitete und vermehrte Auflage nach der 12. Auflage des Originals von Dr. H. Ziesché, leitender Arzt der Inneren Abteilung des Josef-Krankenhauses zu Breslau.
Erster Band. Mit 199 Textabbildungen. 1922.
16,70 Goldmark; gebunden 20 Goldmark / 4 Dollar; gebunden 4,80 Dollar.
Zweiter Band: In Vorbereitung

Lehrbuch der Physiologie des Menschen. Von Dr. med. **Rudolf Höber**, o. ö. Professor der Physiologie und Direktor des Physiologischen Instituts der Universität Kiel. Dritte, neubearbeitete Auflage. Mit 256 Textabbildungen. 1922.   Gebunden 18 Goldmark / Gebunden 4,35 Dollar.

Vorlesungen über Physiologie. Von Dr. **M. von Frey**, Professor der Physiologie und Vorstand des Physiologischen Instituts an der Universität Würzburg. Dritte, neu bearbeitete Auflage. Mit 142 Textfiguren. 1920.
10,50 Goldmark; gebunden 13,10 Goldmark / 2,55 Dollar; gebunden 3,15 Dollar.

Physiologisches Praktikum. Chemische, physikalisch-chemische, physikalische und physiologische Methoden. Von Professor Dr. **Emil Abderhalden**, Geh. Medizinalrat, Direktor des Physiologischen Instituts der Universität zu Halle a. S. Dritte, neubearbeitete und vermehrte Auflage. Mit 310 Textabbildungen. 1922.   12,60 Goldmark / 3 Dollar.